몬테소리 교육철학과 프로그램에 근거한

노인치매 예방과 치료방법

조 성 자
대구가톨릭대학교 몬테소리 특수대학원생

창지사

머 / 리 / 말

몬테소리교육 프로그램이 영유아기부터 치매 어른들에 이르기까지 적용되고 있는 것은 이미 오래전부터 전 세계적으로 알려졌다. 저자도 이미 2002년에 한국에서 몬테소리교육 프로그램과 철학을 치매 어른들의 치료방법에 적용하는 원리와 관계에 관심을 가지고, 처음으로 독일의 신몬테소리 학파들의 치매 치료에 관한 이론과 실기를 중심으로 연구한 저서를 번역하여 출판하였다.

그로부터 거의 20년이 지난 오늘날 전 세계적으로 몬테소리교육 프로그램에 근거한 노인치매 치료방법을 학문적으로 연구하여, 치매 어른들이 다시 평화롭고 안정적으로 일상생활을 수행할 수 있도록 안내하는 새로운 연구물을 출판하려고 한다.

독일, 이탈리아, 미국, 호주, 캐나다와 같은 나라에서는 이미 몬테소리 프로그램을 치매 어른들에게 적용하여 발달시켰다. 특히, 독일의 경우 몬테소리 프로그램을 노인치매 예방과 치료에 적용하면서 동시에 생명체인 애완동물과 원예치료를 첨가하여 다른 생명과 관계를 맺으면서 치료와 예방을 위한 효과를 거두고 있다(조성자, 2002).

몬테소리가 처음 장애인들에게 자신의 과학적 교육학을 개혁교육학적인 측면에서 적용한 것처럼 몬테소리 교육방법은 치매 어른들을 위한 새로운 도전으로 개혁교육학의 개념을 가지고 있다. 몬테소리 교육방법을 치매 어른들에게 적용할 때 중요한 것은 몬테소리 교육학의 총체적인 원리에서 벗어나지 않고 치매 어른들에게 아직 남아 있는 능력과 기억을 치료하는 것이다.

- 무엇이 치매 어른들을 위한 몬테소리 교육방법 및 원리인가?
- 왜 치매 어른들을 위한 몬테소리 교육방법 및 원리가 필요한가?
- 몬테소리 교육방법 및 원리와 치매 어른들 간의 연결 고리는 무엇인가?
- 몬테소리 교육방법 및 원리를 치매 어른들에게 활용하는 이유는 무엇인가?
- 과연 몬테소리 방법이 치매 어른들의 치료를 위한 새로운 문화로 정착할 수 있는가?
- 치매 어른들을 위해서 치료할 수 있는 것을 치료하고, 되돌릴 수 있는 것을 되돌리는 원리는 무엇을 의미하는가?
- 몬테소리 교육방법과 원리로부터 치매 어른들의 잔존능력과 잔존기억을 다시 끌어낼 수 있는가?

위와 같은 질문에 대한 구체적인 이해와 방법 및 적용에 대한 것을 연구하여 첫 단계부터 새롭게 시작하려는 것이 본서를 출판하는 근본적인 목적이라고 할 수 있다.

몬테소리 철학에서 가장 중요시하는 어린이 개인의 성장과 발달을 개인의 능력과 특성에 주목하고 환경을 지원하는 것처럼 치매 어른들의 치료를 위해서 몬테소리 철학의 원리를 적용하는 데 두 가지 원칙을 강조한다. 첫째, 치매 어른들에 대해 정확하게 알아서, 치매 어른들의 개인적인 인격, 존엄성, 자존감에 대한 인식을 향상시키고, 둘째, 치매 어른들 개개인에게 맞는 환경을 지원하고 지지해 주는 것이다.

몬테소리를 학습한 현재 모든 교사들이 노인학과 치매 어른들에 대한 사회적 · 심리적 · 정서적 이해의 어려움은 있지만, 치매 어른들과 함께 작업하고, 보호하고, 치료한다면 잔존능력과 잔존기억을 보존하거나, 상실 속도를 줄이거나, 단계적으로 교육을 통해서 치료할 수 있는 것을 치료하고, 되살릴 수 있는 것을 되살려 그들의 삶을 변화시키는 몬테소리 교육방법과 원리를 적용한다면 모두 가능하다는 것을 미리 언급한다. 다시 말하자면, 이미 몬테소리인이라면 누구나 심화교육을 통해 치료 차원에서 치매 어른들과 즐거운 생활을 할 수 있다는 것이다. '순수한 어린이'와 '노인 어린이'의 차이점은 단지 발달과정에서의 일탈과 정상화 개념의 차이이다.

어린이들이 생활하는 장소라면 언제, 어디에서든지 환경을 디자인하고 구성하여 교육이 필요하듯 어린이 같은 치매 어른들이 있는 곳에서도 몬테소리 환경 디자인, 치료, 보호 작업, 교육이 진행된다면 가능하다는 확신을 가지게 된다.

치매 어른들이 스스로 할 수 있도록, 즉 "나를 도와주세요."라는 외침에 귀 기울이고 보살핌으로 상호작용해야 한다. 어린이들의 본성을 발견하여 교육을 통해서 본성을 밖으로 이끌어 내고, 어린이들의 감각을 발달시키고, 내재적 동기 부여의 힘을 활용하여 자유로워지고, 독립심과 자율성을 지지하고, 모든 생명체, 즉 인간 · 동물 · 식물의 생태학적 관계를 유지하면서 평화로운 인류 공동체인 동시에 우주 공동체를 어린이들, 치매 어른들을 인간의 어버이로, 위대한 삶의 스승으로, 그들을 있는 그대로 수용하고 그들의 본성을 따르라고 가르치는 데 몬테소리 교육 방법과 원리의 목적과 의미가 있다.

치매 어른들의 건강 문제, 이유 없이 찾아오는 가정적 · 사회적 · 심리적 문제의 원인을 찾아서 치료하는 것도 중요하지만, 치매가 더 진행되지 않도록 몬테소리의 철학과 교육원리를 적용하여 치매 어른들이 아직 가지고 있는 잔존생각 · 잔존능력 · 잔존기억 · 잔존인지를 유지하고, 최대한 밖으로 이끌어 내어 현재 상태를 유지할 수 있도록 돕는 것이 더욱더 중요하다.

이러한 측면을 고려하여 현재까지 어린이들에게만 적용하였던 몬테소리 교구 · 교재를 활용하여 5가지 감각기관에 자극을 주어 발달과정에서 어느 순간 정지된 노인들의 인지기능, 뇌의 기능을 회생시켜 잔존능력을 부활시키는 것이다.

치매 어른들에게 학습, 회상능력, 작업, 움직임, 운동을 제공하기 위해 몬테소리교육의 철학, 원리, 프로그램을 어떻게 교육에 적용할 것인가를 제시하는 것이 본서의 목적이다. 아직 몬테소리 프로그램을 치매 어른들에게 적용한다는 것이 익숙하지 않지만 전 세계에서, 예를 들면 독일, 이탈리아, 호주, 미국, 캐나다에서는 이미 국가적 차원에서 임상교육방법으로 적용되어 긍정적인 결과를 산출해 내고 있다. 우리나라에서는 여명기이지만 몬테소리교육 프로그램을 적용한 치매 어른들의 치료방법에 대한 연구가 시작되고 있다.

본서는 치매 어른들을 지지하는 몬테소리 철학의 이론적 배경을 탐색하고 몬테소리 프로그램을 치매 어른들에게 실제적으로 적용하는 방법을 구체적으로 기술하였다.

제1부는 치매 어른들에게 적용할 수 있는 몬테소리 이론의 이론적 배경, 방법, 원리를 몬테소리 철학에 근거하여 기술하였다. 몬테소리 철학을 근거로 치매 어른들에게 적용하는 데 필요한 이론적 배경과 연결하는 학문적 작업이라 할 수 있다. 몬테소리 프로그램을 치매 어른들에게 적용할 때 방법론(기술)적인 것보다 인간에 대한 배려, 존중감, 개인의 정체성을 중요시하는 측면에서 서술하였다. 치매 어른들에게 치료보다는 휴머니즘적 사랑이 특효약이라는 것을 누누이 강조하여도 부족함이 없다. 어린이들이나 치매 어른들이 발달과정에서 일탈한 정신적 기능을 교육을 통해서 예방하고 치료할 수 있는 철학적 · 이론적 배경을 제1부에 제시하였다.

제2부에서는 치매 어른들에게 몬테소리 교육원리를 적용하는 작업으로 구성하였다. 치매 어른들을 위해 치료할 수 있는 것을 치료하고, 되돌릴 수 있는 것을 되돌리는 작업을 위한 실제적인 활동들을 서술하였다. 몬테소리 프로그램에서 일반적으로 다루는 5개 영역을 치매 어른들에게 적용하고, 몬테소리 기존 철학(In)과 세상의 변화, 즉 제5, 6차 산업사회에서 요구하는 인간교육, 적용 가능성, 창의적 작업, 내재적 동기 부여, 뇌 운동 적용과 같은 변화되어 가는 사회현상에 적용 가능한(Out) 방법들을 탐색하여 창의적이고 응용이 가능한 방법들을 제시하였다.

실기 활동은 현재 대구가톨릭대학교 몬테소리 특수대학원생 학생들이 몬테소리 프로그램을 치매 어른들에게 적용하면서 치매센터에서 작업하고 있는 실제적인 활동을 근거로 서술한 것이다. 본서가 치매 어른들과 함께 생활하면서 힘든 하루하루를 보내는 모든 몬테소리인들에게 많은 도움이 되기를 간절히 바란다. 또한, '나'라는 존재조차 기억하지 못하는 아픔을 안고 살아가는 치매 어른들에게 도움을 줄 수 있는 작업이기를 원한다.

오늘까지 살아온 노년기의 삶 앞에서 "오늘은 나, 내일은 너(Hodie Mihi Cras Tibi)"라는 말의 의미를 마음속에 되새기며, 앞으로 어떤 상태의 삶이 전개되든 감사히 받아들이고 오늘은 내가 될지 모르지만, 내일은 네가 될 수 있는 상황에 대한 예방과 치료 차원에서 몬테소리 방법을 적용해 보는 것을 새로운 과제로 제시하였다.

황혼처럼 아름다운 노년기의 삶이 얼마나 축복받은 은총인가? 아직 무엇인가 할 수 있는 사람들이 노년기에 아름다운 삶을 동행할 수 있기를 바란다.

몬테소리 특수대학원을 운영하고 있는 입장에서 대구가톨릭대학교 몬테소리 특수대학원생들과 함께 공동 작업을 할 수 있는 기회를 가질 수 있어 행복함은 물론 본서에 참여한 모든 몬테소리 특수대학원생들에게 감사한 마음을 전한다. 2014년 8월 정년퇴임을 한 후 한국에서 처음으로 몬테소리 대학원을 설립하여 몬테소리 학문을 삶의 중심에 놓고 살아오면서 신몬테소리 학파를 형성해 보려고 노력한 결과라고 말할 수 있을까. 학문적으로 부족한 부분은 지금보다 더 성실하고 부지런한 연구 활동에 몰입하겠다고 한국의 몬테소리인들과 약속하면서 출판에 임하였다. 치매 어른들을 위한 치료를 약물이 아닌, 임상치료로 적은 비용과 더불어 살아가는 사람들이 사랑과 연결하여 존중과 배려 그리고 더 깊은 사랑의 마음으로 그들과 함께 하루를 보낼 수 있는 흥미로운 놀이터에 놀잇감을 제공하고 싶은 마음이다. 그래서 치매 어른들이 다시 순수한 아기처럼, 잘 보이지 않는 눈을 가진 어린 양처럼 순수한 영성을 가지고 우리와 함께 춤추며 살아가기를 바란다.

마지막으로, 본서에 부족하게 담긴 나머지 철학, 이론, 실기는 지속적인 연구를 통해서 보충하겠다고 지금 치매와 동행하면서 살아가는 모든 어른들에게 약속한다.

저자 조성자 교수

대구가톨릭대학교 몬테소리 특수대학원생 일동

차 / 례

제3부 치매 어른들의 인지능력 훈련과 몬테소리 영역별 활동

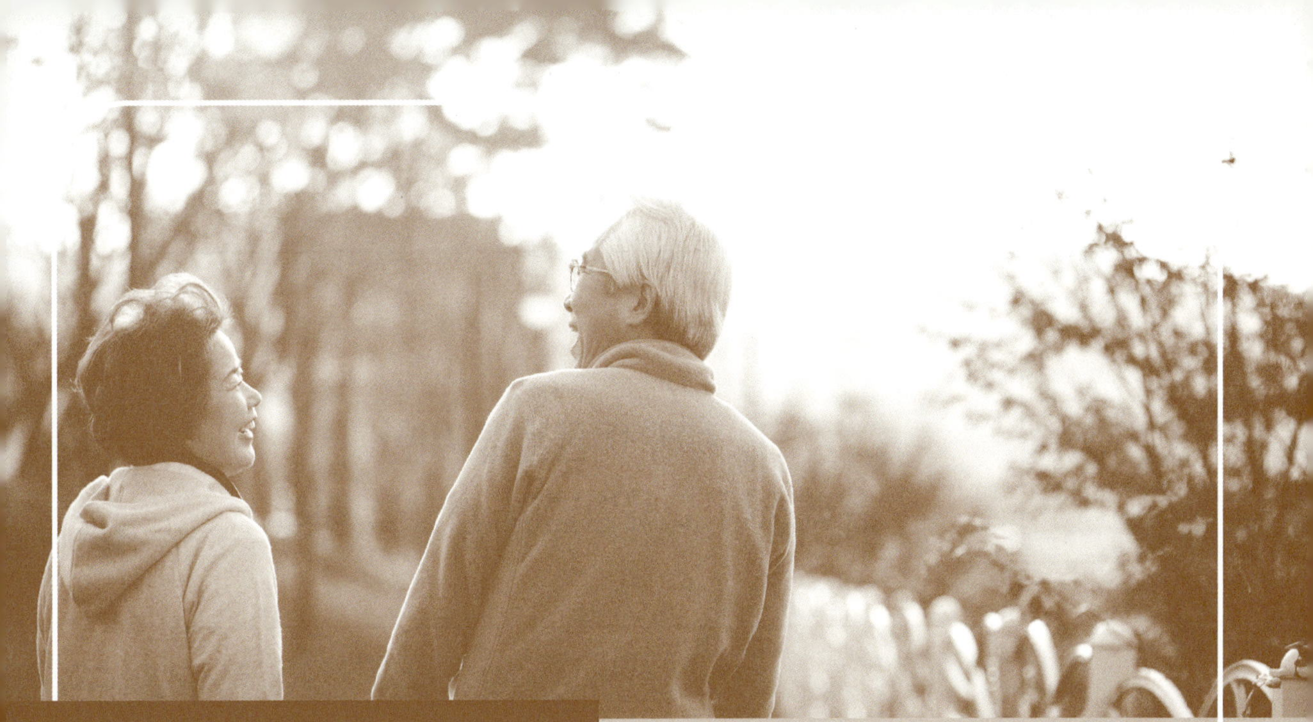

제 1 부

몬테소리 교육철학과 치매 어른들의 관계에 대한 통합적 이해

제1부에서는 치매 어른들 치료에 필요한 몬테소리 철학의 이론적 배경을 연구하여 교육방법, 원리, 내용으로 활용할 수 있는 통합적인 관계성을 다루고자 한다.

I. 치매 어른들을 위한 몬테소리 교육방법의 통합적 이해

치매 어른들을 위한 몬테소리 교육방법, 원리, 프로그램은 그녀가 일생 동안 살아온 삶의 흔적과 연결되어 있다. 치매 어른들을 위한 몬테소리 교육방법의 이해로서 치매 어른들에게 몬테소리 프로그램을 적용한 역사, 치매 어른들을 위한 몬테소리 교육방법의 이해, 치매 어른들을 위한 몬테소리 교육방법의 필요성, 몬테소리의 교육철학과 치매 어른들의 관계, 치매 어른들의 일반적인 특성들을 살펴보려고 한다.

1. 치매 어른들에게 몬테소리 프로그램을 적용한 역사

몬테소리는 의과대학을 졸업하고 로마 시내에 있는 성 요셉 병원에서 처음으로 장애인들과 만났다. 그녀는 시대적 상황에서 교육이 불가능하다고 버림받은 장애인들, 넓은 교실에 감금되고 침대에 묶여 움직이지도 못하는 장애인들을 보면서 의사로서 많은 생각을 하게 되었다. 그녀는 장애인들과 함께 의사로서의 직업을 처음 시작하였다. 그러나 그 당시는 장애인들과 여의사의 만남에 대해 그리 너그럽지 못했고 회의적으로 그들을 바라보는 상황이었다.

몬테소리는 그 무렵 자신과 함께하는 장애인들의 삶의 질을 향상시키고 그동안 의학적으로 약물에 의존했던 치료방법을 교육적 치료방법으로 전환하여 건강한 어린이들과 더불어, 함께 살아가는 보편적인 삶을 살아갈 수 있도록 보살피고 도와줌으로써 정상화로 안내하는 역경의 시간을 보냈다. 그녀는 시대적 상황에서 불가능하다는 견해를 뒤로하고 교육치료의 가능성에 자신감을 가지고 열심히 직업에 임하였다.

치매 어른들을 위한 몬테소리 프로그램은 몬테소리의 철학과 이론을 기초로 하여 치매 어른들을 위한 예방, 치료, 복지, 보호에 적절한 프로그램을 구성한 것으로, 몬테소리 철학의 가장 중심 이론인 인간존중사상을 근거로 치매 어른들이 일상생활을 최대한 자유롭고, 독립적이고, 자율적인 삶을 살아가면서 우주에 존재하는 모든 사물과 자기 위치에서 자기 역할을 수행하는 개인적 사명감, 더 나아가서는 우주적 사명감을 완성하도록 돕는 교육 프로그램이다.

치매 어른들을 위한 몬테소리 프로그램을 지지하는 사람들은 자기가 살아가는 환경 문화와 지역사회의 중요한 위치에서 우주적 사명감을 책임감 있게 수행하며, 그들에게 인격적인 존중감, 자아 정체성을 가지도록 돕는 안내자여야 한다. 즉, 몬테소리의 평화교육에 근거하여 자기가 살아가는 공동체를 평화롭게 만들어 우주에 존재하는 모든 생명체와 무생명체와의 긴밀한 관계를 통해서 자유롭고 의미 있는 작업을 수행할 수 있는 기회를 제공하고 안내해 주어야 한다.

치매 노인들의 치료를 위해 독일에서 처음 몬테소리 프로그램을 시작한 것은 1990년대와 2000년대를 거치면서 이탈리아로 차츰 확산되면서 발전하였다(조성자, 2002).

몬테소리를 평생 동안 연구한 사람으로서 감사하게 생각하는 것은, 몬테소리 철학을 치매 어른들과 연결하여 연구하는 젊은 사람들이 많아지고 연구물이 많이 나오고 있다는 점이다(조옥희, 2013). 저자는 한국에서도 우선 학문적으로 연구가 진행되어야 한다는 생각에 석 · 박사 과정에서 몬테소리 철학과 원리를 치매 노인들에게 적용하려고 노력하였다.

독일의 비앙카 마테른(Bianca Mattern)이 노인과 치매 어른들을 위해서 몬테소리 방법을 적용한 것은 대단히 성공적이었다. 그의 저서 『어른들을 위한 몬테소리(*Montessori für senioren*)』는 치매 노인들을 위한 몬테소리 교육학의 입문서로, 독일의 아이덴바흐(Aidenbach)에 있는 보니파치우스(Bonifazius Alten Heim) 양로원에서 치매 노인들과 생활하면서 경험한 것을 근거로 저술한 책이다. 본서의 저자는 이 책을 2002년에 한국어로 『보호를 필요로 하는 노인들을 위한 Montessori 교육 방법과 치료 방법』이라는 제목으로 번역하여 출판하였다. 그 당시에는 몬테소리 교육방법으로 치매 어른들을 치료한다는 개념이 약간 생소하였고, 더욱이 치매 어른들에게 몬테소리 프로그램을 적용한다는 것이 아주 낯선 상황이었다. 유일하게 한국에서 몬테소리 프로그램을 치매 노인들에게 적용할 수 있는 시대적 변화에 의해서 새로운 비전을 제시한 것이다.

유럽을 시작으로 독일의 아이덴바흐에서 노인치매병원을 운영하고 있는 사람들은 치매 어른들에게 몬테소리 방법을 적용하였다. 따라서 몬테소리 프로그램을 치매 어른들에게 적용한 방법으로 치매 치료에 선두적인 역할을 한 사람이 바로 비앙카 마테른(Bianca Mattern)이라 할 수 있다.

우리나라는 물론 세계적으로 치매 어른들의 숫자가 기하학적으로 증가하고 있기 때문에 세계 각국의 신몬테소리 학파들은 치매 어른들에게 적용할 수 있는 다양한 연구를 진행하고 있다. 우리나라 치매 어른들의 통계 숫자를 보면 2008년에 65세 이상 노인 중 약 42만 명(8.4%)이 치매이고, 2030년에는 114만 명(9.61%), 2050년에는 213만 명(13.17%)으로 증가할 것이라는 예언적 연구 결과가 이를 입증해 준다(조옥희, 2013). 치매 어른들은 일반적으로 10% 이상은 15년 이상 질병 상태를 유지하고, 평균 6년 이상 질병을 가지고 살아가고, 대부분 80세 이상까지 남은 인생을 타인에게 의존하면서 힘겹게 살아간다.

그러므로 치매 어른들의 돌봄을 위해 몬테소리의 준비된 환경 디자인 개발, 몬테소리 철학, 원리 그리고 5개 영역을 근거로 신몬테소리 학파들이 개발한 연구물은 앞으로도 지속적으로 연구되어야 한다. 미래 제4, 5, 6차 산업혁명에서 지지하는 교육 프로그램의 노인을 위한 보호시설, 노인 유치원에 실제적으로 비전이 될 것으로 고려된다.

특히, 국제몬테소리협회(Association Montessori Internationale: AMI)에서는 몬테소리 치매 프로그램에 관심을 가지고 여러 연구를 하고 있다. 특히, 몬테소리 방법으로 접근하여 호주 노인들의 삶의 질을 향상시키는 호주 최고의 기관이라 할 수 있는 MASS(Montessori Aging Support Servis)센터에서는 국제적인 과정을 운영하면서 몬테소리 치매 프로그램을 보급하고 있다. MASS의 주요 사업들은 다음과 같다.

- MASS는 돌봄 서비스를 받는 노인을 위해 강화된 환경을 위한 교육, 자문, 홍보 및 승인과 감독을 한다.
- AMI는 국제 노인치매를 위한 몬테소리 교사양성과정을 운영하고 있다. 한국에서도 처음으로 2018년 5월에 주식회사 아가월드 주최로 국제 세미나를 개최하였다.
- 한국에서는 대구의 노인치매 치료 강좌에 참여하여 몬테소리 방법으로 작업을 시작하였다.

몬테소리 교육환경, 철학, 실기로 노인치매에 관심을 가지고 연구하고 일하고 새로운 비전을 제시하면서 지속적으로 창조적인 연구와 개발하는 데 기여도를 높이고 있는 기관이나 사람들은 다음과 같다.

몬테소리교육에 기여한 사람들은 전 세계에서 영유아, 아동, 청소년, 장애인, 치매 어른들을 위해서 지금도 작업하고 있는 몬테소리인들이다. 교육과 작업을 동시에 수행하고 있는 몬테소리 교사들은 진정한 몬테소리 교육의 공헌자이며, 기여자이다.

영유아들의 교육과 치매 노인 치료까지 담당하고 있는 몬테소리 학파들과 신몬테소리 학파들은 다양한 분야의 연구자들인 비앙카 마테른(Bianca Mattern), 미셸 부르죠아(Mischele Bourgeonis), 게일 엘리엇(Gail Eliot)과 연구진들, 카메론 캠프(Camern Camp) 등을 들 수 있다.

치매 어른들을 위한 몬테소리교육의 기여자들	치매 치료를 위한 업적들
Maria Montessori	몬테소리 교육철학, 원리, 방법을 치매 어른들에게 적용할 수 있는 학문적 배경을 제공하였다.
한국의 몬테소리인들	대구가톨릭대학교 몬테소리 특수대학원, 한국에서 몬테소리교육에 기여하면서 치매 어른들에게 관심을 가지고 현장에서 열심히 직업 정체성을 수행하는 모든 몬테소리인들. 한국에서 몬테소리 프로그램으로 작업하는 모든 사람들은 모든 어린이, 특수아동, 치매 어른들을 위한 교육자이자, 안내자이며, 친구들이다.
Camern Camp	치매 어른들에게 몬테소리 방법에 적용할 수 있는 학문적 연구를 세계에서 가장 학문적으로 분석한 학자이다.
Bianca Mattern	아이덴바흐에 있는 양로원 원장으로 몬테소리 방법을 적용하여 치매 어른들 치료에 실제적인 기여를 했다.
Burgio, L. D.	치매 어른들에게 교육적 · 임상적 치료방법을 적용하여 효과를 검증하는 데 기여했다.
Gail Eliot	치매 어른들을 위한 이론과 실제를 몬테소리 교육원리를 적용할 수 있는 환경과 사람 중심 교육을 강조했다.

이미 몬테소리 교육에 접근하고 있었던 교사들이 치료를 필요로 하는 사람들에게 몬테소리 방법으로 치매 노인 치료 프로그램에 관심을 가지고 연구를 진행하는 것은 우리나라에서도 이미 조성자가 비앙카 마테른(Bianca Mattern)의 저서를 2002년에 『보호를 필요로 하는 노인을 위한 Montessori 교육 방법과 치료 방법』으로 번역 출판하여 아주 조금씩 치매 노인들에게 접근하기 시작하였다.[1)]

1) 저서에서는 치매 어른들을 위한 몬테소리 치료사, 몬테소리 교사, 보호사를 통합하여 스태프라는 용어를 사용한다.

한국에서도 2010년 이후에 미흡하나마 치매 노인들에게 몬테소리 방법을 적용하려는 운동이 일어났고, AMI 주관으로 2018년 5월 16~17일 양일간 아가월드와 AMI 공동으로 몬테소리 방법에 의한 치매 치료 세미나를 개최하였다. 같은 해인 2018년 6월에는 대구가톨릭대학교 몬테소리 특수대학원을 중심으로 '몬테소리 프로그램을 적용한 치매 예방과 치료'라는 주제로 세미나를 주관하여 단계적으로 한국에 보급하고 있다.

몬테소리 방법으로 치매 치료에 관심을 가졌거나 학습한 교사들은 다음과 같은 사항에 주목하면서 교사 역할을 하여야 한다(조성자, 2018. 6. 학술 세미나 자료).

- 치매 어른들을 위한 몬테소리 환경 디자인, 구성, 교구 · 교재를 자유롭게 활용할 수 있는 공간, 환경에 대한 중요성과 필요성 및 교사의 역할에 대한 이론과 실기에 대한 지식을 가지고 있어야 한다.
- 몬테소리 방법으로 치매 어른들을 보호하고 치료하는 사람들은 치매 어른들이 절차적 · 서술적 기억, 잠재능력, 잔존능력을 개발하지 않고 사용하지 않아 발생하는 과도장애, 환경 및 환경적 자극의 중요성, 정확한 치매 평가 등에 대한 지식에 근거해서 몬테소리 평가방법의 핵심 요소에 대한 이해가 가능하여야 한다. 즉, 영유아교육기관의 몬테소리 교사들처럼 치매 어른들을 위한 몬테소리 교사로서 자존감과 존재감을 가져야 한다.
- 몬테소리 프로그램 진행자는 현재 센터의 물리적 환경, 치료 상황, 인적 환경을 평가하여 몬테소리 환경으로 접근하여야 한다. 몬테소리 철학과 원리인 인(In)과 몬테소리의 변화되어 가는 외부 세계, 외부 환경, 외부 현상, 새롭고 창의적으로 변화에 적용하는 방법인 아웃(Out)에 대한 대처능력에 민감하여야 한다.
- 몬테소리 프로그램의 진행자는 몬테소리 교육철학, 원리, 개인의 치매 정도, 특성, 문화, 환경의 차이점을 인식하고 치매 어른들의 요구와 필요에 근거하여 치매 어른들에게 적용하는 역할, 활동, 치료방법, 지지하는 기술을 끊임없이 개발할 수 있어야 한다.

- 치매 정도에 따라 관리, 활동 유형, 몬테소리 5개 영역을 치매 어른들에게 수준별로 적용할 수 있는 개인, 소그룹, 대그룹별 프로그램을 개발하여 다양하게 적용할 수 있어야 한다.
- 치매 어른들을 위한 몬테소리 환경 디자인과 환경 구성에 장애물, 장애 요인(물리적 · 인지적 장애 요인)을 발견하고, 적절한 대응 방법을 개발하여 그들이 안전하게 생활할 수 있는 방법을 지지해 주어야 한다.
- 치매 치료에 관심을 갖고 조사하기 원하는 몬테소리 교사, 보호사, 치료사는 모두 우선적으로 몬테소리 철학에 근거한 환경을 디자인하고 구성할 수 있어야 한다. 치매 어른들을 위한 몬테소리 교육과 다른 교육의 차이점은 환경 구성, 자유선택, 독립심, 내재적 동기 부여 이론에서 변별되어야 한다.
- 몬테소리 환경 디자인은 치매 어른들이 거주하면서 일상생활을 하는 곳이면, 집이든, 기관이든, 요양센터든 상관하지 않고 언제나, 어디서나, 어떻게든 환경 디자인을 할 수 있어야 하고, 그들의 일상생활을 지지하고 촉진할 수 있어야 한다(조성자 역, 2002).
- 치매 어른들에게 새로운 환경에 대한 적응, 자체 행사에 참여, 다른 치매 어른들과의 식탁 배치, 센터의 모든 사람들과 의사소통을 통해 '우리 집'이라는 개념을 가지도록 도와주어야 한다.
- 치매 어른들의 현 상태를 진심으로 수용하고 약물이 아닌 몬테소리 프로그램으로 그들을 돌볼 수 있다는 확신을 가져야 한다.
- 치매 어른들을 위한 몬테소리 환경을 디자인하고 그들의 문화, 생물학적 정도에 맞도록 프로그램을 창의적으로 개발하는 이유, 목적, 장소는 치매 어른들이 필요로 하는 교육, 보호, 예방을 위한 것이어야 한다.
- 치매 어른들이 일상생활을 즐겁고 안전하게 지내기 위해서 그들의 건강 정도에 따라서 작업과 역할을 수행할 수 있도록 배려해 주어야 한다.
- 치매 어른들이 하루 생활을 의미 있고 치료적으로 지내기 위해서는 잔존능력을 작업과 활동으로 연결하여 잔존기억과 능력을 이끌어 낼 수 있도록 안

내해 주어야 한다.

- 치매 어른들의 일상생활을 돕기 위해서 가운이나 단체복이 아닌 일상복, 이름표, 편리한 실내화 또는 미끄럼 방지용 슬리퍼를 제공하여야 한다.

2. 치매 어른들을 위한 몬테소리 교육방법의 이해

치매 어른들을 위한 몬테소리 방법을 이해하기 위해서는 그녀의 철학과 역사적인 삶의 이해가 선행되어야 한다. 신몬테소리 학파들이 개혁적인 측면에서 새롭게 연구하여 몬테소리 교실에서 어린이들을 관찰하면서 일생 동안 연구한 철학과 작업 원리에 근거하여 개발한 프로그램과 방법을 치매 어른들에게 적용할 수 있도록 재구성하였다.

치매 어른들을 위한 프로그램에서는 치매 어른 개인, 준비된 환경 그리고 그들의 존엄성에 주목하고 있다. 어린이들은 그들의 특별한 욕구, 요구, 관심을 밖으로 이끌어 내어 물리적 · 인적 환경과 상호작용하면서 자기 본능을 개발할 기회를 제공받는다. 영아와 유아가 사회적 상호작용과 사람과 상호작용하는 기술을 배우고, 개발하는 데 적절한 환경을 제공하여 용기를 주고, 감각자극을 줄 수 있는 활동이 이루어질 수 있도록 교실 환경을 5개 영역으로 구성하도록 개혁한 것이다. 신몬테소리 학파들은 신생아, 영아, 어린이, 아동, 장애인에게 적용한 몬테소리 환경을 치매 어른들이 공동체 생활을 하는 곳에도 준비해 주어 잔존능력을 유지하고 잊혀져 가는 기억을 가능한 한 보존하는 데 초점을 맞추었다. 치매 어른들이 생활하는 곳이면 어디든지 감각과 인지 활동이 가능한 환경을 제공한 것이다. 따라서 교실은 치매 어른들의 일상생활과 삶을 위한 아늑한 집과 같은 장소로 정리된다. 치매를 위한 몬테소리 방법은 개인이나 치매 어른들이 생활하는 공동체에서 치료방법과 원리를 적용하여 개혁적인 접근이 가능하다.

치매 어른들에게 중요한 것은 그들이 무엇이든/어떤 것이든 행하고 있는 것에 주목한다. 행하고 있다는 사실은 그들이 아직 무엇/어떤 인지능력이 잔존하고 있다는 증명이기 때문이며, 삶의 의미와 목적을 가지고 살아간다는 현상학적 의미이기 때문이다.

몬테소리 작업 활동은 치매 어른들의 개인적인 필요, 능력, 관심, 흥미에 의해서 자유선택이 가능하도록 프로그램을 구성하였기 때문에 삶에 의도적이고 의미있는 몬테소리 작업 활동에 참여함으로써 잔존능력 보존, 인지능력 향상, 기억력 향상으로 삶의 방식이 변화하고, 생활을 즐기고, 사람과 상호작용을 할 수 있는 기회를 제공한다.

다른 한편, 치매 어른들은 자기의 잔존능력이 날로 약화되어 일상생활과 연결시키는 능력이 감소하므로 치매 어른들을 위한 몬테소리 프로그램에서는 감각운동, 활동, 대그룹, 소그룹을 통해서 다시 일상적인 생활과 연결시키는 작업을 치매 어른들에게 적용한다. 몬테소리 이론을 치매 어른들의 치료와 연결할 때 스태프들은 다음과 같은 질문과 원리의 중요성을 인식하여야 한다(Gail, 2013).

몬테소리 교육철학의 근본적인 개념에 주목하기
• 왜 스태프들은 치매 어른들을 위한 프로그램의 새로운 개혁이 필요한가? • 몬테소리의 삶의 역사 알기: 그녀의 비전과 철학은 무엇인가? • 스태프들은 몬테소리 작업, 철학을 치매 어른들의 일상활동, 하루 일과와 어떻게 연결할 것인가? • 치매 어른들을 위한 몬테소리 프로그램은 누가/어떤 사람들이 기술적으로 활용할 수 있는가? • 치매 어른들을 위한 몬테소리 프로그램은 어디서부터 활용 가능성이 있는가? • 왜 치매 어른들을 위해 몬테소리 교육방법을 활용하여야 하는가? • 과연 몬테소리 프로그램으로 치매 어른들의 잔존능력이 재생 또는 정상화로 되돌아갈 수 있을까?
실제적으로 치매 어른을 위한 몬테소리 교육방법을 활용하기 전에 스태프들은 무엇/어떤 것을 알아야 하는가?
• 치매 어른들과 관련된 중요하고 다양한 몬테소리 교육방법과 작업을 어떻게 연결하여 구성하여야 하는가? • 치매 어른들을 위한 몬테소리의 구체적인 교육방법과 작업의 중요성을 어떻게 강조할 수 있는가? • **치매 어른을 위한 작업 시작** – 어떻게 치매 어른들과 함께 각자 개인적인 고유한 요구 사항을 자유롭게 결정하도록 안내해 주고 도와주어야 할까? 준비된 환경 속에서 자유선택이 가능하도록 도와줄 수 있는가?

- **사용하는 술어, 용어**
  - 어려움에 도전하기, 할 수 있다는 신념, 믿음, 용기를 어떻게 줄 수 있는가?
  - 치매 어른들을 돕는 모든 스태프들은 상호작용이 가능한 용어를 어떻게 사용할 수 있는가?
  - 스태프들이 치매 어른들을 존중하고 진심을 다하는 표현으로 그들의 반응행동을 이끌어 내는 기술과 가르침에 성공할 수 있는가?
  - 어떻게 스태프들이 치매 어른들에게 강요하고, 억압하고 무시하고, 상처를 주는 용어 사용을 금지할 수 있는가?
- **스태프들은 치매 어른들에게 어떻게 다음과 같은 중요한 질문을 할 수 있을까?**
  - 왜 그런 행동을 하려고 하세요?
  - 원하는 것이 무엇/어떤 것인가요?
  - 우리와 함께 원하시는 것을 천천히 순차적으로 행동으로 실천할까요?

치매 어른들에게 일반적으로 나타나는 다음과 같은 행동 특성에 주목해야 한다.

- 시 · 공간개념의 혼란: 항상 가는 길을 걸어가다가 자신이 어디에 있는지 전혀 모르면서 방황하고 혼란스러워할 때
- 사람 인지능력이 약화되어갈 때: 잘 알고 사랑하는 사람이 옆에서 “엄마”, “선생님”, “언니”라고 부르는데 그 사람이 누군지 전혀 모를 때
- 일상생활의 혼란: 하루 일과를 시작하여야 하는데 자기 스스로 어떤 일을 하여야 하는지 알지 못할 때, 모든 일에 방향을 잡지 못할 때
- 사람들과 상호작용이 일어나지 않았을 때: 사람들과 이야기를 나누는 데 전혀 상황에 맞지 않는 이상한 말을 할 때
- 삶의 욕구, 비전, 희망이 사라질 때: 점점 모든 것이 어렵게 느껴지고 삶의 의욕이 사라질 때, 자존감, 정체성, 즐거움이 사라진 삶이 지속될 때
- 모든 일에 관심이 없어질 때: 단순한 일들이 어렵게 느껴지고 의미 있는 관계를 즐기는 기회가 완전히 사라질 때

위의 내용은 치매를 가지고 있는 사람들이 변화되는 과정에서 나타나는 현상이다. 치매 어른들을 위한 가장 중심이 되고 중요한 몬테소리 교육원리는 준비된 환경과 치매 어른들의 인격적 존엄성, 사람 자체에 초점을 맞추는 것이다(조성자

역, 2002). 치매 어른들을 위한 개혁적인 몬테소리 방법과 기술들은 삶의 의미를 찾아가면서 그들이 가지고 있는 단점과 오류를 보완해 주어 아직 남아 있는 잔존능력, 잔존기억, 인지기능을 유지하고, 되살아나도록 감각운동과 프로그램을 통해서 지원할 수 있는 준비된 환경을 제공함으로써 치매 어른들을 독립적이고 자율적인 삶에 참여시키는 것이 목적이다.

몬테소리 철학에서 중요시하는 인간존중사상은 모든 종교, 인종, 국가, 어린이, 성인, 노인을 막론하고 적용되어야 한다는 것이 특징이다. 게일은 모든 인간의 근본적인 특징을 다음과 같이 이야기한다(Gail, 2013).

- 인간은 트라우마, 굴욕감, 치욕감을 회피하려는 특성을 가진다.
- 인간은 무엇이든 성취하기 위해서 감각훈련, 움직임, 운동을 시작하여 자기본능을 발달시킨다.
- 인간은 물리적 환경과 인적 환경에 따라 본성을 변화시키고 삶의 방향이 달라질 수 있다. 교육은 인간을 변화시키는 위대한 힘을 가지고 있다.
- 인간은 자기의 본능을 발달시키지 못한다면 신체적 · 정신적으로 일탈되고 정상화로 진화하는 과정에서 장애 요인이 나타난다.
- 인간은 자기 존재감에 대한 가치와 자존감을 중요시한다.
- 인간은 사회적 조직의 일원으로 소속감을 원하고 삶의 중요한 매체로 활용한다.
- 인간은 안정감, 수용성, 칭찬받기를 원한다.
- 인간은 배울 수 있는 학습능력을 가지고 있다.
- 인간은 절대적인 사랑을 요구한다.
- 인간은 발달, 성숙, 일탈을 평생 동안 반복하면서 죽음에 이르는 순간까지 인간화, 정상화, 육화를 진행하는 과정에서 죽음을 맞이한다. 불변의 법칙은 모든 생명체는 반드시 죽고, 자기 종족이나 씨앗을 남긴다는 사실이다.

앞에서 언급하고 있는 인간 특성을 충족하지 못한다면 인간은 일탈되고, 비정상적인 행동을 보이고, 발달이 지연되며, 발달과정에서 다시 퇴행 현상이나 일탈행동을 반복한다. 다시 말하면, 노인들의 경우에 치매 현상은 발달과정과 진화과정에서 생물학적 · 정신적으로 일탈행동이 일어난 증상이라고 말할 수 있다. 몬테소리가 인간의 뇌를 자극하여 활동, 감각작용 훈련에 주목하는 이유가 일탈행동을 방지하려는 것이다(조성자, 2006).

따라서 발달단계에서 요구하는 것을 행하고, 감각을 발달시켜서 일상생활과 연결시키는 작업이 바로 몬테소리 5개 영역의 프로그램이다.

3. 치매 어른들을 위한 몬테소리 교육방법의 필요성

치매 치료를 위한 몬테소리 방법이 필요한 이유는 다음과 같다.

- 전 세계적으로 치매로 고통받는 치매 어른들의 숫자가 기하급수적으로 증가하기 때문이다. 한국은 2000년부터 2019년 현재까지 치매 어른들이 기하급수적으로 증가하고 있다.
- 몬테소리 교육방법은 약물치료가 아니라 비약물치료인 교육방법으로 예방과 치료를 교육 프로그램으로 진행하기 때문이다.
- 전 세계적으로 치매 환자가 증가함에 따라 많은 비용이 필요하므로 국가나 개인적 차원에서 증가하는 경제적 부담을 감당하기 어려워 약물치료보다는 교육적 치료방법이 효과적이기 때문이다.
- 통계를 보면 캐나다에서는 치매 환자가 2008년에 약 50만 명이었으며, 치료비용으로 15억 달러가 들었다.
- 사회학자들은 2038년에는 이러한 수치가 2배 이상 증가할 것이고, 치료 시간은 약 3배 이상 상승할 것으로 예상하였다.

- 노후에 발병하여 80세 이상이 될 때까지 10여 년 동안 다양한 비정상적인 행동, 언어적 표현(예: 고함 지르기 등)으로 가족, 동료, 주변 사람들의 생활에 혼란을 주고 있다(조옥희, 2013).
- 약물치료가 치매 어른들의 상태를 느리게 진행되도록 할 수 있지만 치매 어른들의 삶의 의미, 가치, 희망, 좀 더 나은 활동들을 제공하지 못하기 때문이다(Gitlin, 2010).

치매 어른들은 치매 현상이 급속도로 진행되는 것이 아니라 시간, 장소, 사람에 대한 혼란스러운 현상이 점차적으로 나타나고 인지기능이 약화되고, 기억상실로 인한 엄청난 영향을 받을 뿐만 아니라 시간이 지나면서 심각한 상태를 초래하여 외롭고 무의미한 삶을 살아가게 된다. 이러한 현상은 치매로 살아가는 사람들에게 엄청난 비극을 초래하며, 가족이나 치료를 제공하는 사람에게는 물론 사회적으로도 큰 문제가 되고 있다. 또한, 치매 어른들을 위한 보이지 않는 비용은 계속 증가하고 있다. 약물은 질병이 느리게 진행하도록 할 수 있지만 치매 어른들의 일상적인 활동이나 삶에서 의미 있는 활동들을 제공하지는 못한다. 치매 환자들에게는 적절한 증거를 근거로 한 치료법과 삶의 마지막 장을 의미 있고 존엄하게 끝내는 게 필요하다(Gitlin, 2010).

치매는 시간, 장소, 사람에 대한 혼돈을 포함한 기억상실에 엄청난 영향과 생물학적 기능과 연관되어 있다. 시간이 지나면서 치매와 관련된 인지 상실은 점점 심각해진다. 스태프들은 종종 치매 어른들이 삶에서 다양한 수준의 스트레스를 받는다고 말한다. 의학적 지식 없이도 치매 환자를 시각적으로 의심하고 변별할 수 있는 증상은 다음과 같다(조성사 역, 2002).

- 치매 어른들의 50~90%는 반복적으로 질문한다.
- 방황, 흥분, 신체적 공격성이 나타나고 관심, 도움에 부정적 반응을 한다.
- 시간, 사람, 장소에 대한 개념이 없어진다.
- 행동과 욕구가 채워지지 않은 반응행동(responsive behaviors)을 보인다.

치매 어른들의 이러한 반응행동은 보호자, 가족 구성원, 스태프들에게 불안, 낙심, 스트레스를 제공하여 가정불화는 물론 주변 사람들의 삶의 질과 정상성을 저하시키고 치매 어른들에게는 일상생활의 어려움, 고통, 변화를 발생시킨다. 또한, 치매 어른들과 생활하는 전문치료사, 가족, 치료교육자들에게 치매 행동이 계속되어 스트레스가 쌓이고, 결국 모든 구성원들이 고통을 함께 공유하여야 하는 상황에 이르게 된다.

우리나라는 물론 전 세계적으로 치매 어른들이 지속적으로 증가하고 있는 상황에서 삶의 질을 높이기 위해 새로운 문화, 치료방법으로 개인의 능력에 맞는 즐겁고, 의미 있는 활동들을 제공하려는 인간 중심 치료방법으로 몬테소리 프로그램을 제공하려는 것이다.

코바흐(Kovach), 말리오코(Magliocco), 웰(Well), 부르죠(Burgio), 스토레(Stores)와 같은 학자들의 연구에서는 장기간 치료를 받는 치매 말기 환자들이 하루에 10분 이상 활동에 참여한 것으로 나타났고, 장기간 치료받는 사람들의 87%가 아무 활동을 하지 않고 시간을 소요하는 것으로 나타났다(Gail, 2013). 스토레는 장기간 치료 시 긍정적인 치료적 행동이 분열, 흥분, 방황과 같은 것들이 감소되었다는 논증을 보고했다. 코바흐와 웰은 치매 치료를 받은 어른들이 오후에 불안 증세가 높았다가 적절한 상황에 요구가 충족되면 불안 증세가 낮아짐을 증명하면서 치매 어른들의 반복적 놀이 활동, 반복적인 작업 활동으로 '무엇인가 하고 있는 것', '무엇인가 행동하는 것'의 결과가 중요한 원인이라고 언급하고 있다(Gail, 2013). 치매 어른들을 위한 효과적인 치료가 필요하다는 이러한 연구는 몬테소리 교육철학의 근본, 원리, 방법과 비슷한 어린이들의 정상화 개념에 적용했던 동일한 방법이라고 저자는 확신한다.

작업을 통한 몬테소리의 반복활동은 흥분할 때 영향을 미치고 일상생활의 정상화를 위해서 치매 어른 개인에게 무엇/어떤 것을 할 수 있는 작업, 일거리를 제공하는 것에 초점을 맞추어 적절한 작업치료가 중요하다는 것을 증명해 주는 것이다. 치매 어른들에게 작업, 하는 것, 활동은 다음과 같은 효과를 가져온다.

- 치매 어른들에게 활동은 일상생활과 삶에 중요한 의미를 회복시킨다.
- 치매 어른들이 자극적이고, 어떠한 사소한 목적을 가질 때 자기를 보살피는 사람들과 상호작용을 하면서 삶의 질을 높인다.
- 치매 어른들에게 불안과 필요 이상의 걱정거리가 감소된다.
- 치매 어른들의 잔존능력, 잔존기억을 최대한 활용하여 하는 것과 활동을 통해 예방하고 치료한다.

치매 어른들을 보살피는 사람들은 반복적인 활동, 무엇이든 지금 하는 것, 활동하는 것 이외에 치료에 포함된 다음과 같은 다른 요소들을 포함하고 있다는 것을 인지하는 것이 중요하다(Zeisel & Raia, 2003).

- 치매 어른 개인 삶의 역사와 작업을 연결한다.
- 소그룹 활동, 대그룹 활동, 사회적 관계, 친구와의 우정을 활용한다.
- 반복활동을 통하여 새로운 것을 배우기보다 반복활동을 일상 패턴과 연결시킬 수 있는 기회를 제공한다.
- 반드시 필요하고 의미 있는 규칙과 활동을 습관 들인다.

위에서 제시하는 사항들은 잔존능력을 강화시켜 주므로 치료를 위해 중요하다. 인지능력이 상실되었을 때 보완하고, 적절하고 실제적인 치료가 적용되어야 하지만 만약에 환경으로부터 새로운 정보가 배제되었다면 잔존기억상실이 반복되고 약화 속도가 빨라질 수 있다. 치매 어른들에게 부정적인 요소들은 잔존기억이 한 번 약화되었을 때 새롭게 기억을 되살리는 데 많은 어려움이 있다는 연구 결과가 있다(Bourgeois, 2007).

구조화된 치료활동과 운동을 적극적으로 활용한 치료방법은 치매 어른들이 가지고 있는 부정적인 감정과 불안감 같은 요소들을 없애 주고 자기가 성취하려는, 즉 다시 정상적인 삶으로 되돌아가려는 희망과 비전을 성취하려는 목적을 갖게 한다. 또한, 치매 어른들을 위한 치료과정을 성공적으로 이끌어 가기 위해서 중요한 준비된 환경을 지원하면서 다음과 같은 사항을 고려할 때 더욱 효과적이다.

- 몬테소리의 준비된 환경과 교구 · 교재를 준비한다.
- 자유선택: 가능한 한 치매 어른들이 익숙하고 좋아하는 교구로 작업할 수 있도록 배려하고 미리 환경을 준비한다.
- 활동 역할, 분석, 작업 분류는 반드시 계획과 실현 가능성이 있어야 하고, 성취할 수 있도록 안내하는 중심적인 역할을 하여야 하고, 개인의 강점, 관심사, 능력에 맞는 새로운 역할과 과제를 수행할 수 있도록 지지해 주어야 한다.
- 책임감은 언제나 적절하고 실현 가능할 때 치매 어른들을 위한 프로그램으로 적용되어야 한다.

치매 어른들을 위해 고려할 사항이 많지만 더 이상 삶의 의미나 목적을 분명하게 의식하지 못하고, 치매 어른들이 하루 일과 중에서 성공적으로 작업 수행을 했다는 느낌을 전혀 가지지 못하기 때문에 치매 어른들 스스로 어떤 일, 작업을 할 수 있도록 격려하는 것, 스스로 공동체에서 작은 역할, 무엇인가 자기가 기여할 수 있는 기회를 주어 자기만족감과 즐거움을 경험할 수 있는 기회를 부여하는 것이 중요하다. 치매 어른들 개인의 능력, 호기심, 일생 동안 정체성을 가지고 임했던 직업과 일, 관심에 따라 의미 있는 역할과 활동을 수행함으로써 치료를 성공적으로 이끌어 갈 수 있다.

자기도 모르게 서서히 망가져 가는 치매 어른들의 삶 속에 숨겨져 있는 모든 불행한 사건들을 무관심하게 바라볼 것이 아니라 자기가 살아가는 사회, 공동체, 사람들의 세상에 기여할 수 있는 의미를 부여하고 삶의 목적을 찾아 주는 몬테소리의 인간 중심 교육인 새로운 치료방법을 제시하여 아직 남아 있는 잔존능력과 잔존기억이 더 이상 약화되지 않도록 한다. 치매 어른들을 위한 몬테소리 치료교육방법을 통해서 다음과 같은 성공적인 결과에 도움이 될 것이라고 캠프는 언급한다(Camp, 1996).

- 강화된 기능
- 미소, 웃음, 쾌활함 등 즐거움을 많이 표현하는 행동
- 부정적 효과 줄이기
- 의사소통능력 강화하기
- 방황, 시간개념, 공간개념, 반복되는 질문 등 혼란을 주는 행동 감소시키기
- 수면, 혼자 있는 시간과 같은 참여하지 않는 행동을 줄이고 할 수 있는 활동을 권장하고 격려하기: 움직임, 할 수 있는 일, 작업, 공동체 참여, 리듬체조, 산책 등
- 자기 스스로 모든/어떤 일에 참여활동 증가하기
- 전체적으로 피로한 감정을 줄이고 가족 구성원 모두의 만족을 향상시키기

위에서 언급하고 있는 몬테소리 교육방법은 치매 어른들에게 치료의 필요성을 강조하고 그들에게 삶의 의미와 목적을 발전시켜 주는 역할을 한다. 위의 모든 사항이 치매 어른들에게 적절한 프로그램이지만 더 중요한 것은 치매 어른들이 표현하는 말을 듣고, 공감하고, 인정하는 것이다. 또한, 치매 어른들을 정확하게 조기 진단하는 데 초점을 맞추어야 하고 그들의 삶의 의미와 목적을 성취하도록 배려해 주어야 한다.

4. 몬테소리의 교육철학과 치매 어른들의 관계

몬테소리는 전 세계의 어린이, 장애인, 청소년, 치매 어른들의 삶을 돕는 개혁 교육자로서 과학적 교육학의 선구자였다. 1800년대 전 유럽이 왕족국가에서 공화국으로 변화하는 격동의 시기, 남성 중심 사회에서 성장하면서 교사의 꿈을 접고 의사가 되기 위해 지속적인 노력을 하였다. 몬테소리는 이탈리아 최초의 여의사로서, 의대를 졸업한 후 1898년 설립한 로마의 성 요셉 병원 정신장애연구소에서

109명의 어린이들과 함께 생활을 시작했다. 어린이들의 대부분인 60명은 정신병원에서 지적 장애, 간질병, 마비증, 정신장애를 겪고 있었고 나머지 50명은 국립학교에서 입학을 거부당한 장애인들이었다(Montessori, 1097, 조성자 역, 1997).

몬테소리는 정신병원에 수용되어 있는 어린이들이 감각훈련에 집중할 수 있는 감각 교구를 개발하고 그들의 발달단계에 주목하여 구조화된 준비된 환경을 구성하여 어린이들을 지원해 주었다. 그런 다음 5개 영역의 감각훈련과 운동훈련을 제공한다면 그들에게 인지발달과 기본적인 삶의 기술을 가르칠 수 있을 것이라는 신념을 가지게 되었다. 몬테소리는 정신병동에서 일하면서 다음과 같은 신념을 가지게 되었다(Montessori, 1914).

- 어린이들의 자신감을 강화할 것
- 미래를 위한 더 훌륭하고 더 좋은 삶의 기회를 주어 미래의 비전과 연결할 것
- 어린이들 자신의 변화와 사회적 변화에 적응할 수 있는 교육방법을 개발할 것
- 어린이들 스스로 자신에 대한 존중감과 자존감을 가지도록 도와줄 것
- 교실 환경, 사회적 환경을 변화시켜 어린이들 스스로 자급자족할 수 있도록 도와줄 것
- 사회에서 사람들과 더불어 정상적으로 생활할 수 있는 한 인간으로 성장하도록 도와줄 것

몬테소리는 이러한 신념을 성공적으로 이끌어 가기 위한 교육의 사명감과 책임감을 다음과 같이 서술하고 있다(조성자, 2013).

- 가능한 한 어린이들 스스로 독립적인 삶을 살아가도록 돕기
- 어린이들이 사회 안에서 자기 위치와 자기 역할을 수행하도록 돕기
- 자기 정체성을 가지고 자기 존중감과 자존감을 향상시키기
- 삶의 과정에서 의미 있는 사회적 기여, 봉사, 협력할 수 있는 기회를 가지도록 돕기
- 어린이들이 정상화로 진화하도록 돕기

몬테소리의 교육적 신념과 교육의 사명감에 대한 업적은 개혁교육학자로서 현대 교육학에 영향력을 미치고 교육현장을 변화시켰다. 몬테소리의 개혁교육학은 어린이들의 심리적 상태, 마음 만들기, 마음의 성장, 자유개념과 자유로워지기, 환경에서 그들이 좋아하는 교구 · 교재를 자유롭고 마음대로 선택할 수 있는 환경에 주목하였다(Montessori, 1914). 몬테소리는 장애인과 정상아동을 관찰하면서 감각훈련의 중요성을 강하게 인식하였기 때문에 세계 각국의 많은 교육자들이 몬테소리의 교육원칙을 선택하여 오늘날까지도 전 세계의 어린이들과 나이를 초월하여 몬테소리학교를 운영하고 있다.

일반적으로 몬테소리 프로그램은 영유아, 아동, 장애인을 위한 교육방법이라고 이해하고 있지만, 새로운 개혁교육방법으로 신몬테소리 학파들의 끊임없는 연구를 통해 치매 어른들을 위한 교육 프로그램이라는 새로운 인식이 가능해졌다.

몬테소리는 어린이들을 관찰하면서 전통적인 교실보다 더 많은 어려움과 인내심이 필요한 이유를 다음과 같이 설명하고 있다(Montessori, 1907, 조성자 역, 1996).

> 나는 정신병원에서 약간의 장애가 있는 어린이들에게 읽기와 쓰기를 가르쳐서 정상아동이 다니는 일반 학교 입학시험에 응시할 수 있도록 교육하였고 결과적으로 그들을 성공적으로 초등학교에 합격시켜 세간을 놀라게 만들었다(Montessori, 1914).

이러한 놀라움과 경이로운 사건은 이탈리아 신문과 매스컴을 통해 전 지역에 알려졌고, 일반 학교의 건강하고 행복한 어린이들과 몬테소리 학교의 장애인들이 지능 테스트에서 같은 수준에 있을 수 있었던 이유를 찾기 위해 노력했다. 그런 다음 몬테소리는 1907년 로마 빈민가인 산 로렌조(San Lorenzo)에서 50명의 어린이들과 과학적 교육학에 근거한 새로운 교육을 시작했다.

몬테소리의 이러한 학문적 배경을 인정하고 가치를 인정하면서 도전적인 학문연구를 진행하고 있는 신몬테소리 학파들은 몬테소리 방법을 활용하여 치매 예방과 치료를 지원하면서 사람과 환경, 즉 치매 어른들 개인의 인격과 준비된 환경에 초점을 맞추어 몬테소리 원칙과 방법을 적용하고 성공적인 결과를 얻게 되었다.

몬테소리 교육철학의 목적은 치매 어른들의 일상생활을 독립적이고, 자아 사랑, 자아 존중감, 즐거움을 즐기고, 미래에 행복한 삶을 살아가도록 안내하는 것이다. 치매 어른들의 일상활동은 어떤 역할, 일상적인 업무/활동을 찾아서 실행할 수 있는가? 치매 어른들은 자기가 살아가는 세상과 이웃에 무엇/어떤 역할을 할 수 있는가?(조성자 역, 2002). 치매 어른들은 하루 일과의 대부분을 무의미하고 무기력하게 보내기 때문에 지루함, 외로움, 고통으로 도움과 보살핌을 원한다. 하지만 현실적으로 그들을 수용할 수 있는 사람과 환경의 제한을 받고 있기 때문에 다시 상처받고 외로운 생활을 계속하게 된다. 예를 들면, 치매 어른들은 치매 이전에 기억하고 있는 것을 활동으로 옮기려고 할 때 어려움을 경험하게 된다.

사람들에게 시간과 장소를 정확하게 알려 주지 못하는 치매 어른들의 고통을 생각해 보면 치매 어른들은 다음과 도움을 필요로 한다(Reisberg, 1985).

- 치매 어른들에게 신뢰감을 제공할 것
- 일거리, 활동, 할 수 있는 일을 하면서 일상생활을 즐길 수 있도록 환경을 구성해 줄 것
- 아직 완전히 약화되지 않는 잔존능력을 활용하여 자기의 일상생활을 독립적으로 할 수 있도록 기회를 제공할 것
- 치매 어른들에게 함께하는 공동 협력의 기회를 제공할 것

치매 어른들을 위한 몬테소리 교육방법은 약물치료가 아니라 교육적인 임상치료이기 때문에 획기적으로 치매 어른 자신과 그들이 살아가는 환경의 중요성을 강조하면서 스태프들이 치매 어른들에 대해서 더 많이 알아야 하고, 현재 생활에서 필요로 하는 개인의 관심, 기술, 능력에 근거하여 일상생활이나 활동 역할을 분담하여 스스로 독립심을 강화하는 것이다. 치매 어른에 대한 다양한 정보를 가지고 있다면 스태프들은 치매 예방 및 치료, 관리에 몬테소리 방법을 적용하여 장 · 단기적인 목표를 계획하고, 적용하여 그들의 삶을 돕는 것이 목적이다.

현재 신몬테소리 교육방법과 치매 어른들과의 연관성을 지지하는 연구자들이 전 세계적으로 증가하고 있다. 몬테소리는 물론 미국의 심리학 교수인 캠프(Camp)는 몬테소리 철학과 원리를 연구하면서 교육방법이 치매 치료와 중요한 연관성이 있음을 증명하고, 몬테소리의 교육 프로그램과 철학이 치매 어른들의 예방과 치료를 위한 방법으로 충분히 적용 가능함을 연구 결과로 제시했다(Gail, 2013).

현재 우리나라는 물론 전 세계적으로 몬테소리 교육방법에 의한 치매 치료 프로그램이 새로운 문화, 새로운 치료방법으로 제시되어 그녀의 인간존중사상, 자유선택의 중요성, 환경 중심 교육의 중요성을 인정하고 개인에게 주목하면서 교육학적 치료환경으로 제시한다.

몬테소리의 교육철학과 사명감을 치매 어른들에게 적용하는 이유는 다음과 같다(Gail, 2013).

- 치매 어른들이 가능한 한 독립적으로 생활할 수 있도록 돕기 위해
- 사회 안에서 의미 있는 자기 위치, 자기 역할, 사명감을 가지도록 돕기 위해
- 자기 사랑과 높은 자존감을 가지도록 돕기 위해
- 삶의 의미와 삶의 질을 높일 수 있도록 돕기 위해
- 자기가 생활하는 지역사회와 사회 안에서 의미 있는 봉사를 할 수 있도록 돕기 위해

위와 같은 사항은 어린이들의 발달심리학에 적용하고 있는데, 치매 어른들에게도 적용할 수 있는 교육방법이라고 할 수 있다.

5. 치매 어른들의 일반적인 특성

치매 어른들을 위한 통합교육의 개념은 머리, 가슴, 손이 조화롭게 움직이는 것을 의미한다. 치매 어른들의 인지능력은 개인의 특성, 연령, 치매 정도에 따라 치료방법이 적용되어야 한다.

치매 어른들은 스스로 행동하고, 스스로 감각 작용을 하면서 욕구와 호기심을 유발해 낼 수 있는 교구, 사물, 사람, 환경을 통해서 내재적 동기 부여가 일어날 수 있어야 한다. 몬테소리 치료학은 동적 움직임, 활동, 5개 감각영역, 사회 · 정서적 관계, 인지학습을 통합하는 특성에 영향을 준다.

몬테소리 치료학은 심리적 측면에서 치매 어른들의 주변 사람, 교구 · 교재, 자연환경, 디자인된 환경과 상호작용은 물론 치매 어른들의 삶의 전체적인 과정이나 배경까지 살펴보고 치료한다. 즉, 치매 어른들이 살아온 사회적 환경, 지금까지 삶의 진행 과정, 경제적 능력, 가족(자녀, 손자 손녀, 친구, 이웃 사람, 직장 동료)과의 만남, 가정이나 센터의 공동체 안에서 사람들과 정상적인 대화 가능 여부를 관찰하고, 치매 어른들의 일상적인 생활에 변화를 관찰하여 관찰 일지를 쓰고, 정신적 고통, 사랑의 고통, 친구나 좋아하는 사람의 죽음 경험, 건강 약화 원인, 전쟁의 상처와 같은 정서적 경험을 스토리텔링과 이야기 나눔을 통해서 치유한다.

1) 치매 어른들의 신체적 움직임 특성

노년기에 들어서면서 신체적 기능의 약화로 인해 일상생활능력이 저하됨과 동시에 인지기능, 기억력, 일상능력의 약화는 신체적 움직임에 장애를 가져온다.

인간이 정상화로 진화하는 과정에서 일상생활 수행능력은 절대적으로 필요한 능력이다. 몬테소리 프로그램에서 어린이들에게 일상생활의 질서와 정상화를 위해서 어린이들에게 진행하는 훈련을 치매 어른들에게 그대로 적용 가능하다.

- 치매 어른들에게 적용 가능한 일상생활 수행능력 훈련: 선 위 걷기, 자기 관리하기, 식탁 준비하기, 음식 먹기, 손 씻기, 옷 입고 벗기(옷 틀을 활용하여 단추 끼우기, 지퍼 올리고 내리기, 찍찍이 붙이기, 끈 매고 풀기), 목욕하기, 산책하기, 자기 환경 정리정돈하기 등은 잔존능력과 잔존기능을 움직임, 리듬체조, 가능한 운동을 통해서 생물학적으로 신체기능을 활성화하는 데 효과를 가져올 수 있다(조옥희, 2013).

2) 치매 어른들의 심리적 · 정서적 특성

치매 어른들의 심리적 · 정서적 특성은 일반적으로 나타나는 불안과 우울 현상이다. 불안, 근심, 자신감 상실, 무력감, 자존감 저하로 삶의 의욕, 욕구가 상실되고 원하는 것이 차츰 사라져 간다. 인체기능과 신체기능의 약화는 치매 어른들의 우울 현상에 영향을 주는 요인이다. 이로 인해, 신체적 · 정신적 고통이 수반되고 자연스럽게 일상생활 수행에 장애를 초래한다.

자존감은 자기에 대한 느낌, 감정, 동기, 가치관, 인지를 개인의 심리 현상 속에서 수용되고 조직화되는 전 인격적인 의미이다. 자존감은 자기 자신을 존중하여 자신의 가치를 인정하는 개인적 신념의 범위를 포함한 심리적 반응이다. 자존감은 치매 어른들에게 긍정적인 감정과 정서를 형성하기 때문에 정신건강에 중요한 역할을 한다.

3) 치매 어른들의 감각적 · 인지적 특성

일반적으로 치매 어른들은 새로운 정보를 흡수하여 기억 저장소에 저장하는 능력이 약화되어 기억장애, 지남력(장소, 시간, 사람을 아는 인지능력) 상실, 주의력 장애, 언어장애, 시공간 기능장애 현상들이 나타난다. 예를 들면, 치매 어른들은 장기기억보다 최근에 일어난 단기기억의 회상능력에 장애가 있다. 그러므로 스태프들은 치매 어른들에게 기억과 망각 사이에서 그들이 살아온 삶의 정체성을 유지시켜 주는 암묵기억(implicit memory)에 주목하여야 한다. 암묵기억은 의식적 기억으로 남아 있지는 않지만 치매 어른들의 행동에 영향을 미치는 다양한 경험 내용을 의미한다(박영선, 2011).

인간은 감각기관을 통해서 사물과 인상을 받아들여 지각작용을 통해서 뇌에 전달하고 신경계를 자극하여 운동과 반복활동이 일어나고 감각운동발달과 정신발달이 일어난다. 노년기에 접어들면서 5가지 감각기관인 시각, 청각, 촉각, 미각, 후각 등 감각에 변화가 나타나면서 감각기능이 떨어진다. 치매 어른들의 감각기관 기능장애로 인한 인지기능 약화는 치매 어른들의 삶의 질적 변화를 초래한다. 치매 어른들의 감각 · 인지적 기능을 강화하기 위해서는 잔존능력, 잔존기억을 회상할 수 있는 몬테소리 프로그램을 적용하는 방법을 활용할 수 있다. 치매 어른들의 행동에 영향을 미치는 다양한 경험, 즉 암묵기억을 되살리는 반복활동 창의성 프로그램인 시각, 청각, 촉각을 강화하는 프로그램을 적용하는 것이 필요하다.

4) 치매 어른들의 사회적 특성

치매 어른들의 인지기능 약화는 그들이 살아온 삶의 질적 변화를 가져온다. 치매 어른들의 정상적인 생활능력, 대인관계지능, 공동체 생활 그룹 활동, 타인에 대한 배려, 의사소통, 친사회적 행동, 인사하기, 감사의 말 표현하기, 상호작용과 같은 사회적 기능 수행에 문제점이 발생한다.

다른 한편으로, 치매 어른들의 지남력장애로 인해 가족, 친구, 이웃 사람들을 인지하지 못할 뿐만 아니라 가족들을 혼돈하는 판단력장애도 나타난다. 또한, 타인과 사물에 관한 무관심, 상황에 맞지 않는 일탈행동, 주변 사람에 대한 의심, 망상증, 고함을 지르는 현상이 나타난다. 또한, 사회적 부적응 행동으로 타인의 말을 이해하지 못하고 동문서답을 하는 등 사회적 상호작용에 어려움을 겪는다. 이때에 교사나 치료사의 인내심이 필요하고 사회적 부적응행동을 적응행동으로 강화할 수 있는 방법을 찾아 제공하여야 한다. 치매 어른들은 스태프들이 마지막까지 자신을 인간적인 존엄함을 인정하고 느낄 때 치료효과가 증가할 수 있다.

다른 한편으로는 치매 어른들을 공동체, 소그룹, 대그룹으로 개인 작업과 프로그램에 참여시켜 협력하고, 분업할 수 있도록 하고, 인적 · 물리적 환경, 사회적 상호작용의 기회를 가질 수 있는 기회를 제공하여 정체성을 가지고 삶의 질을 유지하면서 지속 가능하도록 돕고 사회적 관계와 사회생활을 영위할 수 있도록 안내해 주어야 한다.

5) 치매 어른들의 심리적 특성

행동심리증상(Behavioral and Psychological Symptoms of Dementia: BPSD)은 원인과 상관없이 치매 환자에게 나타나는 다양한 신경심리 반응, 정신적 증상, 행동 이상을 의미한다. 행동심리증상으로 나타나는 우울, 불안, 초조행동, 공격행동, 배회하기, 소리 지르기, 무감동, 망상, 불안한 자세로 들떠 있는 행동 등을 관찰하면서 원인을 찾아 가능한 것부터 치료할 수 있다.

그러나 무엇보다도 가정, 요양시설, 주거센터의 환경이 중요한 역할을 한다. 예를 들면, 심한 소음, 과잉자극, 혼란스러운 환경, 부적절한 실내조명, 환경 구조를 들 수 있다. 안전하고 편리한 생활환경을 제공하는 것이 치매 어른들을 위한 이상적인 환경으로 그들이 정상적인 생활을 할 때와 같은 환경, 치매 어른들의 신체적 · 환경적 위험을 인지하는 대체능력을 보충해 주어야 한다.

치매 어른들을 위한 몬테소리교육 프로그램의 목표는 후천성 뇌 손상, 기억능력 · 언어능력 · 판단력과 같은 인지능력 저하로 인해 일상생활에 지장을 주는 증세를 가진 치매 어른들을 완전하지는 않지만 독립적이고 자율적인 일상생활이 가능하도록 돕고 안내하는 것이다.

치매 어른들의 인지적 증상은 기억력장애, 지남력장애, 언어능력장애, 시공간 변별능력장애, 실행능력장애, 판단력장애가 진행되는 과정이기 때문에 인지발달을 위해서 몬테소리 프로그램으로 5가지 감각영역을 훈련할 때 효과적임이 증명되었다.

치매 어른들의 정신적 증상으로 나타나는 망상, 환상, 의심, 착각, 우울, 무감각, 감동, 배회, 초조, 공격성, 수면장애, 혼란, 기억력 상실 현상 등은 가정이나 요양센터에서 공동체 생활, 공동 작업, 야외활동을 통해 정신적인 안정감을 가지도록 교육하여야 한다.

① 몬테소리 프로그램을 치매 어른들의 작업과 활동에 적용할 때 다음과 같은 원칙과 목적을 중요시하여야 한다(조성자, 2002).
  - 몬테소리 프로그램은 치매 어른들이 독립적이고 자율적인 생활을 할 수 있도록 돕는 교육적 방법과 원칙을 중요시한다.
  - 치매 어른들의 치매 정도에 따라서 몬테소리 프로그램을 적용하여 인지적 잔존능력을 훈련하여 예방과 치료를 지원한다.
  - 몬테소리 프로그램의 5개 영역을 통해 가능한 한 치매 어른들의 잔존능력을 훈련한다. 특히, 감각영역에서 손과 뇌에 자극을 주는 작업을 제시한다.
  - 치매 어른들의 자유선택과 그들의 능력을 고려하여 환경을 디자인하고 준비한다. 특히, 치매 정도에 따라 자유선택이 가능하도록 환경을 디자인하여야 한다.
  - 몬테소리 프로그램은 치매 어른들이 개인 활동, 그룹 활동, 공동체 활동을 균형 있게 실천할 수 있도록 환경 구성을 하여야 한다.

② 공동체 생활, 공동 작업에 참여할 수 있는 기회를 제공하여야 한다.
  - 치매 어른들의 정도에 따라서 몬테소리 프로그램의 5개 영역에 치매 어른 전체가 참여하여 내재적 동기 부여, 흥미, 관심, 자극, 욕구를 충족시켜야 한다.
  - 치매 어른들이 소그룹, 대그룹으로 작업과 공동체 생활에 참여한다는 것은 사회적 관계, 동료들과의 관계, 자연과의 관계를 돕고 그들의 활동실천을 촉진하는 원칙을 갖게 하는 것이다.

③ 치매 어른들에 대한 인간 존엄의 원칙을 준수하여야 한다.

- 인간은 누구나 존중받을 권리가 있다. 치매 어른들은 가족, 지역사회, 보호센터로부터 인간적으로 보호받을 권리, 존엄을 인정받을 권리가 있다.
- 치매 어른들의 정신적 · 정서적 · 육체적 현재의 삶 자체를 그대로 수용하고 몬테소리교육 프로그램을 통해서 현 상태를 유지하거나 예방할 수 있도록 돕는다.
- 안정적인 사회적 관계를 보호받으면서 자유롭게 생활할 권리가 있다.
- 치매 어른들의 사생활, 욕구, 희망 사항, 정신적 · 육체적 건강 상태, 자유로운 선택, 필요, 욕구도 존중받아야 한다.
- 존중한다는 것은 치매 어른들의 현재 상태를 그대로 인정하고, 수용하고, 사회적 관계에 참여시켜 현재보다 좀 더 나은 질 높은 삶을 살아갈 수 있도록 돕는 것이다.

④ 잔존능력 개발의 원칙을 훈련하여 작은 자아실현이 가능하여야 한다.

- 치매 어른들에게 새로운 것을 교육하고, 개발하고, 원하는 것보다 지금의 상태가 더 악화되지 않도록 잔존능력을 자아실현과 연결시켜야 한다.
- 치매 어른들이 원하는 것, 할 수 있는 것이 무엇인지를 관찰하여 현재의 생활과 연결시켜 주고 자신이 할 수 있다는 확신을 갖게 한다.

⑤ 치매 어른들과 관련된 모든 사람, 환경, 장소에서 보호받아야 한다는 원칙을 준수하여야 한다.

- 가정, 사회단체, 센터에서 치매 어른들은 보호 대상이다.
- 사회적 · 신체적 · 정서적 안정을 보장받아야 하고, 건강 보호 서비스를 받아야 한다.
- 치매 어른들이 안정된 환경에서 교육, 훈련, 작업, 건강을 위한 보호를 받을 수 있어야 한다.

⑥ 치매 어른들에게는 움직임, 운동, 리듬체조, 뇌 운동이 중요하다.

Ⅱ. 몬테소리 철학과 치매 치료와의 관계

1. 몬테소리 프로그램 작업과 치매 치료의 연관성

몬테소리 교육의 성공 비결은 어린이들의 개인적인 잠재능력, 발달 수준에 따라 교육기능과 교육환경을 제공하여 어린이들의 능력을 최대한으로 활용 가능하도록 시도했기 때문이다. 어린이들은 교실에서 능동적인 역할, 자유선택이 가능한 준비된 환경, 독립적인 활동과 생활, 자존감 향상에 기여, 자동적인 오류 수정, 서로 다른 방식의 작업 선택과 교구 작업을 통해 배우고, 반복하여 내재적 동기부여를 이끌어 낸다.

몬테소리는 어린이들이 준비되지 않고 자신이 통제할 수 없는 어려운 환경임에도 불구하고 자신이 자유롭게 선택한 교구와 교재를 가지고 자신의 능력에 따라서 작업과 과제를 배울 수 있다면 최상의 학습방법이 될 것이라고 믿었다. 몬테소리는 어린이들에게 감각자극, 독립적인 생활, 나 스스로 할 수 있도록 나를 도와주세요, 어린이들은 인간의 어버이이자 스승이라는 경험적 신념을 중요시하였기 때문에 그들의 자존심과 인격을 존중해 주었다. 어린이들에게 사랑받고, 안전하고,

준비된 환경을 제공해 준다면 정상적인 어린이로 성장하고 진화할 것이라는 신념도 가졌다. 몬테소리는 교사가 어린이들이 정상화로 진화할 수 있도록 안내해 주는 것, 잘못된 것을 스스로 수정할 수 있는 반복적인 교구활동을 통해서 어린이들이 자동교육의 원리를 습득할 수 있는 환경을 준비해 주는 것을 교육적 신념으로 가졌다(조성자 역, 2002).

치매 노인들을 위한 몬테소리교육 철학
감각적으로 교육하기. 독립적이고 자율적인 활동 촉진하기. 치매 어른들이 현재 '**하는 일, 행동하는 것**'에 **주목하기, 일상생활을 정상적이고 독립적으로 안내하기** ⬇ • **자극을 주어 반응하도록 안내해 주기:** – 치매 노인들에게 내재적 동기 부여를 일상생활, 공동체 생활, 작업, 하루 일과를 성공을 이끌어 내기와 이끌어 가기 – 원하는 것, 할 수 있는 것을 할 수 있도록 안내해 주고 돕기, 치료할 수 있는 것을 치료하고, 되돌릴 수 있는 것을 되돌려 주기 • **결과, 목적: 정상화로 안내하여 정상적인 일상생활을 할 수 있도록 되돌려 주고 회복시켜 주기** – 몬테소리의 5개 영역은 치매 어른들이 다시 일상생활을 정상적으로 할 수 있도록 일상영역으로 되돌아와야 한다. 즉, 4개 영역은 다시 일상생활과 연결되어야 한다. 그래서 치매 어른들이 최고의 자존감을 가질 수 있도록 격려하고, 치매 어른들의 자기표현을 강화하고, 독립적인 생활과 자율성을 인정하여 과거와 미래가 아닌 현재의 삶을 즐길 수 있도록 안내해 주어야 한다.

몬테소리는 간단하고, 정확하고, 자유롭게 반복활동을 선택하는 데 초점을 맞추고 교사의 의도적인 명령이 아닌 준비된 환경에서 자기 능력으로 작업을 즐기고 이미 훌륭하게 구성된 준비된 환경에서 작업할 수 있도록 지지해 주었다. 작업 목적은 서두르지 않고 신체적 · 정신적 리듬에 따라서 작업을 성공적으로 진행함으로써 성취감을 느끼고 만족한 하루의 일상을 진행하도록 돕는 것이다. 어린이들은 작업과 활동에 관심을 가질 때 자신을 지배하게 된다. 즉, 어린이들이나 치매 어른들은 작업과 일에 집중할 때 완전히 훌륭한 과학자가 된 것처럼 몰입하게 된다.

또한, 치매 어른들은 자신이 하고 있는 일, 행동하는 것에 참여하고 관심을 가지고 서로 이야기 나누기, 정보 공유하기, 읽고 쓰기를 통해서 함께 생활하는 구성원들과 스토리텔링과 긍정적인 상호작용을 할 수 있다. 또한, 게으른 생활, 활동, 사회적 상호작용이 이루어지지 않는 부적절한 행동, 문제가 있는 행동을 예방할 수 있다. 몬테소리 교육의 목적은 치매 어른 자신이 스스로 흥미롭고 성취감을 가지도록 돕는 것이다.

몬테소리 교육방법, 프로그램이 성공할 수 있었던 이유로 교육은 가르치는 것이 아니라 어린이 각자의 능력별 · 수준별 교육에 능동적으로 적용시킨 것, 능동적인 역할, 준비된 환경, 자유선택, 내재적 동기 부여, 독립심을 통한 자존감 향상, 교구 작업을 통한 감각훈련을 들 수 있다(조성자, 2006).

1) 치매 어른들을 위해 몬테소리 교육방법을 활용할 수 있는 사람들

- 몬테소리 교사
- 직업치료사
- 물리치료사
- 간호사
- 자원봉사자
- 친구들
- 관리자
- 치료 책임자
- 가족
- 치매 어른들과 작업하기를 원하는 모든 사람
- 레크리에이션/프로그램 진행자

몬테소리 방법으로 치매 어른들을 돌보는 사람들의 직업은 레크리에이션/프로그램 진행자 58%, 치료사 16%, 간호사 12%, 교육자 7%, 심리치료사 12%, 기타 15%로 분포되어 있다(Gail, 2013).

2) 치매 어른들을 위해 몬테소리 방법을 활용할 수 있는 장소

치매 어른들이 거주하는 곳이나 생활하고 있는 곳이라면 위에서 언급한 것처럼 어디에서든지 몬테소리 치매 프로그램을 사용할 수 있다.

- 치매 어른들이 생활하고 있는 집
- 치매 어른들을 위한 장기요양시설
- 치매 어른들을 위한 주간 프로그램에 적용하는 것
- 노인요양병원

2. 치매 어른들을 위한 몬테소리 방법 활용하기: 어디서/누가 활용할 수 있는가?

새로운 치매 치료 문화로서 몬테소리 방법은 어느 곳에서/누구든 일정한 교육과정을 거쳐 적용할 수 있는 프로그램이다. 그렇다면, 왜 몬테소리 교육방법을 치매 어른들의 치료방법으로 사용하는가? 이에 대한 질문에 캠프는 다음과 같은 답을 한다(Camp, 2008).

> 캠프는 "치매 어른들을 위한 몬테소리 방법이 치매 어른들을 정상인처럼 존중하고, 준비된 환경을 제공하는 것에 초점을 맞추는 이유는 질병이라는 개념이 아닌 치매 어른들 개인의 모든 현재 상태에 집중하고, 관찰하고, 상호작용을 하면 그들이 가지고 있는 잔존능력, 잔존기억, 인지능력, 강점, 개인 삶의 역사를 발견하여 치료에 참고할 수 있기 때문이다."라고 언급하였다. 치매 어른들의 치료 목적은 현재의 잔존능력, 관심사, 즐겨 하는 일을 고려함으로써 치매 후기 단계에서 일어나는 더 어려운 상황을 가급적 늦추고 피하는 것이다.
>
> 치매 어른들 개인에게 주목하고 관심을 가지면서 준비된 환경을 제공하고 치료 목적에 필요한 지원을 강화하여 현존하는 문제를 해결하려는 의지를 가

> 질 때 치매 어른들을 환자로 바라보기보다는 한 인격체로 보게 될 것이다. 모든 스태프들이 알아야 할 사항들은 치매 어른들과 작업을 할 때 치매 어른들 개인을 보는 것이 아니라 그가 지금 하고 있는 일, 작업을 보아야 한다.
>
> 치매 어른들을 위한 적절한 지원으로 환경이 구축될 때, 다시 말하자면 인지 · 기억잔존능력이 차츰 사라지는 현상을 피하기 위해 사용되는 지원과 더불어 훌륭하게 설계된 몬테소리 치매 프로그램, 몬테소리 교육방법을 포함하여 그들의 요구, 욕구, 능력, 관심사와 잔존능력을 근거로 프로그램이 개인의 삶을 증진시키고 동시에 현존능력을 유지하고 심지어 회복과 정상화 기능까지 할 수 있는 교육 및 치료를 제공해야 한다.
>
> 몬테소리 프로그램 접근방식은 개인의 필요, 관심사, 강점/역량을 충족하기 위한 활동으로 수정할 수 있도록 강력하게 권장하기 때문에 사람 중심과 환경 중심으로 치매를 포함한 몬테소리 교수–원리에 근거한 방식이다. 우선적으로 스태프들이 몬테소리교육 원리와 방법을 이해한다면 치매 어른들의 모든 단계에 적용할 수 있다.

위에서 언급한 것처럼, 몬테소리 철학의 본질은 사람과 준비된 환경 구성에 모든 것을 지원하는 데 초점을 맞추어 치매 어른들을 치료한다는 것이다. 몬테소리 치매 치료방법에서 중요한 요소는 과거와 현재 관심의 강점과 잔존능력을 근거로 치매 어른들 개인에게 의미 있는 활동, 사회적 역할, 일상을 정상적으로 안내함으로써 삶의 질을 향상시키는 데 초점을 맞추고 있다. 준비된 환경 지원은 인지적 기억손실을 지원하기 위한 목적으로 몬테소리 프로그램의 모든 측면에 적용한다. 더 중요한 것은 가정이나 치매 어른들이 생활하는 공동체에 적용하는 프로그램 안에 식이요법은 물론 몬테소리 작업, 활동 프로그램에 이르기까지 그녀의 철학을 치매 치료의 모든 측면에 통합하여 운영하는 것이 가장 효과적이라는 것이다.

치매 어른들과 몬테소리 방법을 연관하여 적용하고 활용하는 사람들은 누가/어디에서 연관성을 가지는 것이 가능한가? 신몬테소리 학파로서 치매 치료에 관심을 가지는 학자들은 몬테소리 치매 치료방법에 대한 정의로 인지장애인들의 삶의 질을 높일 수 있는 치료기법이라고 언급한다(Camp, Skrajner, & Kelly, 2005).

치매에 대한 몬테소리 방법의 원리를 이해하도록 훈련받은 누구나, 어디서든지 치매 어른들의 예방과 치료를 연결하여 교육방법으로 활용 가능하다.

3. 치매 어른들을 위한 치료방법으로 적용과 활용이 가능한 몬테소리 교육철학

현재 우리나라는 고령화 사회로 넘어가면서 여생을 계획하고, 인생에서 가장 여유 있고, 자유롭고, 넉넉해지는 노년기에 접어들 즈음 예상하지 못한 치매로 인해서 고통스러운 삶을 살고 있는 치매 어른들이 증가하고 있다.

우연히 혹은 갑자기 찾아온 치매 증상이 자신을 괴롭히지만, 신앙의 힘으로 긍정적으로 생각하면 치매를 통해 그동안 살아오면서 마음속 깊은 곳에 앙금으로 가라앉아 있는 부질없고 잘못한 마음의 찌꺼기들을 모두 잊어버리고 순수하고 깨끗한 마음으로 마지막 남은 인생을 살아가는, 인위적으로 할 수 없는 훌륭한 기회를 만들어 주는 과정이 아닐까 하는 위로의 생각을 하기도 한다.

치매 어른들의 예방과 치료를 위해 가장 중요한 것은 마지막 순간까지 하루 일과 중에서 이루어지는 활동과 움직임이다. 치매 어른들에게 활동은 단순히 오락이나 휴식의 개념이 아니다. 치매 어른들의 일상에서 의미 있는 행동은 생각과 의식이 깨어 있어야 하고, 웃고, 옷을 입고, 식사를 준비하고, 음식을 먹는 것처럼 정상인에게 필요한 생산적인 상호작용을 의미한다(Zgola, 1987).

치매 어른들에게 활동에 대한 보다 포괄적인 정의는 활동이 몬테소리 교육방법의 중요한 구성 요소이기 때문이다. 몬테소리는 어린이는 물론 모든 사람들에게 활동이란, 모든 측면에서 이루어지는 삶의 에너지라고 말한다(조성자 역, 1995). 장기요양시설에서 생활하는 치매 어른들뿐만 아니라 삶의 질이 정상적인 사람들을 위해서도 항상 어떤 활동, 운동, 움직임이 활용 가능한지에 관심을 가지고 교육방법 내지 교육내용으로 활용된다. 예를 들면, 어린이들에게 활동은 작업이고,

놀이이자, 발달의 원동력이 되는 것처럼 치매 어른들에게도 모든 하루 일과가 활동과 연결되어야 하고, 잊혀져 간 그들의 일상생활과 연결시키면 치료에 더욱 효과적이다.

몬테소리 방법을 치매 어른들에게 적용할 때는 가장 기본적인 활동 수준으로 아침에 일어나서 신체적 · 사회적 환경에 관여할 것을 적극적으로 훈련시킨다. 그 이유는 작은 행동, 적극적이고 동적인 행동과 활동을 시작하도록 하는 가장 기초적인 훈련이기 때문이다. 치매 어른들이 몸, 마음, 정신, 개인의 필요, 욕구, 관심, 잔존기술, 잔존능력을 근거로 자극적인 활동에 즐겁게 참여하고 몰입할 때, 치매 어른들이 능력 안에서 방황하고, 흥분하고, 반복적인 질문을 하고, 폐쇄된 자기 세계에 머무르는 것을 탈피해서 사랑하는 사람들, 동료들, 직원들과 함께 도전하고 오늘의 문제에 관심을 갖고, 무엇인가 움직이려고 행동에 주목한다 (Cohen-Mansfield, 1994, 1998; Kovack & Wells, 2002).

왜냐하면, 치매 어른들의 이러한 행동은 대부분 충족되지 않는 욕구불만에 반응하기 위해 나타나는 현상이기 때문이다. 따라서 치매 어른들을 위해 준비된 환경을 제공할 때 행동에 기여할 수 있는 자극을 주는 교구 · 교재들이 양적으로 너무 많거나 너무 적은지 판단하는 것이 중요하다. 너무 많을 경우 자유선택에 문제를 제기할 수 있고, 너무 적은 경우 호기심과 관심이 없어질 수 있기 때문이다.

치매 어른들의 독립적인 삶, 자존감, 미래에 대한 비전을 창조적으로 제공하려는 몬테소리 프로그램은 치매 어른들에게 현실로 닥친 위험한 세상을 변화시키는 것이 목적이다. 몬테소리 교육방법은 치매 어른들에게 삶의 의미와 목적을 제공하여 그들을 움직이고 활동하도록 환경을 제공하고 문제를 해결하기 위한 기본적인 기초를 제공하여 다시 정상적이고, 독립적인 생활이 가능하도록 돕고 보살피는 데 활용한다.

우리에게 중요한 과제는 개인의 잔존능력을 고려하여 치매 어른들 각자의 수준에 알맞게 준비된 환경을 제공하고, 환경의 영향력을 통합하여 그들의 일상을 가능한 한 정상적으로 이끌어 내는 것이다. 예를 들면, 치매 어른들의 활동과 도전이 역량을 넘어서 너무 과다하거나 너무 적을 경우 지루하고 도전받지 못하는 부적응 행동이 나타나기 시작하기 때문에 치매 어른들에게 적절한 자극의 반응 수준(Camp, Cohen-Mansfield, & Capezuti, 2002)을 관찰하여 불안전하고 미숙한 요구를 해결할 수 있는 함축적 방법을 개발한다면, 무관심과 물리적 공격성이 감소될 수 있을 것이다. 즉, 항상 개인적인 요구를 관찰하고 평가하여 그들의 기본적인 욕구를 충족시키는 것이 우선시될 때 치료의 효율성을 높일 수 있다. 즉, 치매 어른들에게 무엇이든/어떤 것이든 할 수 있는 것을 제공하고, 치료할 수 있는 것을 치료하고, 되돌릴 수 있는 것을 되돌려 줄 수 있는 환경을 제공하고, 뇌 운동에 자극을 주고 다른 사람들과의 관계와 상호작용을 발전시킬 수 있는 활동을 권장하기 위해 무엇이든/어떤 것이든 할 수 있도록 돕는 것이다.

몬테소리 교육방법의 특징은 다음과 같다.

첫째, 몬테소리는 모든 어린이들 개인에게 초점을 맞추었다. 몬테소리 교육방법은 치매 어른들의 개인적 욕구를 충족시키기 위해서 그들의 소리를 적극적으로 경청하는 것으로부터 시작하여야 한다. 매슬로우(Maslow)는 인간의 기본적인 욕구를 생리적 욕구, 안전, 사랑과 소속, 존중과 자아실현인 하위 욕구에서 상위 욕구 단계로 구분하였다.

반면, 키트우드(Kitwood)는 욕구를 일반적으로 특정 문화적 범주 안에서 표현하고 문화의 의미와 가치로 표현하였다(Kitwood, 2004). 그는 욕구개념을 탐구하는 많은 이론가들이 사회적 역할과 문화가 인간의 욕구를 제한한다고 언급하였다. 만약, 치매를 치료하고 있는 공동체에서 그들을 고려할 때 우선적인 것은 그들의 욕구를 분석하여 적용하여야 한다. 키트우드는 치매 어른들의 요구와 욕구를 고려하는 핵심 요소는 사랑이라고 하였다. 사랑은 치매 어른들의 지속되는 요구에 편안함, 정체성, 작업, 수용적 태도, 애착이라는 인간의 가장 기본적인 것을 포함한 것이다. 원하는 것과 상위 수준의 욕구와 필요를 추구할 수 있는 능력이 부족하기 때문에 치매 어른들에게 무조건적인 사랑이 필요하다. 치매 어른들의 이러한 요구는 개인의 문화적 배경, 성격, 치매 진행 정도, 치매 어른들 각자의 필요가 나타나는 정도에 따라 차이점이 있다는 사실을 정확하게 인지하는 것이 중요하다.

둘째, 치매 어른들의 욕구에 대한 연구에 대한 여러 학자들의 공통된 요소는 다음과 같다(Cohen-Mansfield, 2001; Cohen-Mansfield, Camp, & Keapzuti, 2002).

- 안전감을 느끼고 싶은 욕구
- 자기 능력을 향상시키려는 욕구
- 사회적 상호작용의 필요성에 대한 욕구
- 의미 있는 사회적 역할, 사명감, 위치를 가지려는 욕구

치매 어른들의 특징은 그들의 요구가 충족되지 않았을 때 문제행동, 이상행동, 자존감 상실, 혼란스러운 행동 등이 나타날 수 있다는 것이다. 이것은 몬테소리가 어린이들에게 적용한 이론을 치매 어른들에게도 적용한 것이다. 몬테소리는 부모가 자녀들의 관심과 능력에 주목하고 안정적으로 준비된 환경에서 생활하는 어린이들이 사회적 상호작용을 촉진하고 공동 작업에 적극적으로 참여하면서 무질서하고 이탈된 행동이 차츰 사라지는 것을 관찰했다고 언급하였다(Montessori, 1914). 몬테소리의 이러한 실제적인 경험적 지식과 정신으로 몬테소리 방법 중 일부분은 치매 어른들에게 기본적인 욕구를 충족시켜 주는 방법으로 전환된 것이다. 몬테소리의 작업 과정과 몬테소리 학파들의 업적은 치매 어른들에게 기본적인 욕구를 충족시켜 주고, 작업이나 역할을 분담하여 참여시킨 교육방법을 적용한 것이다.

셋째, 치매 어른들의 이야기를 적극적으로 경청하는 것이다. 어렵지만 치매 어른들의 언어와 이야기를 적극적으로 경청하는 것이 중요하다. 치매 어른들이 사용하는 언어와 행동은 그들이 과거에 익숙해진 것들이기 때문에 치료에 교육방법과 교육내용으로 고려하고 참고할 수 있다.

Ⅲ. 몬테소리 4개 영역에 대한 환경 지원 활동과 프로그램

1. 몬테소리 교육철학이 지지하는 준비된 환경공학

우리가 치매 어른들에게 환경을 지원한다는 것은 치매 어른 자신을 지원하는 것이고, 치매 어른들이 적극적으로 활동할 수 있도록 돕는 것을 지원하는 것이다. 치매 어른인 자신을 지원한다는 의미는, 준비된 환경에서 내가 무엇/어떤 것을 할 수 있는가를 자신에게 질문하는 것과 마찬가지이다. 치매 어른들을 지원하고, 치매 어른들에게 환경을 지원한다는 것은 지원되는 환경 속에서 그들이 움직여서 무엇이든 할 수 있는 능력에 주목하는 것이다.

몬테소리 방법을 치매 어른들에게 적용할 때 세 가지 요인에 집중하여야 한다.

① 개인을 위한 지원 정책 수립하기
② 치매 어른들을 지원하기 위한 환경 구성하기
③ 치매 어른들을 정확하게 알아가기

이 세 가지 이론을 지지하기 위해 몬테소리가 기본적으로 가지고 있었던 환경에 대한 개념은 다음과 같다(조성자 역, 1995).

- 어린이들을 위한 환경은 사회적 역할, 자기표현, 활동, 인지발달을 지지한다.
- 사회화, 공동체 의식, 대인관계를 발달시킨다.
- 사회적 신뢰를 증진시키는 사회적 능력을 강화한다.
- 보살피는 것과 보살핌을 받는 협력관계 경험을 촉진한다.

몬테소리는 환경의 범위를 우주로 확산하여 우주 자체가 어린이들의 환경임을 강조하였다. 몬테소리의 준비된 환경은 단지 교실 안에 준비되어 있는 교구 · 교재만을 의미하는 것이 아니라 인적 자원까지 포함하고, 넓은 의미로는 우주 자체를 어린이들의 환경이라고 언급하였다(조성자, 2006, 2010, 2013). 그러므로 준비된 환경은 능력, 자신감, 독립성을 유지하고 향상시키는 인적 · 물리적 환경의 지원을 제공받아야 한다.

몬테소리 프로그램에서 활동 범위와 활동 자체에 주목하는 이유는 어린이들의 경우 일상적인 생활, 삶, 활동에 참여하는 환경에 몰입할 때 자유롭게 작업을 즐기면서 창조적으로 자동교육 단계까지 이끌어 가는 것이 관찰을 통해서 증명되었기 때문이다. 치매 어른들 대부분은 준비되지 않은 폐쇄된 가정환경, 노인센터, 병원, 주간 프로그램 센터에서 하루 일과를 진행한다. 이러한 환경은 치매 어른들의 노화 현상, 잔존능력, 잔존기억을 빠른 속도로 저하시키므로 인지적 · 신체적으로 지원받을 필요가 있다.

치매 어른들을 위한 몬테소리 프로그램은 기존의 어린이들에게 적용했던 5개 영역이 아니라 치매 프로그램으로 수정 · 보완하고 4개의 활동영역으로 구분하여 일상영역과 밀접한 관계로 진행된다. 즉, 다른 4개 영역은 모두 그들의 일상생활과 연결되어 독립적인 삶을 살아가도록 돕는 것이다. 일상의 회복을 위한 몬테소리 노인치매 치료 프로그램은 다음 사항에 주목하여야 한다(Gail, 2013).

- 개인의 필요, 관심, 강점 및 능력을 평가할 것
- 어떤/무슨 분야든지 일상과 연결해서 생각할 수 있도록 도와줄 것

스태프들이 4가지 활동영역을 고려할 때는 치매 어른들의 환경이 인지적 · 신체적 약화와 신체적 기능 손실을 예방하고 유지하고 지지할 수 있도록 치매 어른, 즉 사람과 환경을 지원하는 것이 중요하다. 몬테소리 교실의 면적은 다양한 환경 구성과 교구 · 교재로 어린이들의 발달과 성장을 지원하여 그들의 목적에 맞도록 자유선택에 의한 활동을 하도록 구성되어 있다. 몬테소리 교육목표는 어린이들의 욕구에 근거하여 개인의 관심, 능력, 기술, 발달에 적절한 환경을 구성하고, 각자의 의미와 목적을 제공하는 것과 같은 환경을 치매 어른들에게도 제공해 주어야 한다.

2. 몬테소리 교실에서 환경 수용과 준비된 환경

몬테소리교육이 성공한 이유를 광의적인 의미에서 훌륭한 교사 양성과 교사 훈련, 준비된 환경 구성 두 가지로 요약할 수 있다. 그녀가 개혁교육자로서 성공한 동기도 준비된 환경과 준비된 교사를 철저히 양성하는 것이었다. 그 당시 어려운 시대적 상황이었지만 어린이들에게 스스로 독립적으로 배움을 즐길 수 있는 동기부여를 했다. 어린이들이 준비된 환경이라는 교실에서 능동적으로 작업과 배움에 참여하고, 자신의 발달단계에 맞게 배움과 작업을 할 수 있는 환경을 지지해 준 것이다. 몬테소리의 준비된 환경은 전 세계의 어린이들에게 선택적 자유를 부여하였고 자유 작업의 의미를 터득할 수 있도록 기회를 제공하였다. 어린이들을 위한 전통교육에서 개혁교육학자의 반열에 등극한 것이다.

어린이들은 자기가 좋아하는 교구 · 교재를 자유롭게 선택할 수 있었고, 교실은 모두 어린이들의 눈높이에 맞추어 새롭게 디자인하였다. 어린이들은 개인, 소그

룹, 대그룹으로 작업과 활동을 하면서 아마 처음으로 공동 협력을 배웠을 것이다. 낮은 책상에 옹기종기 모여 앉아서 각자의 역할을 수행하고, 환경을 수용하고, 배움을 수용하기 시작한 것이다. 그녀의 교육은 전 세계 어린이들이 수용하기에 어려움도 없고, 낯설지도 않았다.

이런 측면에서 볼 때, 몬테소리 프로그램은 어린이, 장애인, 치매 어른들의 교육적 필요에 적용하고 수용하기에 충분한 가치가 있다. 몬테소리 교육철학에서 준비된 환경의 가치는 어린이, 장애인, 치매 어른들의 발달과 의식을 자극하고, 내재적 동기 부여를 촉진하고, 탐색활동을 장려하며, 개인의 욕구를 충족시키고, 자신의 잠재적 능력을 밖으로 이끌어 내어 스스로 독립적인 삶을 살아갈 수 있고, 자유의지로 작업할 수 있는 기회를 제공하는 물리적 환경을 포함하고 있다.

몬테소리 프로그램 적용을 원하는 모든 사람들에게 그들이 원하고, 좋아하고, 해야 하는 작업, 일, 활동에 의미와 가치를 부여하면서 의도적인 참여를 촉진하는 다양한 기회를 제공한다. 몬테소리는 준비된 환경이 사회적 역할, 표현, 지원, 대인관계뿐만 아니라 사회적 신뢰, 보살핌, 나눔, 보살핌을 필요로 하는 사람들, 특히 치매 어른들에게 사회적 기술과 능력을 개발할 기회를 제공할 것이라는 신념을 가졌다. 더욱이 준비된 환경은 작업, 활동, 치료를 필요로 하는 사람들에게 필요한 교구 · 교재의 제공을 지원하여 각자 개인의 잠재적 능력, 자신감, 독립성을 성취하도록 돕는다.

몬테소리의 준비된 환경 지원과 지지는 다음 같은 실제적 요소들을 포함한다(조성자, 2013).

- 몬테소리 교실은 일반적으로 5개 영역의 모든 교구 · 교재가 준비되었을 때 접근 가능하고, 활용 가능하고, 치매 어른들이 자유롭게 활용할 수 있다.
- 교사는 지시자, 안내자, 촉진자, 조력자의 역할을 수행할 때, 우선적으로 어린이/치매 어른들을 관찰하고 관찰 결과를 적절한 교육방법과 내용으로 활용하여 의미 있는 활동과 자유선택을 제공해야 한다.

- 준비된 환경에서 어린이들의 독립심, 자신감, 내재적 동기 부여를 촉진할 수 있는 목표를 가지고 장애물을 제거할 때 자동적 교육방법을 완성하게 된다.
- 준비된 환경에서 교사의 중요한 역할은 능동적인 가르침이 아니라 예리한 관찰자로서 어린이들의 발달을 돕는 것이다.
- 프로그램을 제시할 때, 관찰 도중에는 침묵을 지키고 가능한 한 말을 적게 하여야 한다. 특히, 치매 어른들은 스태프들의 제시방법에 몰입하여야 하기 때문이다.

몬테소리 교실의 5개 영역은 그녀의 방법과 원칙이 중심이 된다. 그녀는 어린이들의 개인적인 요구에 부응하여 구성하고 지원하는 환경에서 배움을 흡수하는 것을 중요하게 강조했다. 몬테소리는 작업, 활동, 학습, 감각자극, 사회적 관계, 무엇인가 의미 있는 활동과 작업을 하는 것에 초점을 맞추었다. 자신만의 특별한 능력으로 탐험하고, 접촉하고, 느끼고, 배우고, 사회화 과정에 성취할 수 있는 기회를 제공하는 5개 영역을 교실 환경으로 디자인하였다.

- 일상생활영역: 하루하루 이루어지는 기본생활활동 중심이다. 세계의 모든 몬테소리 프로그램을 활용하는 교육기관은 일상을 통해 자국의 문화를 습득하고 학습한다.
- 감각영역: 감각을 자극하여 인지를 발달시키고 세계의 문을 열어 가도록 돕는다.
- 우주영역: 우주에 존재하는 생명체와 무생명체의 관계, 역사, 자기 정체성을 학습하고, 각 나라의 문화적 차이점을 인정하고 학습한다.
- 수학영역: 인간의 논리적 사고의 기본적인 틀을 학습한다. 세상에서 가장 확실하고 가장 논리적인 사고의 틀은 수학에서 유래한다.
- 언어영역: 모국어를 학습하여 이중언어를 학습하고 언어를 통해 자기의 정체성을 알린다. 예를 들어, 영어를 말하면 미국인, 독일어를 말하면 독일인, 한국어를 말하면 한국인이다.

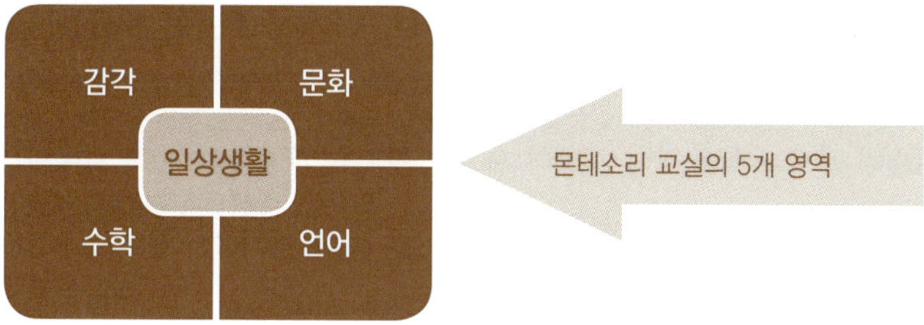

몬테소리의 접근방법은 유사한 방법으로 변형된 이데올로기를 활용하여 치매 환자에게 적용할 수 있다. 교육 자체에 초점을 맞추기보다는 치매 어른들에 대한 몬테소리 방법이 포함하고 있는 학습 형태에 초점을 맞추는 것이 차이점이다.

3. 치매 어른들의 잔존능력을 보존하고, 수용하는 것을 이해하기

대부분의 사람들은 치매 어른들은 단지 모든 것을 파괴한다는 개념으로 생각하는 경향이 있다. 몬테소리 프로그램을 치매 어른들을 위한 치료방법으로 적용할 때는 치매 어른들의 잔존능력, 잔존기억, 잔존인지를 가장 중요하게 주목해야 한다. 대부분의 사람들은 진단과 관련된 결과를 가지고 치매의 잔존능력, 즉 기억이나 생활에서 교육을 통해 아직 사용과 재생, 유지, 보존이 가능하다는 것을 인지하지 못하고 잔존능력을 활용하지 못하는 경향이 있다. 치매를 위한 몬테소리 프로그램에서 새로운 문화라고 언급하는 것은 이러한 요소들을 교육방법과 내용으로 활용하려는 새로운 문화교육 개념이다.

> 몬테소리는 모든 어린이들 개인에게 초점을 맞추었다.
> 우리는 치매 어른들이 개인적인 욕구를 충족하는 것으로부터 시작하여야 한다.

매슬로우는 인간의 기본적인 욕구는 생리적 욕구, 안전, 사랑과 소속, 존중과 자아실현인 하위 욕구에서 상위 욕구로 발전하고 있음을 증명하였다.

4. 치매 치료의 새로운 문화로서 놀이, 리듬, 레크리에이션

몬테소리 프로그램과 치매 치료의 새로운 문화를 제공하기 위해 치매 어른들을 위한 스태프, 몬테소리 교육자, 치료사는 다음과 같은 질문 또는 주목해야 할 요소들을 의식적으로 수용하여야 한다.

- 몬테소리 방법으로 치매 치료의 새로운 문화를 만들어 가기 위해 알아야 할 사항은 무엇인가?
- 지적 · 능력적 손실과 장애 요인이라 할 수 있는 기능적 능력에 주목하면서 잔존능력을 최대한 유지하고 더 이상 약화되지 않도록 치매 치료의 새로운 문화 요소를 연결한 몬테소리 교육방법은 무엇인가?
- 신몬테소리 학파들은 치매 치료의 새로운 문화를 몬테소리 교육방법 원리와 어떻게 연결시킬 수 있을까?
- 치매로 인한 활용 불가능한 인지능력과 영향력을 얼마나 인식하고 있는가?
- 치매 치료를 위한 문화적 상황을 어떻게 선택하고 있는가?

이러한 질문들에 답을 찾아서 새로운 치매 치료 문화를 만들어 가려는 신몬테소리 학파들의 고민과 연구는 치매 어른들에게 내재적 동기 부여를 할 수 있는 새로운 도전과 치료방법으로 발전할 수 있을까?

놀이, 리듬체조, 레크리에이션 프로그램은 치매 어른들의 몸과 마음 만들기, 신체운동 치료에 아주 중요한 치료 모델이다. 이러한 다양한 놀이 프로그램은 뇌의 신경전달을 돕는 좋은 방법이다. 전체적으로 치매 어른들의 몸을 움직이는 다양한 놀이 형태는 치매와 관련된 기억과 기능의 활성화를 돕고 차츰 감소되는 뇌 기능, 기억기능을 예방 또는 속도를 늦추도록 새로운 환경과 문화를 제공하는 역할을 한다. 약물치료는 치매 정도를 순간적으로 좀 더 나은 상태로 향상시키지만 치매 행동과 심리적 증상을 해결하는 근본적인 역할을 하지 못하는 반면 교육치료는 효과를 장기화하는 역할을 한다는 보고가 있다.

놀이, 리듬체조, 레크리에이션 프로그램은 장기요양시설에서 생활하는 대부분의 사람들에게 집처럼 안전하고 치료를 통한 즐거움을 제공할 목적을 가진다. 치매 치료의 새로운 문화는 전통적인 치료방법인 약물치료를 벗어나 몬테소리 프로그램을 적용하는 치료방법으로 다양한 놀이, 레크리에이션, 율동, 리듬 프로그램과 같이 직접적으로 활동에 참여할 수 있는 현실적이고 진보적인 접근방식이다.

다른 한편으로, 치매 어른들을 위한 전통적인 치료 문화의 개념은 활동을 순간적인 기쁨, 오락, 움직임으로 보려는 성향, 순간적으로 일반화하려는 성향인 반면, 몬테소리 방법은 모든 활동을 스스로 할 수 있고 자유롭게 수행할 수 있도록 활동을 선택하고 치매 어른들 개인 작업보다는 대그룹 활동 프로그램을 선호한다는 개념을 가지고 있다.

헬렌(Hellen, 2001)은 치매 치료의 새로운 문화는 치매 어른들이 단순히 자유롭게 놀고 활동하도록 방관하는 자세가 아니라, 그들에게 몸, 정신, 뇌에 과학적으로 자극을 줄 수 있는 의미 있는 활동을 제공하는 데 초점을 맞추는 활동이라고 말한다. 치매 어른들의 욕구를 충족시키고, 잉여 에너지, 잠재 에너지의 강점을 자극하고 불안해하며, 무엇/어떤 것을 해야 할지 모르는 상황에서 자발적으로 움직이도록 하여 불안 요소들을 제거하려는 데 목적이 있다.

치매 어른들을 위한 놀이, 레크리에이션 활동은 우선적으로 공동으로 참여하고, 공동의 화제를 가지고 이야기 나누고, 육체적 에너지 소비를 통해서 치매 어른들 사이에 친숙함, 상호작용, 반복활동을 통한 자동 훈련이 기억손실과 잔존능력 저하를 예방할 수 있는 훌륭한 방법으로 제시된다. 다양한 놀이, 레크리에이션, 리듬체조와 같은 활동들이 치매 어른들에게 미치는 효과에 대한 것을 헬렌(2001)은 다음과 같이 언급한다.

- 치매 어른들 사이에 서로 친숙함으로 연결되고,
- 함께 즐기는 것을 통해 집중력이 강화되고,
- 놀이하는 동안 사회적 관계를 통해서 하루의 즐거움을 만끽하고,
- 활동을 통해서 재생되는 에너지는 삶의 질을 높이고,

- 자동적으로 움직임에 참여하여 적극적인 태도를 보이고,
- 혼자 있는 시간보다 함께 있는 시간을 통해서 일상생활에 도움을 주고받을 수 있다.

몬테소리 방법에 의한 치매 어른들을 위한 새로운 치료 문화는 다음과 같은 요소들을 포함하고 있다(조성자, 2002).

- 감각활동 작업을 중요시한다.
- 5가지 감각기관을 최대한 활용하여 치매 어른들의 일상생활을 돕는다.
- 치매 어른들을 위한 놀이, 활동, 레크리에이션을 통한 움직임을 생활화 · 습관화한다.
- 개인보다는 소그룹, 소그룹보다는 대그룹, 대그룹보다는 공동체 활동을 중요시한다.
- 닭, 개, 고양이 등 애완동물을 돌봄으로써 실외 활동 시간을 확장한다.
- 자기 방, 공동 작업실 또는 활동실, 정원에 있는 꽃과 식물을 가꾸도록 권장한다. 다른 생명체와 관계를 가짐으로써 서로 사랑해야 한다는 개념을 가진다.
- 가능하면 산책 시간을 허용하여 자연과 친숙하도록 도와준다.

치매 어른들은 비활동적일 때 치매 정도가 점점 심화되는 반면 놀이와 활동을 통해 치매 치료의 가치를 간접적으로 높일 수 있다. 전문적이고 구조화된 작업치료활동이 몬테소리 방법에 의한 전체 치료 모델이라면 활동, 놀이, 레크리에이션은 즐겁고, 마음을 변화시키고, 패자와 승자를 결정할 수도 있는 목적, 성취감, 즐거움, 함께함을 동시에 제공하기 때문에 치료효과를 가져올 수 있다.

치매 어른들은 일상생활에서 자기 역할과 새로움에 대한 창조적인 활동을 통해 삶의 에너지를 얻는다. 중요한 것은 모든 놀이 활동은 치매 어른들에게 흥미로움과 즐거움이 되도록 계획된 활동이어야 한다. 치매 어른들의 욕구와 필요를 충족

시키는 역할, 작업, 관심사, 몸의 움직임 상태, 능력을 고려하여 구성해야 한다.

다른 한편으로, 치매 어른들은 그들이 현재까지 살아온 문화와 종교를 중요시하는 경향이 있다. 즉, 치매 어른들의 문화와 종교가 지금의 그들 상태에 중요한 영향력을 미칠 수 있다는 것이다(Gail, 2013). 예를 들면, 치매 어른 개인이 살아온 문화적 배경과 그들이 평생 동안 믿음으로 가졌던 종교적 배경과 신념은 치매 어른들을 판단하고 알아가는 데 중요한 역할을 한다. 평생 동안 신앙과 함께 살아온 그들에게 가장 많이 남아 있는 기억 중 하나가 종교에 관한 사건들이기 때문이다. 종교와 문화적 신념에 관한 관행은 치매 어른들의 개인적인 가치와 함께 치매 치료방법으로 고려되어야 한다. 종교가 치매 어른들에게 미치는 영향력은 다음과 같은 요소들이 작용하기 때문이다.

- 가장 어려울 때와 가장 즐거웠을 때 함께 나눈 정신적인 언어이기 때문이다.
- 언제든지 자기를 도와줄 것이라는 믿음과 신념이 아직 잔존하기 때문이다.
- 가장 오랫동안 자기와 함께한 정신작용이기 때문이다.
- 자신을 무조건 도와줄 것이라는 무의식적 신념을 가지고 있기 때문이다.
- 믿음을 생각하면서 문제행동을 발견하고 잘못한 것을 조금이나마 생각하게 되기 때문이다.
- 치매 어른들에게 잔존능력을 활용하여 공격적이고 침략적인 기억들을 강하게 전투적으로 망각하도록 하는 것이 종교의 힘이기 때문이다.
- 치매 어른들이 현재 생활하고 살아가는 집 안에 종교적인 준비된 환경을 제공할 때 치매 치료에 효과적이기 때문이다.
- 종교적 환경 구성의 목적은 잔존능력과 잔존기술, 기능을 유지하고 현재 가지고 있는 기존의 능력을 근거로 새로운 능력을 개발하고 기술을 학습하는 데 종교적 힘이 영향력을 미치기 때문이다.

이러한 종교와 믿음의 접근들은 치매 어른들에게 새로운 기술을 학습할 수 있는 가능성과 강한 힘을 부여할 수 있을 것이다.

치매 어른들에게 몬테소리의 종교교육 환경을 구성해 주고 종교교육 작업, 활동을 할 수 있도록 제공하는 것은 치매 어른들 개인의 현재 능력 수준과 요구, 기술, 종교에 관한 관심사를 일상화할 수 있다. 또한, 몬테소리 종교교육을 위한 환경을 제공하여 치매 어른들의 과거 신앙생활에 관한 정보를 수집하여 삶의 질을 향상시킬 수 있는 단기, 장기 목표를 세울 수 있을 것이다. 몬테소리 교육방법은 가르치는 것이 아니라 스스로 할 수 있도록 기능을 향상시키는 것이 목적이기 때문에 기능 악화를 유발시킬 수 있는 환경과 위험한 방법을 제한하여야 한다. 그러므로 종교적 가치, 신념, 관행, 환경은 스태프들의 역할, 일상, 활동 그리고 프로그램을 제공할 때 항상 고려하여야 한다.

5. 치매 어른들에게 욕구 충족의 중요성

치매 어른들을 위해서 스태프들은 그들이 지금 '무엇인가 하고 있는지'에 주목하여야 한다. 하루 일과 중에 자기에게 주어진 역할은 치매 어른들이 지금 무엇인가 할 수 있다고 생각할 수 있도록 역할, 일을 제공하여 스스로 움직이도록 안내하는 것이다. 치매 어른들을 하나의 인격체로 정의하고, 환경을 통제하며, 다른 사람들과 의미 있는 관계를 발전시키고 관계 맺기를 확보하기 위해 무엇인가를 하도록 하는 것이다.

이러한 이론은 몬테소리가 어린이에게 초점을 맞추어 작업을 진행하는 것과 같은 이론이다. 어린이들의 욕구를 충족시켜 자유로워진 상태에서 작업을 진행하는 것처럼 치매 어른들의 개별적인 욕구를 충족시키는 작업부터 시작해야 한다. 치매 어른들 개인이 원하는 것과 개인의 기본적인 욕구 충족이 우선되어야 한다(조성자 역, 2002).

매슬로우(1943)가 언급하는 인간의 기본적인 욕구 이론은 치매 어른들에게도 중요한 이론이다. 하위 욕구가 충족되지 않으면 고통받고, 자신을 사랑할 수 없고, 자아 존중감이나 자아실현과 같은 상위 욕구도 실현할 수 없다. 치매 어른들에게 충족되지 않은 욕구는 치매 어른들이 불안해하고, 비명을 지르고, 공격적이고, 긴장을 늦추고 흥분과 같은 행동을 일으키는 원인이 될 수 있다. 치매 어른들을 위한 프로그램은 육체적인 아픔을 치료하는 것이 아니라 그들에게 안정되고 평화로운 욕구 충족을 통해 기억을 되살리는 마음 만들기 프로젝트이다.

따라서 몬테소리 프로그램 계획을 수행하기 전에 기본적인 필요와 욕구를 충족시킬 수 있는 방법을 찾고 확인하는 것이 중요하다. 이러한 확인 작업은 치매 어른들의 관심을 끌어 치료할 수 있는 가능성을 제공하는 것이다.

몬테소리 이론에 적용하기 적합한 키트우드(2004)의 욕구 이론은 일반적으로 자기가 살아가는 문화적 배경 안에서 표현되어 문화의 의미와 가치가 연결됨을 제시했다. 키트우드는 치매 어른들이 공동생활을 하는 곳에서 그들을 고려할 때 욕구에 대한 이해의 중요성을 증명하였다. 그는 치매 어른들의 욕구를 충족시키는 다양한 요소 중 사랑의 욕구를 가장 중요하게 강조하였다. 사랑의 욕구는 다른 요소에 비해 훨씬 많은 부분을 차지한다. 그는 큰 사랑이 다른 작은 요소들을 포용할 것을 강조하였다.

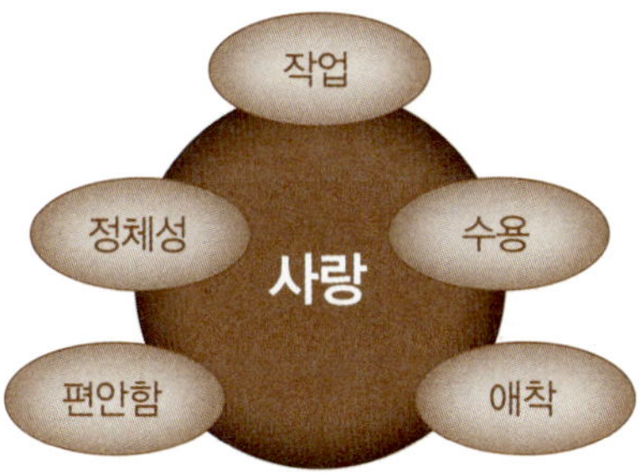

위 그림은 치매 어른들에게 중복되는 욕구는 편안함, 정체성, 작업, 수용적 태도, 애착이 포함되어 나타나지만 무엇보다도 사랑의 힘이 제일 중요하다는 것을 나타낸 것이다. 키트우드는 이러한 욕구가 모든 인간에게 공존하지만 치매 어른들의 특징은 상위 수준의 욕구를 추구하고 실현할 수 있는 능력이 부족함을 증명

하였다. 개인의 문화적 배경, 성격, 의지력은 치매가 진행됨에 따라 치매 어른들의 욕구 정도는 차별화됨을 인지하여야 한다. 치매 어른들에게 가장 훌륭한 치료방법은 끊임없이 사랑을 주는 것이다.

학자들은 인간 욕구를 다음과 같이 나열하고 있다(Cohen-Mansfield, 2001).

- 안전감을 느끼고 싶은 욕구
- 능력을 갖추기 위한 욕구
- 사회적 상호작용의 필요성
- 의미 있는 사회적 역할(지위)에 대한 욕구

치매 어른들은 욕구가 충족되지 않은 상태에 오랫동안 머무르면 문제행동을 일으키는 경향이 있다. 몬테소리도 어린이집에서 어린이들의 관심, 능력, 발달단계에 초점을 맞추고, 안전하고 평화로운 환경에서 사회적 상호작용을 촉진하는 소그룹, 대그룹 활동에 참여할 때 부적절한 행동이 사라지는 현상을 관찰하였다(Montessori, 1914). 몬테소리 철학, 교육방법, 원리, 프로그램은 치매 치료를 위해 인간의 기본적인 욕구를 충족시켜 주는 역할을 하여야 한다. 몬테소리 철학을 치매 치료방법으로 적용할 때 다음과 같은 중심 주제와 일치한다(Gail, 2013).

- 안전함을 느끼고 싶은 욕구
- 작업과 역할 분담의 욕구: 중요한 역할에 참여하는 것
- 사회적 포용과 애착의 욕구
- 사람, 사물과 관계를 맺어 즐거움을 경험하려는 욕구

세상에 존재하는 모든 생명체, 특히 인간은 사랑에 대한 강한 욕구를 원하고, 사랑의 욕구가 충분히 채워질 때 정상적으로 진화하고, 자기가 할 일, 작업을 사명감으로 실천한다. 사랑한다는 것은 성숙한 인간으로 살아가고 있다는 증거이다.

몬테소리 철학에서는 인간의 욕구에 대한 이론을 아주 심도 있게 다루고 있다. 몬테소리는 인간 성향에 대한 이론을 『어린이 신비(*Il segreto del bambino*)』, 『어린이

정신(*La mente del bambino*)』, 『어린이 발견(*La scoperta del bambino*)』, 『초등교육 안에서 자동교육(*L'autoeducazione nelle scuole elementari*)』 4권의 저서에서 다룬다. 몬테소리가 언급하는 인간종의 특성인 네불라(Nnebula)는 인간의 능력과 특성을 만들어 가는 본능적인 잠재능력의 총체로서 모든 종의 특성으로 이해하여야 한다. 즉, 모든 종은 자기만의 특성을 가지고 있고, 네불라는 환경과 상호작용을 하면서 인간이 가지고 있는 특성을 최대한 발달시키고 성숙하게 안내한다(조성자, 2013). 인간은 인간의 본질과 관계되어 있는 생존 욕구, 자아실현 욕구를 성취하기 위해서 적극적으로 환경을 활용하고 끊임없이 삶의 원동력인 호르메(Horme)와 생명력(Elan vital) 활동을 이끌어 가는 삶의 안내자 역할을 하면서 인간 본질과 성향을 발달시킨다. 몬테소리는 인간의 욕구를 정신적 욕구와 물질적 욕구로 구분하였다. 정신적 욕구는 종교심, 영성, 마음 만들기와 같은 초자연(Super Natura)적인 측면을 의미하고, 물질적 욕구는 인간이 살아가는 데 필요한 의식주에 관한 기본적인 욕구이다. 인간의 욕구는 의식주를 목적으로 하는 신체적 욕구에서 문화, 사회적 관계, 생각하고, 탐색하고, 영성적이고, 종교적인 것, 사랑의 욕구, 보호, 안전, 자유, 존경에 대한 정신적인 욕구, 즉 하위 욕구에서 상위 욕구로 발전하며, 이 두 가지 욕구는 인간에게 절대적이다. 모든 인간의 역사, 문화, 국가에 상관없이 이 두 가지 욕구를 충족시키기 위해서 현재의 삶을 성실하게 살아가는 것이다(조성자, 2012).

모든 인간은 각자 다양한 행동으로 발현하는 독특하고 혼합된 특성을 가지고 있으며, 각기 다른 방식으로 표출하면서 하나의 성향이 강해지면 다른 성향과 연관된 성향이 나타나게 된다. 생각하는 것은 전형적 방식으로 표현될 가능성이 있다. 이것은 사회적 관계로서 우리를 통합시키고, 결합시키고, 그 사회만이 가지는 가치 특성을 인정하고, 차별화의 이점을 수용하여야 한다.

몬테소리는 다음과 같이 언급하였다(조성자, 2006).

> 육체적 욕구와는 다르게 정신적 성향은 제안, 영감, 문제를 부여하지만 이러한 욕구가 충족되지 않으면 평화롭고 안정된 정신적 상태가 이루어지지 않는

> 다. 이것은 우리가 통합적인 성격과 자아실현을 형성하기 위해서 평생 동안 발전하도록 촉진시키는 굶주림과 같다. 이러한 인간 성향이 자유롭게 발휘되면 건강하고 정신적으로 균형을 이루어 지역문화와 조화를 이루며 살아가는 반면, 정신적으로 억압되면 사회적 문제를 일으키며, 사회적 부적응 행동 현상이 나타난다.

모든 인간은 자기의 현실적 · 사회적 환경에 적응하고 기본적인 자기 지식, 안전, 독립심을 획득하기 위해 발달 순서(Order)와 환경에 적응(orientation)하려는 성향을 가지고 태어난다. 인간은 자기만의 성향과 특성 발달을 위해 호기심과 탐색활동이 필요하다. 움직이고, 기고, 사물을 만지고, 맛보는 욕구는 환경 속에서 개인 발달을 진행하도록 돕는다.

어린이들은 주변 사람들을 관찰하며 모방하기를 즐긴다. 어린이들은 자기 몸을 위험에서 조절하고 통제할 수 있으며, 자기 주변을 탐색하면서 보고, 만지고, 모방하고, 생존 또는 지역사회의 문화에 기여하기 위해 자기 자신의 문화적 행동방식을 점차적으로 흡수하여 발달해 간다. 몬테소리는 이러한 어린이들의 행동과 움직임이 근육과 기술을 발달시키고 사회적 인식을 획득하는 작업 과정이라고 하였다(Sccochera, 1998).

몬테소리는 인간 특성을 정확하게 발달시키기 위한 매체로 어린이들의 반복적 작업, 움직임, 활동을 강조하였다. 반복적 행동을 통해 어린이들의 활동의 정확성을 높이고, 반복행동을 습관으로 연결한 다음, 다음 단계에서 자동교육과 연결하는 현상이 나타나고 자기 통제, 자기 지배를 획득함으로써 자아 만족감과 내재적 동기 부여를 받고 느낀다고 말하였다. 그런 다음 어린이들은 반복적인 활동을 통해서 자동교육 단계까지 이끌어 갈 수 있다.

치매 어른들도 몬테소리 교구 작업을 통해서 어린이들과 똑같은 결과를 가져온다는 것이 증명되었다. 추상성, 질서감, 작업 제시, 오류 수정은 대화 · 소통과 더불어 공동체를 경험하면서 사회적 성향을 발달시키는 데 아주 필요한 요소들이다. 어린이들은 가정, 어린이집, 유치원에서 역할과 특성 그리고 자기가 필요한 것을 표현하는 방법을 훈련하고 학습한다. 치매 노인들은 공동체 작업, 소그룹, 대그룹 작업을 통해서 잊어버린 기억을 치료할 수 있는 것을 치료하고, 되돌릴 수 있는 것을 되돌려 사회적 관계를 정상화로 발달시킬 때 의무 부여를 할 수 있다. 특히, 치매 어른들이 일생 동안 믿으며 자신의 나약성을 의존해 왔던 영성적 · 종교적 행위, 사람들과의 만남, 문화적 성향을 그룹 활동을 통해 하루 일과에 포함할 때 그들의 정신력을 강화할 수 있다.

살아 있는 모든 생명체와 무생명체는 서로 간에 전-관계를 맺으면서 생명을 진화시키고 성숙시킨다. 그러므로 인간의 모든 성향을 독립적으로 발달하는 것이 아니라 서로 연관되어 하나의 성향이 발달하면 다른 성향은 서로 다른 생명체, 무생명체와 연관되면서 정상화로 진화되고 새로운 것을 향해 생성해 간다.

다른 한편으로, 인간 성향 발달에 특별한 문제가 발생하면 장애를 일으키는 다른 성향에도 영향을 받고 억압된다. 만약, 호기심과 탐색이 이루어지지 않으면 질서감이 사라지고 혼란을 일으킨다. 몬테소리의 우주교육 본질은 우주에 존재하는 모든 인간과 사물은 자기 위치와 자기 역할이 있음을 강조하였다(조성자, 2010). 이러한 이론을 전제로 우주 질서를 유지하도록 교육적으로 돕고, 우주에 존재하는 모든 사람, 사물과 전-관계를 생태학적으로 유지하도록 돕는 것이 우주 교육의 핵심이다. 신학자 토마스 아퀴나스(Thomas Aquinas)는 우주의 질서 정연한 순환을 연구하면서 신의 존재를 증명하였고 우주 질서와 우주-생태계가 파괴되는 것은 인간과 과학발달이 가져온 결과라고 하였다.

몬테소리의 우주교육에서 자기 위치와 역할에 대립되는 혼란 개념은 어린이들의 사회성 발달과 정신발달을 혼란스럽게 만들어 질서감을 저해한다. 영아기에서 유아기까지 흡수정신이 발달하기 때문에 인적 · 물리적 환경과 분리되거나 상호작용이 강화되지 않은 상황에서 성장한다면 질서 있는 환경 흡수와 모방행동을 흡수할 수 없을뿐더러 어린이들의 호기심과 탐색활동을 정상적으로 자극할 수 없다.

인간 성향과 발달과정에서 자연스럽게 의견을 표출하는 영아 후기인 3세경에는 신체적으로 독립적인 일상생활이 가능한 시기이다. 화장실을 가고, 옷을 입고,

먹고, 정확하게 말하고, 어휘력이 다양하게 발달하고, 계단을 오르내리고, 혼자서 뛰어다닐 수 있다. 이 시기의 어린이들은 또래 친구, 소그룹, 대그룹 작업을 통해서 긍정적인 사회적 관계를 형성하며, 대인관계 지능이 발달하여 어린이들의 행동 원인과 결과를 판단할 수 있다. 즉, 어린이들의 긍정적 자아와 부정적 자아의 차이점을 예측할 수 있다.

어린이들은 또래 집단과 소그룹, 대그룹으로 공동 작업을 함으로써 자신감을 가지고, 또래 친구들과 사회적 관계가 발달하고, 스스로 간단한 문제해결능력이 발달한다. 6세경 어린이들은 자신의 활동을 계획하고, 신체적으로 독립심과 책임감을 가지고 지시 사항에 순종하고, 사소한 문제를 대화로 소통하고, 친구들과 협력적으로 작업하고, 자존감을 유지하고, 정신적으로 안정감을 느끼고, 상당한 추상력과 상상력으로 생각을 유추해 내는 특성을 나타낸다.

어린이들이 발달과정에서 인간 성향과 특성 표출에 준비되지 않은 환경이나 방해를 받았다면 정상화로 진화하는 과정에 문제점을 야기시킬 뿐만이 아니라 사회적 부적응 태도로 부끄러움, 공격적 성향, 감정적 혼란, 다른 사람, 친구에게 의존적인 태도, 자신감 부족, 문제해결능력 부족, 친구들과 부정적이고 사회적 관계에 문제를 드러낸다.

어린이들은 도움을 요청할 때 자신감이 부족하고, 자연스러운 상황에서 당혹감을 가지고, 부정적으로 감정을 폭발하기 때문에 정신적 혼란이나 공포심으로 발전할 가능성이 있다. 이러한 이유로 몬테소리 교실에서는 어린이들의 성향을 인지하기 위해 관찰을 중요시한다. 또한, 어린이들의 민감기와 연결하여 그들에게 안전하게 호기심을 자극하는 환경에서 자유선택을 하고 어린이들의 성향이 자연스럽게 표현할 기회를 제공할 수 있다. 중요한 것은 인간의 본능과 성향을 표현하는 것은 다른 본능과 성향 표현을 이끌어 내며, 호르메를 강화시켜 어린이 자신이 욕구를 충족시키는 것을 경험하고, 자신의 욕구 충족이 다른 친구들에게 중요하게 영향력을 미치는 므네메(Mneme)에 긍정적인 경험으로 인식된다는 것이다. 인간의 보편적 욕구는 다음과 같다.

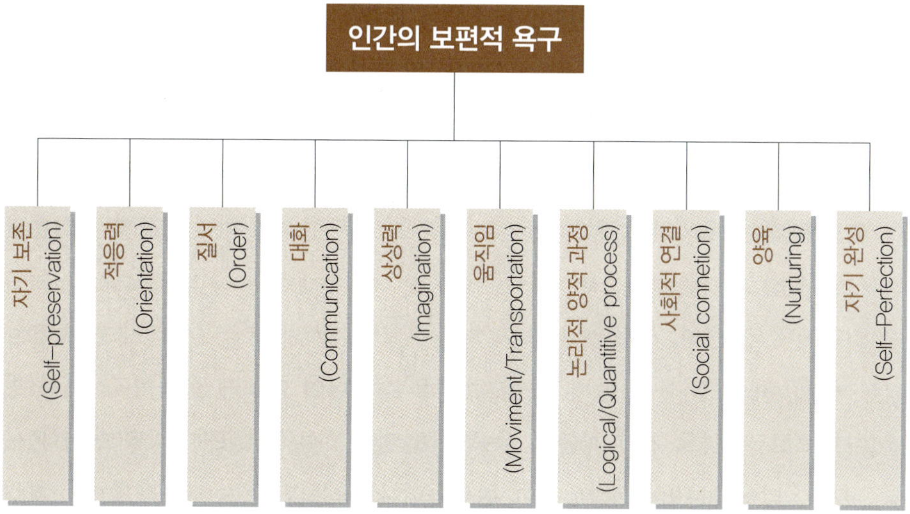
인간의 보편적 욕구
자기 보존 (Self-preservation)
적응력 (Orientation)
질서 (Order)
대화 (Communication)
상상력 (Imagination)
움직임 (Moviment/Transportation)
논리적 양적 과정 (Logical/Quantitive process)
사회적 연결 (Social connetion)
양육 (Nurturing)
자기 완성 (Self-Perfection)

몬테소리는 위의 보편적 욕구를 충족시키기 위해서 아래의 그림과 같은 10가지 인간의 기본적인 활동을 강조한다(조성자 역, 1995).

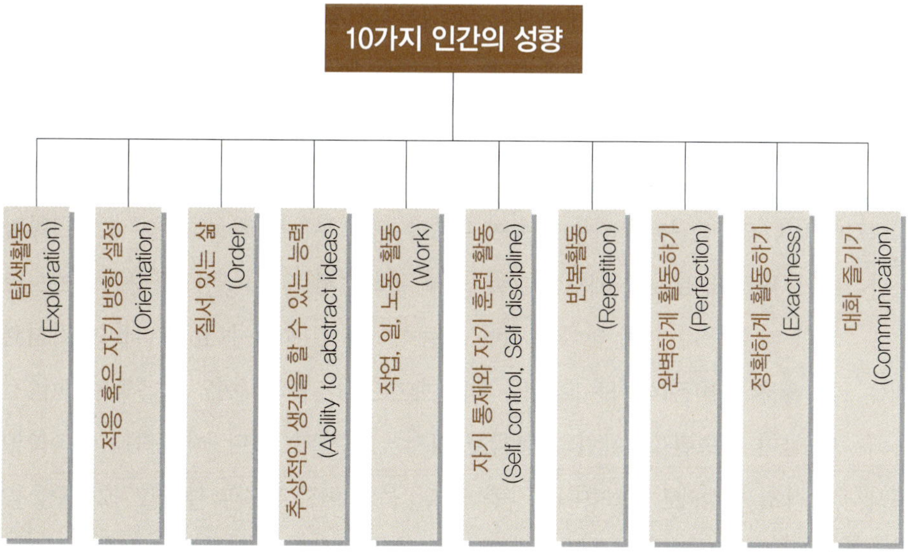
10가지 인간의 성향
탐색활동 (Exploration)
적응 혹은 자기 방향 설정 (Orientation)
질서 있는 삶 (Order)
추상적인 생각을 할 수 있는 능력 (Ability to abstract ideas)
작업, 일, 노동 활동 (Work)
자기 통제와 자기 훈련 활동 (Self control, Self discipline)
반복활동 (Repetition)
완벽하게 활동하기 (Perfection)
정확하게 활동하기 (Exactness)
대화 즐기기 (Communication)

- 탐색활동(Exploration): 인간은 인적 · 물리적 환경과 상호작용과정에서 호기심을 가진다. 치매 어른들에게 외출했을 때 자기가 본 것을 이야기하고, 기록하도록 한다. 기억을 되살리기 위해서 나무 이름, 표시판, 거리 표시판, 집에서 사용하는 공구 표시판을 붙여서 알아가고 기억하도록 안내한다.
- 방향 혹은 오리엔테이션(Orientation): 치매 어른들이 시 · 공간개념에 혼란이 왔을 때 치매 어른들과 어떻게/무엇으로 연결하여 그들을 보살필 수 있을까? 사람들이 새로운 환경을 접할 때, 자기의 환경에 적응하기 위해서 공동체, 세상, 사물을 통해서 정보체계를 수집하여 어떻게 움직이고, 어떤 방향으로, 어디로 가야 하는지, 누구와 남아야 하는지에 관한 방향 설정에 문제가 발생하는 것이 치매 초기 현상들이다. 작은 범주는 내가 생활하는 환경에서 오리엔테이션, 광의적인 범주에서는 나의 전체 삶과 세계에 대한 방향 설정에 인지 안내 또는 지도가 필요한 것이다. 치매 어른들에게 가야 할 방향, 찾아야 할 방향, 무엇을 해야 할 방향에 방향 지시나 신호체계를 환경에 포함하여 제공하는 것이 중요하다. 치매 어른들에게 남아 있는 잔존능력, 잔존습관, 인지기능을 유지시키기 위해 환경과 신호체계의 강화를 통해서 새로운 삶, 현재의 삶을 유지하도록 적응력을 향상시키고, 새로운 방향을 제시해 주는 것이다. 오리엔테이션은 지금 자신의 상태에서 생활하여야 할 방향을 가르치는 행위라고 할 수 있다.
- 질서(Order): 몬테소리는 우주에 존재하는 모든 사물과 사람은 자기 위치와 자기 역할이 있다고 하였다. 몬테소리 교실에서 질서를 강조하는 이유는 필요할 때 누구나 쉽게 찾아서 활용 가능하도록 안내해 주며, 기억을 상기시키는 데 혼란을 배제하는 역할을 하기 때문이다. 항상 같은 장소에 같은 물건이 놓여 있으면 그 물건의 위치를 쉽게 인지할 수 있다. 즉, 치매 어른들에게 작업 과정에서 순서대로 진행하는 것은 혼란을 방지하기 위한 것이다.
- 작업(Work): 치매 어른들에게 작업은 하루 일과를 정상적으로 생활할 수 있는 중요한 요소이다. 치매 어른들에게 작업은 치료방법과 같은 역할을 하기

때문에 하나의 일과 속에서 자연스럽게 제공하여야 한다. 어린이들과 마찬가지로 작업은 좋아하는 것, 할 수 있는 것, 해도 되는 기준을 가지고 제공되어야 한다.

- 반복활동(Repetition): 어린이들의 반복적인 행동은 단순한 모방 행동이 아니라 독립적이고, 자유롭고, 창조적이고(Creativity), 상상력(Imagination)으로 향하는 성향을 외적으로 표상하도록 돕는다. 어린이들이 현실을 추상화(Anstration)하며, 상상에 따라 예술적 정교함과 세밀함으로 변화되거나 새로운 상황에 응답하도록 돕는 기술로 변화하도록 한다. 추상화하고 정확히 모방하는 능력은 거리와 조정을 판단할 수 있는 수학 정신(Mathematical Mind)과 연결된다. 치매 어른들에게 반복활동은 인지기능을 활성화하는 데 중요한 역할을 하므로 감각운동과 활동을 반복적으로 실시하도록 권장한다.
- 의사소통(Communication): 의사소통을 한다는 것은 내가 다른 생명체와 만남을 의미한다. 즉, 사람, 동물, 식물을 만남으로써 자기감정을 표현하고 소통하게 된다. 소통이 치매 어른들에게 중요한 이유는 다음과 같다.

  - 지금 생각하고 있는 것을 밖으로 표현하기
  - 지금 자기의 감정 표현하기
  - 지금 알고 싶은 것을 알기
  - 나를 다른 사람에게 알리기
  - 소통은 공감을 이끌어 낸다.
  - 소통방법으로 말하기, 쓰기, 제스처, 미소, 그리기, 예술 활동을 활용할 수 있다.

- 특히, 치매 어른들에게 소통의 기회를 주어야 한다(예: 전화하기, 여가 시간을 활용하여 이야기 나누기, 시장에 가기, 산책하면서 이야기 나누기).
- 조작활동: 치매 어른들에게 몬테소리 감각영역 훈련으로 손가락을 촉각에 활용하는 조작활동은 뇌에 빠르게 자극을 주기 때문에 권장할 만한 작업이

다. 치매 어른들이 구슬 끼우기, 꼭지원기둥 끼우기, 지도 퍼즐 활용하기 등은 손과 눈의 협응능력을 발달시키는 데 도움을 줄 수 있다.

일반적으로 인간 본질과 성향을 이해하기 위해서는 그들이 살아온 개인 역사, 개인적 평가, 현재 행동과 변화되는 행동, 사람의 문화적 배경, 인지능력, 다양한 생활양식, 기억 저장소에 흔적으로 남아 있는 사건, 경험, 기억을 통합하여 하나로 묶어야 하며, 이것이 개인의 인격이고, 성향이자, 특성이라고 할 수 있다.

인간의 성향은 일생 동안 삶과 더불어 훈련되고, 교육되고, 환경과 상호작용하고, 스스로 통제하고 역경을 극복하면서 지금의 나의 모습 속에 나의 특성을 가지고 살아가며, 실제 행동으로 나타나는 특성과 심리적으로 나타나는 특성이 있다.

6. 치매 어른들에게 필요한 행동과 질문에 답하고, 대응해 주고, 상호작용해 주기

치매 어른들이 하는 과잉행동에는 정상인들이 보고 듣고 설명할 수 있는 다양한 언어와 용어가 있다. 이러한 과잉행동은 가끔 저항적이고, 문제적이고, 어려운 행동으로 폭력, 고함과 연결되지만 치매 치료 영역에서는 반응–행동으로 일반화한다. 치매 어른들이 어떤 것/무엇으로 행동하여 반응하는 것 대부분은 사람들에게 인정받지 못하고, 그 상황/그 시기에 개입하여 반응할 수 없고 소통이 불가능하다는 것을 느끼기 때문이며, 그들의 욕구가 충족되지 않았음을 의미한다.

치매 어른들의 도전적 행동은 그들의 요구, 욕구, 하루 상황, 기분이 충족되지 않아 나타나며, 이것이 기억상실로 연결되었을 때, 치매 어른들과 보호사, 관리자 모두가 좌절의 아픈 현실을 경험하게 된다. 충분히 충족되지 않은 욕구로 인해서 치매 어른들에게는 방황, 일반적인 불안, 흥분, 무질서, 동요, 사람들을 붙잡고 괴롭히는 일, 혼란스러움, 자아 통제 불가능, 반복적인 질문, 도움 요청하기, 탈출구 찾기와 같은 언어적 · 일상적 문제가 발생한다.

때로는 울고, 욕하고, 비명을 지르는 것과 같은 생활을 관찰하면 스태프들은 무엇을 도와주어야 하는지, 내가 지금 어디에 있는지, 왜 이곳에 있는지, 직장을 그만두어야 하는지 등과 같이 회의적인 생각으로 힘든 하루 일과를 마치게 된다. 또한, 치매 어른들에게 어떻게 반응할지 혼란스러움을 경험하기도 한다. 스태프들에게 주어지는 이러한 모든 연속적인 상황은 폐쇄된 환경에서 새로운 정보, 직업적 정체성의 혼란을 가져올 수 있다.

몬테소리 접근방식은 치매 어른들의 기억력 결핍, 잔존능력을 보존하고, 연장하고, 해결하기 위한 교육 프로그램이다. 준비된 환경 자원은 일상생활과 연결되어 있고 프로그램은 각 개인의 잔존능력, 관심사, 그들이 가지고 있는 가장 잘하는 강점으로 제한하기 때문에 치매 어른들을 위한 몬테소리 프로그램은 그들의 다양한 요구와 욕구를 충족시킬 수 있다.

치매 어른을 위한 몬테소리 프로그램 치료방법은 다음과 같다.

- 치매 어른들을 일상적인 환경에서 참여시키기
- 치매 어른들에게 의미 있는 생활, 의도적인 역할, 활동, 할 수 있는 일을 제공하기
- 질문에 대한 답은 항상 중요한 정보를 제공하기
- 환경 지원을 통해서 질문에 대한 답을 제공하기(예: "할머니 집은 어디예요?"–주소 알기, 전화번호 알기, 식구 이름 알기 등)
- 친지들의 방문 시간이 언제인지 알기
- 부족한 환경을 적극적으로 지원하고 치매 어른들을 준비된 환경에 많이 노출시키기

몬테소리 교사들이 어린이들 개인을 관찰하는 데 집중했던 것처럼 치매 어른들의 행동, 움직임, 사용하는 언어, 이상행동을 관찰하여 왜 그들이 정상적인 방식으로 행동하지 못하고/안 하는지를 기록해야 한다.

치매 어른들의 다양한 행동을 관찰하는 이유는 그들의 자기 환경에서 무슨/어

떠한 일과 행동을 반복하는지를 알아서 치료방법으로 활용하기 위해서이다. 치매 어른들의 일상적인 행동은 결국 예전에 습관된, 오래전부터 뇌에 기록된 반복활동들이 자동화되어 스스로 독립적으로 움직인다. 즉, 반복적 행동은 개인의 욕구가 충족되지 않은 상태로 남아 있기 때문에 계속 반복한다.

치매 어른들의 욕구가 충족되지 않아 과격한 행동이 발생하면 스태프들은 관찰을 통해서 무엇이 일어나고 있고 어떻게/무엇으로 치매 어른의 상황을 해결할 수 있는지를 검토하여야 한다. 치매 어른들의 반응행동은 다음과 같이 나타난다(Gail, 2013).

- 지속적인 주의 또는 도움 요청
- 페이싱 혹은 궁금해하기
- 반복적인 문장으로 질문하기
- 불안, 동요, 혼란
- 비명, 소리 지르기
- 다른 장소로 가려는 일탈행동(치매 어른들은 종종 출입구를 찾아 헤맨다.)
- 아무 사람들이나 붙잡기

예를 들어, 치매 어른들의 활동 부족이나 지루함으로 인한 관심과 도움을 위해 지속적으로 나타나는 부적절한 요구, 질문, 행동은 구조화되지 않은 환경에서 일어나는 이상행동으로, 일반적으로 불안감, 자신감 저하, 자아 회피를 통해 활동, 움직임을 방해한다. 일반적으로 신몬테소리 학파들은 조용한 삶의 방식, 활동 부족은 난순한 불안, 내인 기피 현싱, 자아에 대힌 인식 부족으로 나타나고 이러한 현상은 바로 치매 어른들과 연결되는 행동이라고 주장하면서 이러한 결과가 일반적으로 치매 어른들에게 욕구가 충족되지 않는다면 이러한 감정 부족이 욕설, 언어적 공격성, 반복질문, 이상행동과 연결된다고 주장한다.

치매 어른들의 욕구가 충족되지 않는 상황에 머무른다면 그에 따른 대응 혹은 대치행동이 일어날 수 있다고 주장하는 학자들도 있지만(Alcroft & Loisel, 2005)

더 중요한 것은 행동 결과만을 가지고 치매 어른들을 판단하기보다 그들에게 일어나는 행동이 무엇/어떤 것을 의미하는지 관찰하는 것이 가장 중요하다.

위에서 언급한 대응행동들에 대해 왜/무엇이 그런 행동을 하도록 만들었을까? 라고 질문하고 원인을 알아야 할 필요가 있다.

'치매 어른들에게 언제 이런 일이 일어났을까?', '언제 그런 일이 일어나지 않을까?'라는 질문에 대한 답은 모든 상황에 따라 달라질 수 있을 뿐만 아니라 치매 어른 개인의 능력 수준을 초과하는 활동으로, 시뮬레이션으로, 아주 소극적인 활동을 포함하고 있다는 의미로 해석할 수도 있다. 치매 어른들을 보살피는 스태프들은 그들의 행동 뒤에 숨겨진 알려지지 않은 사건과 이유가 있다는 것을 인식하고 치매 어른들 개인의 특별한 수준의 의미와 목적을 찾아가는 데 주목하면서, 다가가기 힘든 사람이라는 인식에서 벗어나야 한다. 어린이 역시 질문의 대답에 주목하지 않고 지속적으로 질문을 반복하는 경우를 종종 볼 수 있다. 치매 어른들을 위한 행동의 중요성을 이해하기 위해서 왜 치매 어른들에게 활동, 움직임, 실천 행동이 중요할까?라는 질문을 한다. 반복적인 질문에 대해 다음과 같이 접근하여 답을 찾을 수 있다.

① 왜 이런 행동을 할까?
② 무슨 일이 일어나고 있는가?
③ 언제 그런/저런 일이 일어날까?
④ 언제 이런 일이 일어나지 않을까?

치매 어른들의 일관성 없는 행동들이 뇌 활동과 관계가 있다는 것은 이미 알려진 사실이다. 그러나 치매 어른들의 일탈된 이상행동을 설명하는 것은 뇌만이 아니라 몸 전체의 기능과 연결되어 있다. 오늘은 왜 그런 행동을 하는지, 치매 어른들의 정신과 환경에서 무슨 일이 일어나고 있는지 관찰이 필요한 부분이다. 일반적으로 사람들의 활동이 일어나는 과정과 기원을 다음과 같이 설명하고 있다(Kitwood, 2004).

- 물리적 상태
- 지적 능력
- 정서적 건강
- 인지능력
- 사회적 · 문화적 요인

몬테소리는 어린이들에게 준비된 환경을 지지하고, 교육원리를 정확하게 활용한다면 어린이들 스스로 자신의 능력과 욕구에 응답하면서 반응하기 때문에 문제행동이 일어나지 않을 것이라고 확신했다. 치매 어른들의 행동 대부분은 장기기억에 근거하여 행동으로 옮기기 때문에 지금 하고 있는 일과 행동은 숨겨진 어떤/무슨 이유가 있다. 그러므로 치매 어른들의 행동 원인을 발견하려면 개인의 생애과정을 역학적으로 추적 조사하는 것이 필요하며, 치매 어른들을 위해 학문적 근거에 기초하여야 한다(Gail, 2013).

- 중요한 핵심 내용들은 여러 언어로 번역된 원서와 몬테소리의 교육철학에 근거하여 전 세계적으로 현재까지 몬테소리 학교와 치매 노인들을 위해서 제공되고 있는 사실적 근거에 주목하여야 한다.
- 신몬테소리 학파들, 특히 캠프와 비앙카는 몬테소리의 교육 프로그램 접근법이 치매 치료에 적용될 수 있다는 확신을 가지고 종속적 연구를 지속하고 있다. 뿐만 아니라, 많은 다른 연구자들과 함께 개혁적인 방법이 치매 어른들을 위한 치료방법으로 유익하다는 것을 증명했다.
- 몬테소리의 교육철학과 프로그램 원리를 치매 어른들을 위한 치료와 예방 프로그램에 맞도록 보완 · 수정하였고, 그에 상응하는 준비된 환경이 지원되었을 때 성공적인 결과를 가져왔다.
- 일반적으로 치매 어른들과 관련된 일반적인 행동은 욕구와 필요가 충족되지 않았을 때 나타나는 현상이다. 그러므로 어려움, 행동적 도전보다는 치매 어른들에게 친절한 마음과 행동으로 반응적 태도를 보여 존중과 사랑으로 상

호작용하는 것이 가장 중요하다.

- '왜 그런 행동을 하는가?'라는 질문을 하여 어떤 욕구가 충족되지 않았고, 어떤 욕구가 충족되어야 하는지에 대한 판단력과 통찰력을 제공하여야 한다.

Ⅳ. 치매 어른들에게 적용하는 몬테소리 프로그램 원리

1. 치매 어른들에게 적용하는 몬테소리 프로그램 원리

스태프들은 치매 어른들의 목소리를 진심으로 듣는 것을 훈련하고 인내심을 길러야 한다. 스태프들은 치매 어른들에게 '치료할 수 있는 것을 치료하고, 되돌릴 수 있는 것을 되돌리기'를 전제로 그들의 잔존기억과 잔존능력에 의해서 할 수 있는 것을 할 수 있도록 지지하고, 돕고, 안내하는 중요한 교육적 역할을 한다. 스태프들의 능력과 인내심으로 치매 어른들의 기억을 돕고, 정상적인 일상생활을 할 수 있고, 기쁨으로 생활하는 모습을 보이고, 표현하고, 우리가 치매 어른들과 함께할 수 있는 모든 활동을 약물치료가 아닌 교육활동으로 치료와 예방을 시시하도록 노력하여야 한다.

스태프들은 치매 어른들이 할 수 있는 만큼 그들을 지지해 주고, 보살피고, 도와주어야 한다. 치매 어른들과 상호작용을 하면서 사랑으로, 마음으로, 언어로, 행동으로, 능력으로, 인내심으로 대해 주고, 스태프들이 훈련하여 알고 있는 지식과 기술로 기쁘고 즐겁게 생활하는 모습을 보며 함께하여야 한다. 치매 어른들을 위한 몬테소리 철학과 사명감은 다음과 같다(Buckbee, 1996).

- 치매 어른들이 가능한 한 독립적으로 살아가도록 돕기
- 치매 어른들이 공동체 안에서 의미 있는 삶을 살아가도록 돕기
- 치매 어른들이 가능한 한 자존감을 가지도록 돕기
- 치매 어른들이 자아 정체성을 가지도록 돕기(치매 어른 자신은 참 훌륭한 사람이고, 살아갈 가치가 있고, 존엄한 존재로 살아갈 수 있는 능력을 가진 사람으로 인식하도록 돕기)
- 치매 어른들이 공동체에 의미 있는 기여자로서 소속감과 변화 가지도록 돕기

스태프들은 치매 어른들이 독립적인 생활을 하고, 높은 자존감과 편안한 안정감을 느끼며, 하루를 의미 있게 살아가도록 안내해 주고 도와주어야 한다. 몬테소리는 창조적 작업, 환경에 대한 지지, 감각과 운동을 훈련할 수 있도록 제공하고, 삶의 기본적인 기술을 가르치고, 어린이들의 익숙한 교구 · 교재 사용을 치매 프로그램에 적용하였다. 또한, 스태프들은 치매 어른들의 목소리를 적극적으로 경청해야 한다. 스태프들은 치매 어른들이 원하는 것과 그들의 욕구를 충족시키는 작업이 무엇인지 알고, 지금 하려고 하는 행동과 작업 활동을 최대한 할 수 있도록 지지하고 돕는 것이 중요하다.

몬테소리는 교육이란, 삶의 조건에 자기 자신을 적응시키고 스스로 조직하는 작업이라고 말하였다(Montessori, 1948). 치매 어른들이 생활하는 곳에서 가장 중요한 것은 간단한 활동에서 단계적으로 복잡한 활동으로, 분명하고 정확한 활동으로 교육하고 다시 교육하는 것이다. 치매 어른들에게 모든 활동은 내재적 동기부여를 자극하여 근본적으로 관심을 유발시킬 수 있어야 한다. 몬테소리는 모든 인간 활동은 자신이 현재 건강하게 살아간다는 것을 인정하는 중재 역할을 하는 것이라고 말한다. 즉, 활동이 삶이고, 삶은 활동한다는 것을 의미한다.

치매 어른들을 위해 몬테소리 교육활동을 적용할 수 있는 직업을 가지고 일하는 모든 사람들은 다음과 같은 사항을 인지하고 능력과 자격을 갖추어야 한다(조

성자 역, 2002).

- 몬테소리 철학을 In, 즉 안이라고 말한다면 Out, 즉 외부를 창조적으로 실제 활동이 활용 가능하여야 한다.
- 몬테소리 교구 · 교재를 활동적으로 응용할 수 있고 창조적인 프로그램, 즉 응용 프로그램을 개발하여야 한다.
- 작업방법, 내용, 기술에 대한 지식을 가져야 한다.
- 물리치료방법, 즉 손 마사지, 운동, 리듬체조에 대한 일반적인 지식을 가져야 한다.
- 간호사 스태프들과 적극적으로 항상 상호작용을 한다.
- 자원봉사자들을 최대한으로 활용한다.
- 친구들처럼 공동 협력자들을 만든다.
- 관리자로서 책임감을 가진다.
- 치매 어른 한 분 한 분에게 보호자 역할을 한다.
- 치매 공동체 안에 있는 사람들 모두는 가족이라는 개념 안에서 생활이 이루어지도록 권장한다.
- 모든 스태프들은 사람과 치매 어른들에게 관심을 가지고 일하기를 원하는 사람들이라는 것을 잊지 않는다.

몬테소리교육 프로그램을 치매 어른들에게 적용할 때는 위에서 언급한 것처럼 치매 어른들의 모든 활동에 중심이 되는 인간적인 측면에서 존중, 사랑, 헌신, 봉사라는 개념을 우선적으로 가져야 한다. 그러면 그들이 원하는 삶의 방향으로 안내하여 변화를 가져올 수 있을 것이다.

치매 어른들의 하루 일정표는 몬테소리의 과학적 교육학의 원리에 의해 가능한 한 자세하게 서술되어야 하고, 그들에게 치료할 수 있는 것을 치료하고, 되돌릴 수 있는 것을 되돌려 그들이 할 수 있는 능력을 최대한 활용하여 현재 상태를 유지하거나 악화를 예방할 수 있어야 한다.

2. 치매 어른들의 치매 상태 진단하기: 3D's인 치매, 우울증, 섬망

무엇보다 중요한 것은 스태프들은 치매 어른들의 현재 상태를 정확하게 진단하고 확인해 보아야 한다. 즉, 치매 어른들이 치매(Dementia)인지, 우울증(Depression)인지, 섬망(Delirious)인지 정확하게 진단하는 것이 중요하다.

1) 치매에 대한 정의와 치료를 위해서 바르게 인지하기

치매라는 용어는 원래 제정신이 아니라는 라틴어 'dement'에서 유래한 것으로, 프랑스의 정신치료학자인 핀넬(Pinel)이 사용했다(조성자 역, 1996). 일반적으로 동양권에서는 어리석음과 바보 같다는 의미로 알려져 있다. 치매는 인지기능과 고등정신기능의 약화로 나타나는 기질성 정신장애로, 하나의 증상이 아니라 여러 증상이 동반된다. 치매는 기질성 정신장애에 의한 단기 · 장기기억장애, 추상적 사고장애, 판단장애, 대뇌피질장애 등으로 성격 변화를 동반하는 임상 증후군의 일종이다. 치매의 특징은 다음과 같다.

- 선천성이 아닌 후천성 질환
- 뇌의 전반적인 정신혼란 현상
- 기억력장애, 인격장애 현상
- 의식 약화 현상

인지력 저하에 의한 치매의 종류는 다양하며, 각각은 뚜렷한 행동과 신체적 특징으로 나타난다. 치매의 대표적인 특징은 기억상실이다. 치매와 관련된 모든 기능의 인지적 감소는 기억과 행동 양면 모두에 영향을 미치고 사회와 직업 기능에 상당한 손상을 일으킨다. 초기 단계에서 치매의 원인과 종류를 다음과 같이 분류하였다(조옥희, 2013).

치매의 원인	치매의 종류
퇴행성 장애	알츠하이머(Alzheimer), 전측두엽성 치매, 루이소체치매, 파킨슨병, 헌팅턴병
뇌혈관질환	다발성뇌경색, 열공성뇌경색, 빈스방거병
감염	후천성면역결핍증(AIDS), 크로이츠펠트제콥병, 뇌염, 뇌막염, 신경매독
독성물질	알코올중독, 알산화탄소중독, 중금속중독, 약물중독
대사성 장애	저산소증, 저혈당, 간성뇌병증, 요독증, 갑상샘저하증, 비타민 결핍
기타	두부외상, 뇌종양, 정상압 수두증, 뇌수종

3D's의 증상과 특성은 다음과 같이 차별화되어 나타난다(Camp, 1999).

치매의 종류	증상과 특성		
치매 (Dementia)	인지장애	인지장애	다양한 장애 현상
		기억력장애	치매 초기 현상, 단기장애 현상
		지남력장애	시 · 공간개념 저하, 사람 인지 불가능
		주의력장애	의식장애 현상, 기억력, 언어능력, 실행능력이 실제보다 많이 감소됨
		언어장애	언어기능성 장애 동반, 실어증, 착어증, 반향언어장애로 치매 초기부터 나타남
		실인증장애	시각, 청각, 촉각을 인지하지 못하는 장애
		수행능력장애	행동 양식, 과제, 역할 수행능력 부족
우울증 (Depression)	노년기에 나타나는 일반적인 증세. 우울증은 치매, 인지기능장애를 동반함		
섬망 (Delirious)	혼돈과 비슷한 용어로 안절부절못하거나, 수면장애, 고함을 지르는 행위가 나타남 약간의 환각, 초조함과 떨림 증세가 나타남		

치매는 일반적으로 날짜를 인지하지 못하는 시간에 대한 혼란, 연도, 위치, 상소, 자기와 함께 있는 사람을 더 이상 기억하지 못하는 정신적 · 육체적 다중기능의 상실, 기억상실, 판단, 추론을 포함한다(Stephen & Bernardette Phillips BA MA Mont Dip Mont Cert, 2015).

또한, 기분, 행동, 의사소통능력 변화, 정신능력 상실, 시 · 공간개념 약화 현상이 일어나 일상생활의 정상적인 활동을 방해한다. 대부분 치매의 특징은 기억상실, 추리, 무질서 또는 계획, 성격 변화 장애이다.

시간이 경과됨에 따라 가족과 치매 어른 자신에게 더 도전적인 것은 치매로 인한 인지장애의 약화에서 나타나는 부작용 때문이다. 치매 초기 단계에서 가족과 스태프들은 간단한 요리, 청소와 같은 그들에게는 좀 어려운 듯한 역할 분담을 제공하여 적절하고 좀 어려울 정도로 자기 관리를 시작하는 것이 좋다. 치료 차원에서 치매 어른들의 행동이 이상하면 그들의 능력 범위 내에서 잘할 수 있고 중요한 일상적인 활동을 독립적으로 수행할 수 있도록 안내하여야 한다.

어떤 부분에서는 개인이 치매 진단을 받을 때까지 인지적 · 행동적 장애, 특히 기억력장애의 증상은 시각적으로 볼 수 있을 정도로 나타난다. 치매 어른들은 주변 사람들을 당황하게 하고, 반복적으로 질문하고, 걱정스러운 행동을 하고, 불안해하는 행동 변화로 어려움을 느끼기 시작한다. 치매 어른들에게 도움을 주기 위해 무엇을 할 수 있는지, 지금 주로 무슨/어떤 일을 하는지 관찰한 다음 이러한 행동을 하는 이유를 분석하여 치료방법으로 활용하여야 한다. 스태프들이 인지하여야 하는 것 중에 중요한 것은 치매 초기 단계에서는 가족만이 유일하게 치료를 가능하도록 하는 제공자이고 안내자가 된다는 것이다.

몬테소리 교육방법의 원리를 적용하여 치매 치료를 원한다면 치매 진단을 받은 즉시 도입할 수 있으며, 치매 어른들을 치료하는 모든 사람, 특히 가족에게 제공할 수 있다. 치매 어른들은 자신도 모르게 가족 구성원들에게 사랑과 헌신을 요구하고, 함께 살고 있는 사람들의 삶의 질을 뒤흔들어 놓는다. 그러므로 가정에서는 몬테소리 방법으로 다시 의미 있는 생활을 할 수 있도록 함께 도전하여야 한다.

가족 구성원들은 사랑하는 사람들과 편안하고 재미있는 시간을 함께하기를 원하지만, 치매에 걸린 식구들과 함께 앉아서 대화할 때 어려움을 발견하게 된다. 식구들과 의미 있고 상호 간에 보람 있는 방식으로 대화하는 시간을 보내는 것이 불가능한 상황에 이르고, 가족 및 친구들에 의한 치료가 불가능함을 차츰 알게 될 즈음 새로운 치료방법을 적용하기가 어려운 상황에 몬테소리 교육원리를 치료방법으로 제공하는 것이다.

이러한 몬테소리 치료방법은 앞에서 언급한 알츠하이머, 혈관치매, 소체치매, 전두엽치매, 혼합치매와 모든 치매에 제공할 수 있다. 치매에 관련된 용어들은 DSM(Diagnostic and Statistical Manual of Mental Disorders) 정신질환의 통계자료와 진단에 의해서 해석하고 있지만 그럼에도 불구하고 치매와 관련된 용어와 정의는 다르게 서술하기도 한다(Gail, 2013).

DSM-IV-TR(정신질환 진단 및 통계 매뉴얼, 미국정신과학협회)의 치매의 정의와 진단 기능을 포함하는 분류 매뉴얼에 의하면, 치매의 주요 진단 기능은 기억력 저하는 물론 실어증, 운동 불가능, 실인증이 포함된다. 다른 측면에서 인지장애는 사회적 · 직업적 기능에 영향을 줄 수 있기 때문에 주의하여야 한다. 치매의 임상적 특징은 다음과 같다.

- 단기 · 장기기억 중단, 기억력 손상은 치매의 주요 원인이 되고 초기 치료에 영향을 미친다. 정보의 보존 또는 자발적으로 정보를 상기시키는 기억능력이다(Butler, et al., 1998).
- 시간, 장소에 대한 방향감각이 상실되고 사람을 인식하지 못한다.
- 언어 소통에 어려움이 있다.
- 이해력, 계산, 새로운 정보를 받아들이고 배우는 학습능력에 어려움이 있다.
- 추상적으로 생각하고, 상황적 판단력, 적절하고 정확한 결정을 내릴 수 있는 능력이 저하된다.
- 결과를 이해하고 평가하는 능력이 저하된다.
- 일상생활기술 수행능력이 저하된다(예: 경제 관리, 계산하기, 옷 입고 벗기, 단추 끼우기, 지퍼 올리고 내리기, 찍찍이 붙이고 떼기).
- 행동 변화(공격성, 부적절한 성행위)
- 강한 힘을 발휘하거나 둔감해지는 감각과 성격
- 왜곡된 수면 패턴
- 심리적 현상(예: 시각 장애, 청각 장애)(Katona & Robertson, 1995).

3. 치매 어른을 위해서 치료할 수 있는 것을 치료하고, 되돌릴 수 있는 것을 되돌리기

치매 어른들에게 적용하는 몬테소리 교육원리의 핵심요법은 치료할 수 있는 것을 치료하고(Treart the Treatable), 되돌릴 수 있는 것을 되돌리는(Reverse the Reversible) 것이다. 치료할 수 있는 것과 되돌릴 수 있는 것은 치매 어른들의 잔존능력, 잔존기억, 준비된 환경에서 도출해 낼 수 있는 교육방법에 의존하는 것이다(Gail, 2013).

치료할 수 있는 것을 치료하고, 되돌릴 수 있는 것을 되돌리는 방법은 몬테소리 교육원리를 치매 어른들에게 적용하는 원칙이다. 치매 어른들에게 학습화면, 즉 알려 주려고 하는 사건들을 직접 보여 주고 3초 후에 학습한 사건을 기억할 수 있는가를 시험하여 그들에게 치매 치료방법을 단계별로 적용하는 것이다.

즉, 치매 어른들의 잔존능력과 잔존기억이 얼마나 남아 있는가를 알아보는 시험과정이라 할 수 있다. 치매 어른들을 위한 학습화면으로 반복활동, 반복적인 훈련, 감각운동의 지속적인 훈련이 필요하다.

치매 어른들을 치료하기 위해서는 우선 정확하게 치매 진단을 받은 치매 어른들을 개인의 증상에 따라 적용방법을 정해야 한다. 장기요양시설에서 일하는 스태프들은 치매 어른의 개인적인 프로파일에 정확하게 기록되어 있는 내용들을 관찰하고 활용하여야 한다.

치료할 수 있는 것을 치료하고 되돌릴 수 있는 것을 되돌리는 방법을 위해서 5단계의 질문과 요구 사항이 필요하다(Gail, 2013). 치매 어른들의 치매 정도, 배우는 학습 또는 정보의 종류, 개인의 특성에 따라서 차이점이 있지만 스태프들은 다음과 같은 사항에 유의하여야 한다(Gail, 2013).

① 스태프들은 치매 어른들을 위해서 항상 새로운 정보, 즉 교육에 필요한 전반적인 사항을 준비하여 선택할 것

② 스태프들은 치매 어른의 질문에 대비하여 가능한 대답을 미리 준비할 것
③ 스태프들의 입장에서 치매 어른들에게 문제가 될 만한 것을 먼저 질문하도록 시도할 것

치매 어른들도 완전하지는 않지만 새로운 정보를 수용하여 학습한다면 기억할 수 있을 뿐만 아니라 자기의 행동을 기억하고 변화를 줄 수 있는 능력을 향상시킬 수 있다. 예를 들어, 치매 어른들은 일반적으로 잔존능력으로 후각, 촉각, 읽기 능력, 시간개념, 자기 환경에서 함께 생활하는 사람들의 정서를 인지하는 능력을 가진다. 치매 어른들의 읽기 능력은 거의 마지막 단계까지 유지되지만 상황, 기분, 정서 상태에 따라 차이점이 있는 것으로 나타난다(조성자, 2002).

치매 치료가 필요할 경우 치료할 수 있는 것을 치료하기, 되돌릴 수 있는 것을 되돌리는 것을 원칙으로 교육방법을 적용시켜야 한다. 몬테소리의 치매 치료 이론에서 '치료할 수 있는 것을 치료하는 것'은 어린이들의 능력을 고려한 것처럼 그들의 잔존능력에 주목하는 것이고, '되돌릴 수 있는 것을 되돌리는 것'은 어린이들의 정상화 과정에서 나타나는 학습효과를 의미한다.

치매, 우울증, 섬망을 치료하기 위해서는 정확한 진단 결과가 필요하다. 또한, 몬테소리 프로그램을 적용하기 위한 계획을 세우기 전에 치매, 우울증, 섬망에 대한 정확한 진단은 다음의 치료방법을 결정하는 데 절대적으로 중요하다.

- 우울증과 치매 증상은 공존할 수 있고, 우울증이 치매와 유사할 수도 있다. 성인의 경우 어떤 형태의 우울증을 경험할 수 있고, 치매의 진단 후에 우울증이 시작될 수도 있다.
- 우울증 경험과 상관없이 치매의 초기 단계 진단은 우울함을 느낄 수 있다.
- 치매 어른들은 치매가 진행됨에 따라 정서적 불안감과 부정적인 생각을 하게 된다.

치매 진단을 받을 때 스태프들은 치매 어른들이 우울증을 겪고 있는지 의문조차도 가지지 않는 상황을 의아해하며, '치매 어른들은 왜 이런 질문들을 가지고 고민하고 있을까?, 누가 신경을 쓸까?, 나는 잘 모르겠다'라고 생각하는 것이다.

현실적으로 가장 중요한 것은 치매 어른 자신이 우울증이나 섬망을 의심한다면 지체 없이 서둘러 의학적인 진단을 받아야 한다. 즉, 앞 장에서 언급한 3D's에 대한 검사를 의뢰하여야 한다.

다른 한편으로, 치매 어른들은 자기만의 고통과 아픔을 가지고 생활한다. 그러므로 노년기에 나타나는 치매를 유발할 수 있는 고통을 사전에 치료하는 것이 중요하다. 치매 이전에 정신적 · 신체적 고통이 모든 질병의 원인이 되기 때문에 고통을 진단하고 치료하는 것이 매우 중요하다. 일반적으로 고통은 신체적으로 질병, 아픔, 쇠약해진 신체적 기능으로 인해서 몸과 마음이 아픈 것을 의미한다. 노인들의 경우 고통으로 인해 육체적 · 정신적으로 쇠약해질 수 있으며, 일상생활활동에 방해를 받을 수 있다(Long & Nuo, 2007). 모든 사람들에게 정신적 · 육체적 고통은 치매와 상관없이 괴로움을 주는 동시에 자신의 행동을 부자유스럽게 만들고, 만성적으로 허약한 상태로 살아가도록 만든다.

노년기에 나타나는 모든 질병, 특히 관절염, 척추병과 같은 신체적 고통은 걷고, 운동하고, 옷을 입고 벗는 것, 머리를 빗는 것, 먹는 것, 물건을 옮기는 것과 같이 간단한 일상생활까지도 영향을 미쳐서 힘들게 만들어 정신적 · 신체적 장애인이 되는 고통을 감내하여야 한다.

치매 어른들에게 노년기에 나타나는 신체적 고통이 중요한 것은 인지 상태에 상관없이 통증으로 인해 정서 상태가 불안하고 일상생활을 정상적으로 진행하지 못하므로 정서 상태를 혼란스럽게 만들어 치매 노인의 70~80% 이상이 우울증과 불안감을 동반한다. 고통은 치매 어른들에게 기분, 정서, 행동 욕구, 작은 도전을 방해하기 때문에 치매 어른들을 치료로 안내해 주는 주요 원인이 되기도 한다.

치매 어른들의 고통은 일상생활활동 수행능력을 방해할 수 있고, 어른들이 할 수 있는 일의 능력, 관심, 흥미를 감소시킬 수 있기 때문에 고통에 대한 평가와 치료를 동시에 실시하는 것이 효과적이다. 치매 어른들에게 고통이 있다면 의학적 진단은 물론 고통에 대한 개념을 소홀히 하지 말아야 한다.

몬테소리 교육원리를 적용하여 치료를 원하는 모든 치매 어른들에게 다음과 같은 원칙이 적용된다(Gail, 2013).

- 치료할 수 있는 것을 치료하기
- 우울증, 섬망, 고통과 같이 치매를 동반하는 증상을 동시에 치료하기
- 항상 치매 어른들에게 통증이 있는지, 있다면 치료되었는지, 진단하고 있는지를 확인하기
- 언제든지 고통을 진단하기
- 항상 고통을 치료하기

신체기능 약화로 인한 육체적 고통은 정신적 고통으로 이어지며, 이것은 치매 어른들을 더 힘들게 만드는 요인이 된다. 그러므로, 치매 어른들의 고통을 덜어주기 위해 정상적으로 일상생활을 유지하도록 보살펴서 그들이 하루 일과를 수행할 수 있도록 안내하고 능력을 되돌릴 수 있도록 도와주어야 한다.

4. 치매 어른들의 치매 증상에 대한 이해

스태프들은 프로그램을 시작하기 전에 치료할 수 있는 것을 치료하고 되돌릴 수 있는 것을 되돌리기 위해서 다음의 사항에 주목하여야 한다.

- 치매 환자를 치료하기 위해 우선적으로 치매 진단을 정확하게 받았는가?
- 진단을 받았다면 치매 정도는 어떤 단계인가?
- 치매 어른들의 잔존능력, 잔존기억, 잔존인지 상태는 어느 정도인가?
- 치매 어른을 치료하기 위한 개인, 가족, 친지들의 프로파일을 준비했는가?

몬테소리 방법으로 치매 어른들의 작업을 진행하려는 스태프들은 프로파일에 기록되어 있는 치매 어른들의 정보 사항을 활용해야 한다. 치매 어른들을 관리하는 데 가장 중요한 '치료할 수 있는 것을 치료하기, 되돌릴 수 있는 것은 되돌리기'에 주목하여야 한다. 이것은 치료할 수 있는 것은 치료하기와 가능한 한 원래 상태에 가깝게 되돌리는 작업이다. 치료할 수 있는 것은 치료하고, 되돌릴 수 있는 것은 되돌리기 위해서는 치매 어른들의 치매 상태를 정확하게 진단하여 치매 상태가 얼마나 진행되었는지 정확히 알아야 한다. 예를 들어, 치매, 우울증, 섬망을 예방하고 우울증, 섬망과 같은 것을 치료하기 위해 정확한 진단 결과에 의해서 정도를 구분하는 것이 중요하다.

그 이유는 몬테소리나 다른 모든 프로그램 계획을 실행하기 전에 항상 치료 가능한 것을 다루어야 하기 때문이다. 예를 들어, 우울증은 치매와 함께 나타나는 증상으로 치매와 유사한 증상을 보이기도 한다. 대부분 사람들은 일생 동안 종종 우울증을 경험하기도 하고 치매 진단 후에 우울증이 새롭게 진행되는 경우도 있다. 중요한 것은 우울증 경험 여부와 상관없이 자기 인생에서 치매라는 놀랍고 두려운 진단을 받았다면 우울증 치료는 물론 동시에 치매 치료에 집중하여야 하기 때문이다.

치매로 인해 가끔은 기억이 희미해지고, 경우에 따라 기억이 차츰 사라진다면 무서움과 동시에 불행을 초래할 수도 있다. 치매 진단을 받았을 때 주의하여야 할 지표는 다음과 같다(Gail, 2013).

- 나는 신경 쓰지 않아도 된다는 태도를 보일 때
- '아마 일시적인 증상일 거야. 얼마 있으면 회복되겠지.'라고 생각할 때
- 오진이라고 생각할 때

중요한 것은 치매 어른들이 자신의 증상을 정확하게 인지하고, 현재 자신이 우울증을 겪고 있다는 사실을 인정하고 진지하게 받아들이는 자세가 필요하다. 치매와 우울증의 일반적인 차이점은 치매에 걸린 사람은 질문에 대답하는 경향이 있

는 반면 우울증을 앓고 있는 사람 대부분은 질문에 대답하려고 노력조차 하지 않는다. 중요한 것은 정신적 문제나 우울증을 의심한다면 의학적인 진단을 받는 것이 우선이다.

치매는 한 가지 증상을 보이는 질병이 아니라 다양한 증상들이 동반된다. 인지기능 약화로 인한 치매 종류는 다양하며, 개개인의 증상도 다양하다. 치매의 특징은 기억상실이기 때문에 치매와 관련된 인지기능 약화는 모든 행동에 영향을 미치고 사회, 일상, 직업, 일에 많은 어려움과 혼란을 초래한다. 치매는 정상적으로 생활해 오던 사람이 다양한 원인의 뇌 손상으로 인해서 기억력, 언어장애, 판단력과 같은 뇌 영역의 인지기능 저하가 나타나 일상생활 유지에 문제점을 야기하는 상태를 의미한다.

주의력 감소, 언어, 문제해결능력과 같은 치매 증상은 초기 단계에서 나타나며, 날짜, 요일, 시간에 대해 혼란스러워한다. 또한, 연도, 위치, 장소, 시 · 공간개념, 친지, 친구, 사랑하는 사람을 더 이상 인식하지 못한다. 즉, 인지적 다중기능의 상실 또는 약화로 치매를 진단하는 것이 일반적인 견해이다.

치매 어른들에게 일반적으로 나타나는 정신적 증상은 망상, 의심, 환각, 착각, 우울, 무감각, 배회, 초조, 공격성, 수면장애로 나타나는 반면 임상적인 특징은 다음과 같은 것을 포함한다(Gail, 2013).

- 치매의 임상적 특징은 단기 · 장기기억 중단과 기억 손상으로 나타난다.
- 치매 초기에 나타나는 증상은 초기에 치료를 하면 정보 보존 또는 자발적으로 정보를 상기시키는 능력이나 기억력 향상에 영향을 받는다.
- 시간, 장소, 사람에 대한 방향감각을 상실하고 언어 표현에 어려움을 겪으며, 이해, 계산, 새로운 정보를 배우는 능력을 포함한 인식을 방해하는 요소들은 사전에 예방 가능하다.

1) 치매 어른들에게 나타나는 증상

치매 증상은 다음과 같이 3단계로 구분할 수 있다.

정도	증상
경증	사회생활이나 직업상의 능력이 상실됐더라도 아직 독립적인 생활을 영위할 수 있고, 적절한 개인위생을 유지하며, 비교적 온전한 판단력을 보유하고 있는 상태이다. 기억력 혼란, 방향감각 상실, 서서히 잘못 인식하는 증상이 나타난다. 기억력장애 외에 사람에 대한 의심, 불신감, 불결한 자기 관리, 거식 행위가 많이 나타난다. 즉, 치매 노인은 기억력장애, 지남력 상실, 판단력장애, 성격 변화, 언어장애, 시공간 능력장애, 실행능력장애, 행동장애, 추상적 사고장애, 정신병적 증상, 신체적 합병증 등(Barusch, 1988; 권중돈, 1999; 이해영, 2000)이 나타난다. 치매 어른들과 생활하는 사람들은 순간적으로 이상행동을 인지한다. 최근 기억이 소진되기 시작하지만 판단력은 아직 온전한 상태이다. 장기기억은 유지되지만 단기기억 회생이 불가능하다. 가스, 전기 끄는 것을 잊어버린다. 메모하지 않으면 약속을 지키지 못한다. 말을 자주 반복하거나 잊어버린 단어를 찾아내기 위해 머뭇거린다. 매사에 게으름을 피우고 하루 일과를 불규칙적이고, 느린 속도로 진행한다.
중등증	독립적인 생활이 매우 위험하고 타인에 의한 부분적인 감독과 간호가 필요한 상태이다. 독립적인 생활을 못 하기 때문에 적절한 서비스가 제공되면 계속해서 자신의 집에서 생활하는 것이 가능할 뿐만 아니라 치료나 간호가 제공됨에 따라 치매의 진행 상태를 지연시킬 수 있다. 지남력 상실, 주 · 야간 배회, 반복적인 질문, 사실을 왜곡하여 표현하는 작화증 현상이 나타난다. 외형적으로도 치매 환자라는 것을 약간 인식할 수 있다. 가전제품을 조절하지 못한다. 계절, 날짜, 시 · 공간개념을 알지 못한다. 가족을 알아보지만 자기 주위에 있던 사람들은 인지하지 못한다. 화를 내고 약간 폭력적으로 변한다. 사람과 상호작용을 하지 못한다. 길을 배회하고 방황한다. 자기 관리를 할 수 없기 때문에 치료와 보호가 필요하다.
중증	일상생활의 능력이 심하게 감퇴되어 지속적인 감독이 필요한 상태로, 개인 관리는 물론 혼란스럽고 반복적인 언어를 사용한다. 일상생활이 혼란한 상태이며, 부동성의 상태가 나타나므로 몬테소리 작업치료, 기타 재활치료가 필요하다. 공동체 생활, 사회적 지역사회 활동과 연결하여 치매 정도를 낮출 수 있다. 집중적인 치료, 보호, 그들만을 위한 환경이 필요하다. 독립된 생활이 불가능하기 때문에 보호자, 가족, 공적인 서비스센터, 전문시설 보호와 교육, 훈련, 작업이 필요하다. 인지기능이 약화되어 독립적인 생활이 불가능하다. 의식주, 배변 관리가 혼자 불가능하다. 보행장애, 판단능력, 욕창, 폐렴, 낙상, 요도 감염 등 모든 기능이 저하되어 침대에서 누워 지낸다. 개인적으로 위생생활이 불가능하다.

아래의 질문에 6개 이상 문제가 된다면 의학적인 진단을 받아야 한다.

치매 자가 진단표(보건복지부, 중앙치매센터)

번호	내용	예	아니오
1	기억력에 문제가 있다.	□	□
2	기억력이 10년 전보다 저하되었다.	□	□
3	기억력이 같은 나이에 비해 나쁘다.	□	□
4	기억력 저하로 일상생활에 불편을 느낀다.	□	□
5	최근에 일어난 일을 기억하기 어렵다.	□	□
6	며칠 전에 나눈 대화 내용을 기억하기 어렵다.	□	□
7	며칠 전에 한 약속을 기억하기 어렵다.	□	□
8	물건을 둔 곳을 기억하기 어렵다.	□	□
9	친한 사람의 이름을 기억하기 어렵다.	□	□
10	이전에 비해 물건을 자주 잃어버린다.	□	□
11	집 근처에서 길을 잃어버린 경험이 있다.	□	□
12	마트에 가서 사려고 하는 물건의 이름을 기억하기 어렵다.	□	□
13	가스, 전기 끄는 것을 잊어버린다.	□	□
14	자주 사용하는 전화번호를 기억하기 어렵다.	□	□

※ 위의 표에서 6개 이상이 '예'이면 전문의에게 진단을 받아 볼 필요가 있다.

2) 치매, 우울증, 섬망을 정확하게 알 수 있는 증상들(3D's)

치매, 우울증, 섬망 진단하기

	치매	우울증	섬망
정의	치매는 정신적이고 순차적인 정신처리능력의 약화와 감소로 단기기억, 소통, 단어, 판단, 추리, 추상적 생각에 영향을 미침. 치매는 심지어 장기기억과 익숙한 일을 처리하는 능력에도 영향을 미침. 종종 기분, 정서, 행동에 변화를 가져옴.	우울증은 우울 증상이 거의 매일, 매주 나타남, 거의 2주 이상 발병 증상이 나타나고, 개인에 따라 정도의 차이가 있음. 우울증은 생물학적인 질병으로 사람의 생각, 기분, 행동 심지어는 육체적 건강에 영향을 미침.	섬망은 의학적으로 약간 심각한 상태임. 정서 변화의 폭이 잦고, 오락가락한 혼란 상태가 시작됨. 주의력장애, 비논리적인 생각, 의식 감소. 섬망은 치매 이전 증상이라기보다는 치매와 함께 동반되는 증상임.
발병	점진적으로 몇 개월에서 몇 년에 걸쳐 발병함.	설명되지 않은 변동(주기)으로 최소 2주간 자주 일어남.	갑작스러운 발병, 몇 시간 혹은 며칠 동안 증세가 나타남.
과정	느리고 만성적인 진행, 되돌릴 수 없음.	일반적으로 치료가 가능함. 주로 아침에 악화됨.	치료가 가능함. 변화가 종종 24시간 동안 일어나며, 보통 밤에 악화됨.
생각	인식 저하와 기억 문제와 함께 한 개 이상 병행되는 증상들: 실어증, 운동 불가능, 실행능력 불가능	기억력, 집중력과 생각의 감퇴, 낮은 자존감.	경계, 인식, 지각, 생각의 변동
정신병적 특징	치매 단계에 따라 절도/괴롭힘의 착각 혹은 환각을 포함할 수 있음.	빈곤망상, 죄책감, 신체 증상	오해와 착각
수면	개인 수면 패턴에 따라 밤마다 수면장애 방해를 받을 수 있음.	밤 수면 시간에 자주 일어남, 너무 아침 일찍 일어나거나 과잉수면 유지.	수면을 방해받지만 규칙적이지 않기 때문에 밤마다 다르게 현상이 나타남.
분위기	치매 초기에 특히 우울해짐, 우울함이 치매에 영향력을 미칠 수 있음. 무관심 증상이 종종 나타남. 우울과 치매 현상이 혼합되어 나타남.	우울한 상태, 기쁨과 흥미도 감소, 식욕의 변화(과다 혹은 감소), 자살충동을 느낌, 계획이 없음, 희망을 잃은 상태 유지.	정서적 · 감정적 불안정 돌발, 분노, 우울, 공포
정신 운동성의 행동	• 항상 밤과 낮에 방황하면서 누군가를 찾기 위해 배회함. • 불안해하고 내성적이기 때문에 우울증 증세가 동시에 나타남.	• 과잉행동: 불안해하는 우울감 • 과소행동: 내성적이고 움직임과 흥미가 저하됨.	• 과다 섬망: 불안, 침착하지 못함, 환각 • 초기 섬망: 자극을 받지 않음, 항상 졸린 상태 • 중기 섬망: 과다 섬망과 적은 섬망 증상이 혼합되어 나타남.

	치매	우울증	섬망
검사 방법	• 간이정신상태검사(Folstein) 방식 인지기능 점수의 해석: 25~30: 보통 20~24: 가벼운 10~20: 중간의 <10: 극심한 인지상태 CDT(Clock Drawing Test) MCDS(Mini-Cog Dementia Test) 0~2: 인지장애 가능성이 큼 3~5: 인지장애 가능성이 작음 만일, 행동이 걱정된다면 CMAI 이용을 고려할 것	• 노인우울척도(GDS) GDS 진단을 해석하기 위한 15개 질문. ≦4: 우울증 증상이나 신호로 나타내기 부족 5~7: 우울증 경계로 나타남 >7:우울증으로 나타남 • 점수의 해석 1.4: 정신진단 없음 4.8: 비우울적 정신 질환 12.3: 주요 우울장애로 의심 24.8: 주요 우울장애 • 우울증 진단(DSM-4기준) 점수해석: ≧5: 우울증 의심 • 나이 많은 성인은 자살위험평가(우울증이 표현되고 과거에 우울증 경험이 있을 때 치명적 위험)	• 혼돈평가도구(CAM) 섬망을 진단하기 위한 도구. 섬망 진단은 아래 리스트의 1, 2번 특징이나 3번 혹은 4번 특징을 가질 때 확신. ① 급성과 변동과정이 존재 ② 부주의 ③ 조직적이고 논리적이지 않은 생각 ④ 위험한 수준으로 의식이 없거나 분명하지 않음 원인평가 가능함 • I WATCH DEATH I : 감염 W: 금단 A: 급성대사 T: 독 C: 중추신경계 병적 측면 H: 저산소증 D: 결핍 E: 내분비의 A: 급성혈관성 T: 트라우마 H: 중금속
실험 사례	• 아래 치매 테스트를 포함한 정밀검사 적혈구, TSH, 혈당, 전해액, Ca.	• 우울증 테스트는 아래의 정밀검사를 포함하여야 함 TSH(갑상샘자극호르몬), 비타민 B12, 엽산, 칼슘, 알부민, 당뇨, 페리틴, 철, 헤모글로빈, 칼륨, 혈강 침투	• 아래의 섬망 테스트를 포함한 정밀검사 헤모글로빈, 백혈구, Na, K, Ca, 산소포화도, 혈액가스, 요소, 크레아티닌, 간기능 시험, 흉부 X-ray, 소변 검사 및 배양, 알코올/(마)약/독소 진단
DSM-IV 기준	• 진단 기준 A. 양측 모두에 대한 인식이 어려움 1. 메모리 손상(새 정보를 학습하거나 이전에 학습한 정보를 새롭게 인식할 수 있는 기능 손상 2. 다음의 인지장애 중 하나 또는 그 이상 a) 실어증(언어장애) b) 과두증(운동기능에 영향을 받지 않은 상태에서 운동 활동을 수행할 수 있는 능력 손상)	• 진단 기준 다음 증상 중 5개 또는 그 이상이 2주 동안 동일하게 나타났다면 이전 기능에서 변경된 사항을 나타낸다. 적어도 증상들 중 하나는 (1) 우울한 기분 또는 (2) 흥미 또는 쾌락의 상실. 1. 거의 매일, 거의 하루 종일 기분이 우울해진다. 2. 일상적 활동에 대한 관심 또는 즐거움 감소 현상이 나타남. 3. 상당한 체중 감소 및 증가	• 진단 기준 A. 의식장애. 즉, 환경 인식의 명확성 감소, 집중력, 지속력, 주의를 변화시키는 능력 감소 B. 인식 변화(예: 기억력 감소, 혼란, 언어장애, 지각적 장애) C. 방해와 장애는 단기간에 걸쳐 발생함. 대개 몇 시간에서 며칠까지, 하루 동안 변화하는 경향이 나타남. D. 일반적으로 의학적 상태의 직접적인 생리적 결과에 의해

	치매	우울증	섬망
DSM-IV 기준	c) 인지불능증에도 불구하고 물체를 인식 또는 식별하지 못함. d) 주요 기능의 장애(예: 계획하기, 구성하기, 순서 정하기, 추상화하기 장애) B. 상기 기준의 인지결손(기준 A1과 A2)의 인지적 결핍은 각각 사회적 또는 직업적 기능에 상당한 손상을 야기하며, 이전 기능 수준에서 상당한 감소를 나타냄.	4. 거의 매일 불면증, 과민증. 5. 거의 매일 정신운동성 방해나 장애, 지체를 일으킴 6. 거의 매일 에너지 손실이나 피로감 7. 무가치하거나 과도한 죄책감 8. 생각하는 능력, 집중력이 약화되고, 우유부단해짐. 9. 최근에 자주 죽음, 자살에 대해 생각을 하거나 실행함.	장애가 발견한 사실, 신체검사, 실험실 발견으로 중요한 증거가 나타남.
다음 단계	• 참조: 의사의 참여 노인정신건강지원팀 PRC(심리학 자원 컨설턴트) • 참여: 정신병을 지닌 사람(PRP)이 구성원 중 한 명일 경우 [PIECES 교육을 받은 직원] 가족 구성원	• 참조: 의사의 진찰을 받고 자살 위험이 있는 경우 응급실로의 전근을 고려 노인정신건강 지원팀 노인전문상담자(PRC) • 참여: 정신병을 지닌 사람(PRP)이 구성원 중 한 명일 경우 [PIECES 교육을 받은 직원] 가족 구성원	• 통지: 가능한 한 빨리 의사의 도움을 받기(섬망을 의사적 응급 상황으로 고려하여 응급실로 옮기는 것을 요청할 수 있다.) • 참여: 정신병을 지닌 사람(PRP)이 구성원 중 한 명일 경우 [PIECES 교육을 받은 직원] 가족 구성원
메모	폭력이나 학대의 문제는 LTCH 도구를 참고하여야 한다.		

3) 용어에 대한 이해

오해	누군가의 가치관에 영향을 받지 않은 잘못된 믿음 현실을 기반으로 하지 않는 잘못된 믿음
환영	실제 세계의 자극이 아닌 시각, 청각, 촉각, 미각 또는 후각
환각	실제 사건이나 자극을 오인하는 증상
정신운동성 불안	신체적으로 쉬지 않고, 과잉행동
정신운동성 방해	언어기능의 약화 내지 퇴화, 운동, 사고, 능동적인 행동

V. 치매 어른들의 잔존기억의 의미

이 장에서는 치매 어른들의 잔존기억에 대한 의미는 무엇이고, 잔존기억을 위해서 스태프들은 무엇을, 어떻게 지원해야 하는가?에 대한 답을 몬테소리의 교육 원리와 함께 제시할 것이다.

1. 치매 어른들의 잔존기억의 의미

노년기에 중요한 기억이 차츰 감소되는 현상은 치매의 중요한 특징이라고 할 수 있다. 중요하다고 생각한 물건을 특별히 잘 보관한 것을 전혀 기억하지 못하는 것, 집에 방문한다고 말한 사람을 기억하지 못하는 것 등은 치매의 초기 현상이므로 주목하여야 한다. 이러한 현상으로 인해서 최근에 일어난 단기 기억상실에 관한 경험을 하게 된다. 단기 기억상실이 진행되면서 시간이 지나면 도전적이고, 단기 · 장기기억뿐만 아니라 평생 동안 추억으로 가지고 살았던 최초의 기억마저도 기억하지 못한다.

1) 기억에 관한 일반적인 지식과 치매의 관계

치매 어른들의 기억이 차츰 사라진다는 것은 이미 잘 알려져 있지만, 절차적 기억이 남아 있다는 연구 결과에 따라 몇몇 잔존기억이 여전히 남아 있음이 밝혀졌다(Gail, 2013). 남아 있는 절차적 기억은 인지기능을 유지하고, 향상시킬 수 있어 치매 치료를 돕는 방법으로 활용할 수 있다. 그 이유는 치매는 질병이 아니라 모든 뇌 기능과 신체 활동을 활용하지 않았기 때문이라는 지론이 더 설득력 있기 때문이다. 그러므로 모든 사람들이 가지고 있는 기억들을 최선을 다해서 자극하고 도전할 필요가 있다. 인간의 신체기능은 사용하지 않으면 기능이 약회되거나 손실되는 현상은 몸 기능의 활성화와 관계가 있다.

잔존능력을 연구하고, 치매 어른들이 가지고 있는 결점을 극복하도록 돕는 데 기억을 연구하는 목적이 있다. 우리가 일상적으로 생활할 때 기억은 가족, 친구, 일에 대한 중요한 사항들을 제공한다. 기억을 회상하는 데 주로 사용하는 단어들은 '나는', '나를'과 같이 자신을 회상하는 생물학적 내용을 포함하여 제공한다.

하루 일상에서 반드시 해야 할 일, 해결해야 할 것을 알려 주었을 때를 기억한다면 치매 어른들에게는 가장 행복했던 순간, 가장 불행했던 순간들은 보편적 경험과 절정 경험을 만들어 준다. 그래서 우리가 간직하고 있는 다양한 기억들이 때론 가장 소중한 선물이 될 수도 있고, 때론 불행한 기억이 될 수도 있다. 상상력으로 사계절 동안 꽃이 가득한 아름다운 정원을 만들어 갈 수도 있지만, 정원에 아름답게 핀 꽃을 짓밟을 수도 있다. 우리가 가장 많이 기억하고 있는 것들은 일생 동안 가장 많이 사용했던 정보를 저장하고 그 정보를 필요할 때 끄집어내어 행복해하고 슬퍼한다. 만약, 이탈리아에 오랫동안 살았던 사람은 고대 문화, 그리스도교의 위대한 힘, 문화유산에 대한 아주 좋은 기억들을 가지고 일생 동안 로마를 기억하고 생각하면서 이미지를 떠올릴 것이다. 로마에서 성공적인 유학 생활을 하였다면 로마라는 도시를 기억할 때 로마에 대한 특별한 경험이 기억 저장소에 어떤 내용으로 저장되었는가에 따라서 이미지를 회상할 것이다. 그러면서 로마에 대한 기억으로 향수에 젖을 것이다. 로마는 영원한 도시이며, 제2의 고향이라고 여길 것이다. 그러면서 만약에 치매 어른이 되었다면 로마에서 배운 학문들을 자신의 치매 속으로 끌고 들어가 감금시킬 것이다.

기억과 기억 시스템에 초점을 맞추어 연구한 뇌신경학자들은 기억의 의미를 광의적으로 개념화하려고 노력하였다. 기억에 관한 연구는 인지심리학, 신경학, 생물학의 통합적인 기능을 기본적인 근거로 연구한다. 기억에 대한 이해와 연구는 의학적인 측면에서 이루어져야 하지만, 여기서는 치매 어른들을 위한 몬테소리 방법들을 적용할 경우 치료, 재활, 잔존능력 보존, 잔존기억 보존, 인지자극과 관련되기 때문에 기억에 대한 기본적인 이해가 중요한 전제가 된다. 기억은 우리 몸의 한 영역으로 존재하는 것이 아니라 생물학적 시스템이 통합되고 분리되어 나타나는 현상이다. 중요한 것은 우리 몸의 모든 시스템은 각자 특별한 기능을 동반한다. 인간의 생물학적 시스템이 바로 지식을 생성하고, 유지하도록 협력 시스템을 가진다. 불행하게도 치매는 어떤 원인으로 인해 시스템에 문제가 발생하여 기억이 약화되거나 손상된 상태이다.

치매를 치료하는 사람들의 가장 큰 과제는 '어떻게 치매 어른들의 기억을 다시 재생시킬 수 있는가?'이다. 기억을 재생시키는 데 주목하여야 할 것은 치매 어른들의 아직 남아 있는 잔존능력을 교육적으로 관리하는 것이다. 치매 어른들에게 잔존능력이 발견된다면 치매 어른들의 활동, 움직임, 일상생활을 할 수 있는 에너지와 기능을 유지하고 향상시키는 데 활용할 수 있다. 치매 어른들에게 잔존능력은 관찰과 치매 어른들의 개인 프로필 파일을 참고하여 그들의 삶의 질을 향상하는 데 도움을 줄 수 있다. 다양한 정보를 치매 어른들에게 활용하고 적용할 때 치료가 가능한 것이다.

2) 기억에 대한 기본적 개념

스태프들은 치매에서 기억, 치매에 대한 이해, 관련된 정의, 단어들의 정확한 이해를 할 필요가 있다. 치매 어른들의 잔존능력인 기억의 일종인 절차적 기억에 대한 정의, 치매 어른들에게 지원되어야 하고 상실된 기억의 일종인 서술적 기억의 이해, 장기기억, 단기기억의 정의에 대한 이해가 필요하다.

치매 어른들의 기억에 중요한 것은 절차적 기억과 서술적 기억을 설명하는 데 초점을 맞추는 것이다. 모든 단계의 치매 상태에서 잔존능력을 활용하여 몬테소리 철학을 치료에 적용할 때 매우 효과적이다.

기억의 종류	기능 시스템
절차적 기억	치매 어른들에게 남아 있는 잔존능력, 기술(읽기, 셈하기), 치매 상태
서술적 기억	지식, 개인적 역사, 사실, 이벤트, 얼굴 인상

발달과정에서 기억에 관한 생물학적 관점의 연구 결과는 치매 어른들에게 지나간 삶에 대한 내용을 물어볼 때, 알츠하이머의 여부와 인지적 상태와 관계없이 가장 정확하게 기억되는 연령대는 15~25세인 것으로 알려졌다(Neath & Surpenant, 2003). 프로그램 진행을 위한 작업을 선택할 때, 치매 어른들에게 15~25세 사이에 일어났던 사건과 행했던 과거 일을 고려하여 과거와 연관 지을 때 가장 장기기억으로 남았다는 보고도 있다.

3) 절차적 기억과 치매 어른들의 잔존능력

치매에서 비서술적 기억, 우연히 기억하는 것, 절차적 기억처럼 남아 있는 기억의 종류를 설명하는 서로 다른 단어들이 많다. 다수의 연구자들은 절차적 기억이라는 단어를 사용하지는 않지만, 일반적으로 많이 사용한다. 기억을 연구하는 학자들은 절차적 기억에 대해 다음과 같이 여러 방식으로 설명한다(Gail, 2013).

기억을 연구하는 학자들	연구 내용
스미스(Smith)	절차적 기억은 의식적 깨달음이 없는 기억에 직접적인 효과라고 설명한다.
섹터(Schacter)	절차적 기억은 의식적 깨달음 없이 입력되는 정보이고, 이것은 의식적 구성 없이 표현하는 것이다.
미첼(Mitchell)	절차적 기억은 3세부터 83세까지 안정적으로 남아 있다고 주장한다.
베크멘(Beckman)	절차적 기억은 알츠하이머와 같은 치매 종류와 상대적으로 연관되어 있다고 주장한다.
버틀러(Butler)	우리가 자동적으로 사용하는 기술에 관련된 예를 제시하여 설명했다. 즉, 절차적 기억은 생각하지 않고 행동하는 것을 포함한다.
툴빙(Tulving)	절차적 기억은 건망증과 치매에서 잔존해 있다고 알려진 행동적 시스템이다.

위 연구자들의 절차적 기억에 대한 대부분의 정의는 의식적으로 인식되지 않는 기억이라는 견해가 특징이다.

예를 들어, 스미스는 기억이 의식적으로 한 번 습득되었을 때 자동적으로 기억된다고 주장하지만 모든 치매 어른들이 반복적으로 배운다고 해서 배우는 모든 행동을 기억하는 것은 아니다. 치매 어른들의 대부분은 어떻게 배웠는지 모른 채로 '하는 것, 행동하는 것'이다. 예를 들면, 치매 어른들은 젓가락을 사용하면서도 젓가락 잡는 방법에 대해 학습한 것을 기억하지 못하지만 치매 어른들에게 절차적 기억이 남아 있기 때문에 몬테소리 방법에서 사람과 환경으로 인지적 재활을 지지해 주면 치료가 가능하다.

예를 들어, 스태프들이 치매 어른들에게 가족의 방문 시간, 약 먹는 시간, 아침 식사 시간, 점심 식사 시간과 같은 중요한 정보를 반복적으로 가르칠 수 있다. 치매 치료에서 기억해야 할 가장 중요한 요소는 절차적 기억이 잔존해 있을 때 치료가 가능하다는 것이다. 스태프들이 잔존능력을 발견할 때 몬테소리 방법과 원리는 치매 어른들의 치료방법으로 제공될 수 있다. 절차적 기억의 잔존능력을 최대한 치료방법으로 활용할 때 치매 어른들의 삶의 질을 높이고, 편안하고 유리하게 발전시킬 수 있을 것이다. 잔존능력으로부터 얻은 정보는 치매 어른들의 활동과 할 수 있는 일거리를 제공해 주어, 프로그램에 참여하는 치매 어른들의 상태와 능력에 맞는 규칙과 일상을 발전시키는 데 사용할 수 있을 것이다. 절차적 기억은 치매 어른을 위한 몬테소리 방법의 성공적인 결과를 만드는 조각들을 한 곳으로 모은 것과 같다. 그러므로 스태프들은 절차적 기억에 무엇이 포함되어 있는지 반드시 인지하여야 한다.

4) 놀이화 혹은 프라이밍이라고 하는 반복활동의 의미

스콰이어(Squrie)는 프라이밍(priming)을 "최근 경험을 근거로 어떤 것을 알아서 지각적 대상을 처리하거나 추론할 수 있는 발전된 능력"이라고 했다. 즉, 모든 정보에 노출되는 것은 시도하거나 요청한 결과로 정보를 사용하여 다시 기억하는 능력을 향상시키는 것을 의미한다. 프라이밍은 기억하기 쉽게 안내하는 방법으로, 정보나 일에 많이 노출될수록 일을 더 잘하게 된다고 하였다. 따라서 치매 어른들에게 무엇을 하고 있는지 기억하도록 알려 주기를 원한다면 다음과 같은 단계로 진행하여야 한다(Gail, 2013).

- 치매 어른이 무엇을 기억하려고 하는지, 기억하고 싶은지 결정한다.
- 치매 어른에게 원하는 작업을 시범으로 제시한다.
- 치매 어른이 딸의 방문 시간을 알기를 원할 때 다음과 같은 질문을 하여 생각하고 기억하도록 안내한다.
  - 사랑하는 따님이 오시면 무엇을 할까요?
  - 따님과 함께 가장 하고 싶고 물어보고 싶은 이야기는 무엇인가요?
  - 따님이 오후 4시에 온다고 했어요. 기억하세요.
- 치매 어른에게 딸의 사진, 이름, 함께 찍었던 사진 등을 보여 주고 이 사람이 누구인지 이야기 나눈다.
- 치매 어른에게 딸에 대한 정보를 계속해서 찾아가도록 격려하고 환경을 구성해 준다.

- 치매 어른과 함께할 활동과 환경을 준비하고 활동을 시범으로 보여 주고 제시하는 것이 중요하다.
- 시범을 보인 다음 모든 준비는 치매 어른이 할 수 있는 것은 스스로 할 수 있도록 하고 필요한 경우에만 도와준다.
- 치매 어른에게 따님이 오면 함께 마실 수 있는 커피를 준비하도록 제시한다.
- 치매 어른이 좋아하는 커피잔으로 세팅하도록 허락한다.
- 지금 치매 어른이 무엇을 준비하여야 하는지 이야기 나눈다(예: 커피, 뜨거운 물, 커피잔, 케이크, 냅킨 등).
- 치매 어른에게 무엇이 더 필요한지, 부족한 것은 없는지 잘 생각해 보라고 이야기한다.
- 설명이 필요하면 최소한의 단어를 사용하여 설명해 준다.
- 치매 어른이 혼란스러워하거나 기억하지 못하는 것이 있으면 다시 반복적으로 제시한다.
- 치매 어른 혼자서 커피를 마실 수 있는 준비를 하였을 때, "참 잘하셨어요, 따님이 무척 좋아할 거예요."라고 칭찬을 해 준다.

스태프가 제시한 작업과 활동을 치매 어른들에게 직접 해 보라고 하는 것은 그들에게는 의미를 부여하고, 할 수 있다는 자신감으로 인해서 프라이밍을 강화하는 것이다. 이러한 과정은 절차적 기억을 지지해 줄 뿐만 아니라 몬테소리 교육원리와 연관된다. 만약, 제시한 활동이 치매 어른들의 잔존능력에 훌륭하게 적용되었다면 더 많이 활동과 작업을 성공적으로 수행할 수 있는 기회를 제공하는 것이다. 스태프들이 이렇게 반복적으로 진행한다면 치매 어른들을 위한 몬테소리 방법과 원리를 실제적으로 활용하면서 일상과 연관된 중요한 정보들을 기억할 수 있도록 도울 수 있다. 가장 중요한 것은 치매 어른들은 정보를 보여 주고 반복활동만 하는 사람이 아니라 가장 민감한 자존감, 사랑을 직접 경험하고 느끼도록 만드는 상호작용이 필요한 존재라는 것이다.

5) 치매 어른들의 기술과 습관

치매 어른들에게 아직 잔존능력이 남아 있다는 것을 설명해 준다. 더불어 잔존능력을 최대한 활용하지 않거나 아주 간헐적으로 사용하는 것은 기본적인 작업, 활동, 일을 할 수 있는 능력을 상실하거나 약화시킬 수 있다는 것을 강조하여 설명해 준다. 또한, 치매 어른들에게 언어로 설명하는 것보다 몬테소리 방법과 원리에 근거하여 할 수 있도록 시범을 보여 주는 방법을 선택하여 기술과 습관을 훈련한다.

만약, 치매 어른들이 양치하기를 원한다면, 치매 어른들이 움직임이 가능할 때까지 팔과 손을 천천히 움직이는 시범을 반복해서 제시하면 이런 기술들을 사용한 치매 어른들이 스스로 양치질을 할 수 있는 행동을 하고, 기술이 향상될 수도 있다. 기술과 습관은 훈련하지 않고 활용하지 않으면 망각되어 사라진다.

6) 고전적 조절

고전적 조절이란 두 개의 자극이 반복하여 양 벽을 이루는 경우에 발생하는 학습과정으로, 두 번째 자극에 의해서 유도된 반응은 결국 첫 번째 자극만으로 도출된다는 이론이다. 고전적인 학습은 1927년 독일의 심리학자인 파블로프(Pavlov)에 의한 이론으로 관계적 학습형식을 의미한다. 즉, 어떤 사건이 일어나면, 사람은 두 가지 사건 사이의 연관성을 배우고, 또 연관된 일이 발생할 때마다 동일한 행동이 연속적으로 발생한다는 것이다.

파블로프는 개를 대상으로 실험한 결과, 12시 정확하게 밥을 주어 먹는 것에 습관된 개는 12시에 밥을 주지 않아도 허기를 느끼고 밥 먹을 자세를 취한다는 것을 발견했다. 그러므로 고전적 조건이 절차적 기억의 한 부분으로 발견되는 동시에 이러한 현상이 치매 어른들의 잔존기억에 남아 있다는 것을 증명하였다(Gail, 2013).

이러한 고전적 학습원리는 치매 어른들에게도 일어나는 현상이라는 것이 일반적인 이론이다. 공동 식사 시간에 식탁에 다른 치매 어른이 앉아 있을 때 그 자리가 자기 의자라고 착각하는 현상이 바로 고전적 학습원리라고 할 수 있다. 예를 들어, 치매 어른이 식사를 하면 자기도 식사를 하고 싶은 욕구가 발생한다. 치매 어른들은 식탁에 앉아 있는 다른 치매 어른의 이름을 기억하지 못하지만, 그 자리가 자기 자리라고 생각하는 부정적인 연관성을 나타낸다. 치매 어른들의 장기치료 과정에서 부정적인 행동이나 결과가 영향을 줄 수도 있다. 만약, 매일 밥을 먹기 전에 같은 노래를 들려주었다면, 노래는 결과적으로 식사 시간과 연관성을 만들었고, 가정에서 장기치료 중인 치매 어른들에게 식사 시간이 시작되었음을 알려 주었고, 노래가 나오면 밥을 먹는 공동 식당으로 가야 한다는 사실을 알려 주는 단서를 제공한 것이다. 즉, 매일 반복되는 고전적 조건반사는 치매 어른들과 연관된 행동과 깊은 연관성이 있다는 것을 인식하는 것이 중요하다. 그러므로 고전적 학습원리가 습관이 되어 기억으로 남아 있다는 것을 알고 감정 표현을 나타냄으로써 부정적인 반응을 자연적으로 제거할 수 있다.

7) 일시적이고 의미론적 기억인 서술적 기억들

단어의 의미로 서술적 기억은 '주장하다'라는 의미에 기원을 가진다. 의미론적 기억을 이끌어 낼 때 기억은 생각에서부터 유래한 것이고, 내용은 주장할 수 있다는 의미이다. 서술적 기억은 목소리를 가지고 있지만, 절차적 기억이란 뚜렷한 기억을 포함한다.

캠프(Camp, 1989)는 서술적 기억은 개인적 경험의 의식적인 재구성이라고 정의했고, 스콰이어(Squrie)는 서술적 기억은 의식적인 배움과 재생산을 포함한 기억 시스템이라고 정의했다. 강조할 수 있는 측면은 절차적 기억에서 무의식적인 것과 다른 정보를 의식적으로 떠올리는 것이라고 언급하였다. 서술적 기억은 치매에서 점차적으로 약화되지만 단기적인 정보를 장기적인 정보로 전환하는 데 어려움이 있는 것으로 나타난다.

대부분의 치매 어른들이 자기의 기억에 대해 언급할 때, 서술적 기억은 기억 시스템의 한 부분이다. 서술적 기억은 자체적인 기억, 얼굴, 사실, 단어, 감각을 포함한 일반 지식들이다. 우리는 사람, 장소, 사물을 정확하게 기억하기를 원할 때 서술적 기억을 활용한다. 예를 들어, 서술적 기억은 오늘 치매 어른들이 무엇/어떤 것을 했는지에 대한 정보를 포함하고 있다. 서술적 기억은 '지금 혹은 조금 전에 무엇/어떤 것을 했지?', '지난 일요일에 가족들과 어디를 갔었지?', '나를 돌봐주는 선생님의 이름은?'과 같은 질문에 답을 줄 수 있다. 이러한 질문에 답하기 위해서는 최근이나 과거에 일어났던 일들을 의식적으로 기억하여야 한다. 의식적인 기억들은 치매 어른들로부터 사라지는 시스템이나 기억을 회상하는 한 부분이다. 예를 들어, 치매 중기 어른들에게 오늘 방문객은 누구냐고 질문한다면 아마 대답하기 어려울 것이다. 치매 어른들에게 여러 종류의 기억상실은 힘든 도전일 뿐만 아니라 사랑하는 사람과 스태프들에게도 도전이 될 수 있다. 만약, 누구든 치매 어른을 돕기를 원한다면 환경과 사람에 주목하면서 중요하고 필요한 정보를 포함하여야 한다.

예를 들어, 김 할머니를 방문한 딸의 이름을 표지판이나 메모지에 적어 주면 치매 할머니의 기억을 최대한으로 도와줄 수 있으며, 딸이 방문하는 날짜와 시간을 정확하게 말해 줄 수 있는 정보를 가지게 된다. 딸의 방문에 관한 정보는 치매 어른에게 방문 시간을 몰라서 발생하는 기다림, 걱정, 불안감을 해소시키는 데 많은 도움을 줄 수 있다. 치매 어른들에게 기억이 약화되고 차츰 사라질 때 환경적 정보, 즉 시간, 장소, 사람에 관한 정보를 제공하는 것은 뇌에서 기억을 떠올리는 데 중요한 역할을 할 것이다.

방문객 이름: ___________
방문 시간: ___________
함께 오는 다른 방문객 이름: (예: 손자, 손녀) ___________

2. 치매 어른들에게 기억의 의미

사람들이 일생 동안 가지고 있는 중요한 기억의 약화, 쇠약, 감소는 노년기 증상이 아니라 게으름으로 인한 운동 · 활동 부족, 불규칙적인 식사로 인한 뇌에 자극 부족으로 일어나는 현상이라는 것이 지배적이다. 치매 대부분의 증상은 집 열쇠, 차 열쇠가 어디에 있는지, 핸드폰이 어디에 있는지, 외출할 시간이 언제인지 등을 모른다. 치매 어른들은 그동안 분명하게 기억했던 단기기억이 사라짐으로써 실망, 괴로움, 상실감을 경험한다. 이러한 현상은 치매가 진행되고 시간과 비례하여 점점 혼란스럽고, 반복적이고, 폭력적이고, 도전적으로 변화하여 장기기억뿐만 아니라 최초의 기억마저도 희미해진다. 노년기에 사람들은 언제든지 치매에 걸릴 가능성을 염두에 두고 하루 일과를 좀 과하다고 생각할 정도를 몸을 움직이고, 활동하고, 운동하는 일과표를 만들어 실천하는 것이 치매 예방을 위한 방법이라 할 수 있다.

현재 세계적으로 치매 어른들의 수가 증가됨에 따라서 치매에 관한 기억 연구가 긍정적으로 이루어지고 있다. 대부분의 사람들은 치매에 걸리면 기억이 사라지는 것으로 알고 있지만 연구 결과 절정 경험, 즐거움, 고통과 같은 강한 기억들은 잔존기억으로 남아 있다는 증거를 제시하였다(Gail, 2013). 스태프들은 치매 어른들에게 남아 있는 잔존기억들을 인지기능의 유지 · 향상 · 예방을 위해 치료방법들을 개발하는 데 사용 및 활용할 수 있어야 한다. 치매 증상은 질병이 아니라 노년기의 게으름으로 인지기능을 활용하지 않아서 일어나는 현상이므로 기억은 사용하지 않으면 잃어버리거나 사라지기 때문에 치매 어른들 개인이 적극적으로 자극하고 도전할 필요가 있다.

치매 치료에 몬테소리 교육원리를 적용하는 데는 두 가지 목적과 방법이 있다. 첫째, 잔존능력과 잔존기억을 연구하여 치료방법과 내용을 적용하고, 둘째, 가족, 친구, 일상생활, 직업, 가장 즐거웠던 경험과 슬픔을 안겨준 경험들을 치매 어른 자신과 관계된 생물학적 요소들을 역학적으로 조사함으로써 임상적-치료방법으로 제공하는 것이다. 그렇다면 기억에 대한 정의를 간단하게 다음과 같이 요약할 수 있을 것이다.

- 기억은 사람들에게 일상적으로 해야 할 것을 알려 주는 신호체계이다.
- 기억은 자신을 풍요로운 삶으로 안내하여 행복하게 만들어 준다.
- 기억은 즐거움과 아픔을 공존하게 만든다.
- 기억은 삶의 에너지이다.
- 기억은 일을 창조할 수 있는 재료를 제공한다.
- 똑같은 사실이라도 사람마다 기억 저장소에 저장된 기억이 다르다.
- 자기가 기억하기를 원할 때 기억나면 좋고, 기억나지 않으면 짜증이 난다.
- 기억은 양극을 이룬다. 가장 슬픈 기억과 가장 행복했던 기억이 오래 남아 있다.

그러므로 인간이 기억하고 있는 것들이 마냥 행복할 수도, 마냥 불행할 수 있는 요인들을 제공하기도 한다.

뇌를 연구하는 신경학자들은 기억과 기억 시스템에 초점을 맞추어 기억을 포괄적으로 개념화하였다. 기억 연구에서 풍부한 통찰력과 새로운 지식으로 혁신적이고 이론적인 연구들이 진행되고 있다. 기억 연구는 인지심리학, 신경학, 생물학을 통합적인 네트워크를 전제로 연구하는 분야이다.

그러나 저자는 본서에서 기억 시스템은 전문적으로 연구하는 것이 불가능하고 단지 기억 시스템의 기본적인 이해를 근거로 치매를 위한 몬테소리 방법들을 적용했을 때 재활과 인지자극과 관련된 영역을 탐색할 것을 전제로 한다고 서술하였다. 신경학자들은 기억을 단지 하나의 기능적 존재로 보지 않았다. 인간에게 기억이란 사실 시스템이 작용하는 것으로 보기보다는 몇 개의 분리 기능으로 간주하였다. 이러한 모든 시스템은 일반적인 기능을 가지면서 지식을 얻고 유지하는 것을 가능하게 한다. 어떻게 손상된 기억을 회복하는 데 도울 수 있을까? 몬테소리는 어린이들이 감각운동을 통해서 기억 저장소에 기억을 저장하는 과정을 설명하였고 상실된 기억을 재생하는 방법을 강조하였다.

어린이에게 5가지 감각운동을 할 수 있는 교구 · 교재와 환경을 제시하면 어린이는 의식적이든, 무의식적이든 흡수한 재료로 기억 저장소에 저장되어 있던 기억들을 많은 경험을 통해 의식화하여 지식과 기억을 연결한다. 이러한 원리를 치매 어른들에게 적용한다면 그들의 잔존능력과 잔존기억을 이끌어 낼 수 있다.

잔존기억에 대한 논의는 스태프들이 치매 어른들 개인에게 남아 있는 잔존능력을 발견하면 잔존기억으로 치료할 수 있는 것을 치료하고, 되돌릴 수 있는 것을 되돌릴 수 있다. 치매 어른들의 잔존능력을 이해하는 것은 치매 어른들의 삶의 질을 향상하는 데 도움을 줄 수 있으며, 스태프들이 치매 어른의 잔존기억과 정보를 그들의 치료에 최대한 활용할 때 기적과 같은 놀라운 일이 일어나는 경우도 있다.

요약하면, 치매 어른들을 위한 몬테소리 방법은 스태프들이 그들에게 아직 잔존해 있는 기술과 기능을 향상하는 데 집중하여 잔존능력에 초점을 맞춘 것이다. 이러한 접근방법들이 치매 어른들에게 실제적으로 적용될 때 치매 어른들의 삶을 향상시키는 성공적인 결과를 가져올 것이다.

3. 치매를 위한 몬테소리 방법과 패턴화된 학습방법: 처음이자 마지막 모델을 활용하기

몬테소리는 경험적으로 어린이, 아동, 청소년, 성인을 위한 준비된 환경을 제공하고 지원하는 것이 배움을 촉진하는 가장 훌륭한 방법이라고 믿었다. 몬테소리는 치매 어른들도 어린이들과 같은 패턴으로 인적 환경과 물리적 환경이 상호작용할 수 있는 기술과 능력을 개발하면서 본능적이고 훈련된 잔존능력을 개발하여 그들의 삶을 향상시킬 수 있는 교육원리들을 개발하였다. 그녀는 어린이들의 능력과 발달단계에 맞는 작업-활동과 프로그램을 만들어 적용하였으며, 어린이들이 발달과 성장할 수 있는 영적 에너지를 양육해 주고 발달을 촉진하도록 보살핌을 아끼지 않았다.

몬테소리가 항상 주목하고, 집중하고, 중요시했던 작업, 활동, 인적 · 물리적 환경들이 배움 · 발달 · 성장에 중요한 요소가 되었듯이, 이러한 요소들은 치매 어른들을 위한 몬테소리 방법을 이해하고 적용하는 데 도움을 줄 수 있다는 또 다른 확신을 가져왔다. 치매 어른들을 위해서 몬테소리 방법과 원리를 처음처럼 실행하는 것이 바로 몬테소리 방법을 치매 어른들에게 적용하는 패턴화된 모델이 되어야 한다.

치매 어른들의 기억상실은 치매의 일반화된 증상이고 현상이다. 일반적으로 치매의 일반적인 진행 경과는 정신기능이 잠재적 · 점진적으로 감소될 뿐만이 아니라 감소 정도는 단계에 따라서 분류된다. 몬테소리 측면에서 치매 어른들을 이해하는 데 도움을 주었던 것은 1973년 스미스(smith)가 처음 사용한 'First in last out' 이론으로서(Gail, 2013), 유아기의 기억은 치매에 걸려도 오랫동안 잔존기억으로 남아 있고, 유아기에 습득한 능력은 치매 어른들에게서 가장 먼저 사라진다는 것이다. 그래서 'The first in, last out model'이라고 말한다. 이 모델은 유아기에 처음 기억 저장소에 저장된 기억들은 치매 어른들에게 가장 늦게 사라진다고 가정한 것으로 많은 연구자들의 이론 모델로 치매와 관련된 인지기능 저하과정의 배경으로 해석하고자 했다.

스미스는 'First in last out' 이론을 뒷받침하는 이론으로 라이스버그(Reisberg)의 연구를 제시하였다. 라이스버그는 치매 증상의 전체적인 악화 단계와 빠르게 진행되는 단계를 연구하였으며, 치매 어른들의 능력을 약화시키는 발전적 패턴을 망자(Retroyensis)라고 했다. 비슷하고 다양하게 숨어 있는 인지적 조건들이 심장 혈관 문제에 관여될 수 있다고 설명한 혈관성 치매(Vascular dementia)라는 단어를 사용한 올가(Olga)는 후유증 출현(retrophylogenesis) 혹은 복화계통발생이라는 단어를 사용하여 치매 상태에서 잔존능력의 패턴화 과정을 설명하고 있다(Smith, 1996).

올가는 치매로 약화되어 가는 현상을 인간이 진화하면서 나타나는 능력발달

패턴이 반대로 나타나는 현상이라고 언급하였다(Orsulic, Schneider, & Camp, 2000). 중요한 중심 주제는 이미 숙달된 능력들은 우리에게 친숙하고 익숙한 패턴으로 진행된다는 사실이다. 즉, 유아기에 처음으로 기억된 것은 가장 마지막에 사라진다는 논리이다. 어린이들은 인적 · 물리적 환경과 상호작용하면서 자기의 잠재능력을 지속적으로 발달시키는 반면, 치매 어른들은 차츰 약화되어 가는 능력과 기억을 경험하게 된다.

치매 어른들에게 적용하는 몬테소리 교육목적은 그들의 잔존능력과 에너지를 반복적인 활동과 자유 작업, 선택적 작업으로 유지시키거나 향상시키는 데 초점을 맞추었다. 일반적으로 치매 어른들을 평가할 때는 그들의 현재 상태에 전적으로 의존해서 알고 있는 잔존인지에 근거한다.

치매 어른들이 활동과 작업 과정에서 연속적인 패턴화 과정을 알아가는 것은 그들에게 적용할 활동을 조절할 수 있는 방법과 작업의 순서를 훈련하는 동기가 된다. 몬테소리 프로그램을 적용할 수 있는 방법과 전략을 근거로 치매 치료방법으로 사용한다. 치매 어른들의 연속적인 패턴을 지속적으로 진행하는 것은 치료에 필요한 규칙, 원리, 활동 개발을 포함한 개인의 능력 수준에 맞춘 치매 프로그램을 적용하는 것이다. 인간의 모든 능력은 기회가 주어질 때 더욱 발전 가능하다.

유아기에 숙달된 능력이 치매 어른들에게 오랫동안 잔존능력으로 남아 있지만 성인이 되어 훈련한 능력은 대부분 일찍 사라진다는 연구 결과가 있다(조성자, 2002). 치매의 모든 단계에 남아 있는 잔존능력, 잔존지식, 잔존기억은 스태프들이 치매 어른들에게 어떤 활동, 치료방법을 적용할 수 있는가를 결정하는 데 중요한 요소이다. 즉, 활동과 치료방법은 치매 어른들에게 아직 남아 있는 구체적인 잔존능력에 근거해서 적용되어야 한다.

'처음에서 마지막으로(First in last out)' 이론은 치매 어른들을 위한 몬테소리 방법과 어떤 연관성이 있을까? 몬테소리는 어린이들의 서로 다른 신체, 감정, 사회성 발달, 지적 능력에 맞는 다양한 활동과 자유선택을 존중하여 개발하였다. 어린이들의 자유선택에 의한 활동은 그들 개인의 흥미, 관심 있는 것, 좋아하는 것, 발달단계, 능력을 수용할 수 있도록 구성되었다. 그러므로, 치매 어른들의 치료방법에 이러한 원리들을 적용시킬 때도 위에서 설명한 것처럼 지적 단계를 고려하여 순서대로 적용할 필요가 있다. 예를 들면, 분홍탑, 갈색계단, 블록 쌓기, 색상 카드 맞추기, 명칭 카드와 같은 간단하고 구체적인 교구로 시작하여 유아 후기에는 언어영역, 수영역과 같은 조금 더 도전적인 작업으로 안내하는 것과 같은 방식이다. 치매 어른들의 현재 상태를 우선적으로 진단한 다음 치료방법을 결정하여야 한다.

또한, 치매 어른들이 능력을 판단한 다음 몬테소리 프로그램의 수준을 너무 어렵지도 쉽지도 않은 그들의 수준에 맞춰 관심과 호기심을 가지고 작업과 활동을 시작할 수 있도록 안내하여야 한다. 작업과 활동을 항상 어린이들의 수준을 고려하여 제시하는 것처럼 이런 원칙은 치매 어른들에게도 같은 맥락에서 적용되어야 한다. 치매 어른들은 뇌 기능이 손상되었더라도 치매 뒤편에는 어른이라는 자존감이 있다는 사실을 인지하여야 한다.

몬테소리 원리를 지지하는 First in last out 이론을 적용하는 원칙이다. 치매 어른들의 활동들은 욕구, 흥미, 능력, 개인의 선택 정도에 따라 간단한 것에서 좀 더 복잡한 것, 구체적인 것에서 추상적인 단계로 작업을 실행하여야 한다.

Ⅵ. 치매 어른들에게 적용하는 몬테소리 교육원리

1. 치매 어른들에게 적용할 수 있는 몬테소리 방법과 원리

치매 어른들을 위해서 몬테소리 방법과 프로그램을 적용할 경우 다음과 같은 원리를 포함하고 있다.

- 완전한 원칙: 혼자서 독립적인 일상생활 유지하기
- 활동, 역할, 일상을 창조하기 위한 기본 원칙: 치매 어른들을 위한 몬테소리 활동은 다시 일상으로 되돌아와야 한다.
- 활동, 역할, 일상을 제시하기 위한 기본 원칙: 전체 원칙 목록의 나머지 부분을 포함한다.

사람들이 목표 없이 생존을 영위한다는 것은 불모의 땅에서 살아가는 것과 같다. 만약, 뚜렷한 목적이 없다면 스태프들은 무엇을 제시하고, 무엇을 성취해야 할 것인지 희망을 가지고 걸어갈 방향을 정확히 발견하지 못할 것이다. 인간에게 목표는 도전 정신과 자신이 나아갈 방향을 제시해 준다. 즉, 몬테소리를 연구할 목표가 없다면 몬테소리 교육과 치매에 관한 자료를 수집할 필요가 없는 것과 같은 이야기이다.

몬테소리 프로그램을 진행하는 모든 과정은 원칙을 중요시하여 치매 치료에 적용하여야 한다. 치매 어른들이 활동, 직업, 작업에 참여하는 것은 의미 있고, 목적이 있는 삶에 적극적으로 참여하여 독립적으로 생활하도록 하는 것이며, 자기 삶은 물론 현재 함께 생활하는 사람들이 모인 공동체에 기여할 수 있는 기회를 제공할 수 있다.

인지능력 약화는 치매 어른들의 일상생활과 치료 작업을 성공적으로 수행하는데 걸림돌이 된다. 그러므로 몬테소리의 감각 작업을 반복적으로 훈련하여 신체능력, 인지능력 약화를 예방하여야 한다.

몬테소리 프로그램에 의한 치매 치료 원리는 새로운 문화, 새로운 아이디어, 프로그램, 목표에 도전하고, 테스트할 수 있는 측정도구를 개발하여 과학적 교육학의 원리를 제공한다.

몬테소리 프로그램의 원칙은 치매 어른들이 다시 자신을 위해 일상생활을 독립적으로 유지하고 다시 일을 시작할 수 있도록 사람과 환경에 지원함으로써 잔존능력과 잔존기억의 저하를 예방하고 치료의 근거를 제공하기 위한 새로운 치매 치료 문화이다. 따라서 활동, 프로그램, 역할, 일상적인 활동을 제공하기 위한 자유로운 교구 선택과 활동 진행을 위한 제시방법과 환경까지 모든 원칙들을 조화롭게 통합하여야 하며, 치매 어른들에게 몬테소리 방법을 적용하기 위한 원칙, 활동, 작업, 역할을 실천하기 위한 올바른 이해가 선행되어야 한다.

1) 치매 어른들에게 적용하는 몬테소리 원칙들

치매 어른들에게 적용하는 몬테소리 프로그램에서 가장 주목하는 원리는 사람이 사람에게 다가가 사람을 알고, 준비된 환경을 지지해 주는 것이다. 치매 치료는 무엇보다도 치매 어른들의 치매 상태를 진단하여 잔존능력, 잔존기억을 되돌리는 작업이 목적이기 때문에 치매 어른들 개인과 환경을 지지해 주는 방법이 몬테소리 프로그램의 원리이다.

- 독립심과 자율성: 독립심은 치매 어른 각자가 자기 역할을 수행하고, 자율적으로 일상생활을 실천하는 데 중요한 요소이다.
- 자유선택: 자유선택은 자존감, 자율성, 작업욕구, 독립심을 향상시키는 데 필수 조건이다.
- 준비된 환경: 준비된 환경은 치매 어른들의 요구와 욕구를 충족시키는 장소이고, 교구를 편리하게 활용하고 인지하고 시각적으로 볼 수 있도록 준비한 질서 있는 작은 세계이다.
- 몬테소리 교구: 몬테소리 교구 작업은 치매 어른 개인에게 익숙하도록 훈련되어야 하고, 치매 어른들의 관심과 욕구를 충족시킬 수 있어야 하고, 작업을 위한 호기심을 이끌어 낼 수 있는 미적 감각이 포함되어야 한다.
- 활동: 활동은 항상 한 번에 한 가지로 구성하여 제시하여야 한다. 각각의 모든 단계를 이해하고 그대로 제시할 수 있는지 확인한다. 활동은 치매 어른들의 필요와 능력, 관심 수준에 따라 단순한 것에서 좀 더 복잡한 것으로, 완전한 것에서 추상적인 것으로, 반대로 진행할 수 있는 방식으로 진행된다.
- 환경: 환경은 학습이 순차적으로 진행되도록 준비되어야 한다.
- 절차적 기억력인 학습, 기억력, 자동, 무능력과 환경을 강조하여 잔존능력을 최대한 활용한다.
- 치매 어른들에게 의미 있는 활동을 소개한다.
- 오류를 허용하여 자기 수정이 가능하도록 하고, 혼란을 통제하고, 교구활동은 오류 통제가 포함되어야 한다.

치매 어른들을 위한 몬테소리 원리는 활동을 창조하는 것이다. 게일은 '창조(Create)'라는 단어를 활용하여 다음과 같은 도식을 만들었다(Gail, 2013).

Create(창조), Roles(역할), Errer-Free(오류 수정), Activites(활동), Template(제시물), Evoluate(진화)
• Create: 창조한다는 것은 의미 있는 활동을 만들고, 독립적으로 일상생활을 지원하는 것이다. • Roles: 역할 수행하기란 볼 수 있는 것, 할 수 있는 것을 정확하게 인식하도록 지지해 주는 것이다. 환경 구성을 편리하고, 깨끗하게 할 수 있고, 안전하고 정확하게 볼 수 있어야 한다. • Errer-Free: 오류 수정이란 오류로부터 자유로워져야 한다. 잘못을 안다는 것은 다시 정상화로 진화할 수 있는 가능성이 있다는 의미이다. • Activites: 조화로운 활동을 창조하고 욕구, 프로그램 참여자들의 관심, 기술, 능력, 각자의 역할을 고려해야 한다. • Templtes: 제시물, 제시하고 배우기, 환경 준비 • Evoluate: 진화한다는 것은 지금보다 더 나은 것으로 변화되어 간다는 의미이다. 창조는 지금 있는 것에 새로운 것을 첨가하여 또 다른 배움과 지혜를 만들어 가는 것이다.

치매 어른들을 위한 몬테소리 활동 제시하기: Prepare environment(준비된 환경), Room set-up(방 세팅), Extend invitation(치매 어른들의 작업 초대를 확장하기), Error Free(오류 수정), Needs(욕구 충족하기), Thank you(모두에게 감사하기, 특히 자신에게 감사하기)
• Prepare environment: 준비된 환경은 몬테소리 철학의 기초적인 학습에 필요한 교육방법인 동시에 교육내용이다. 준비된 환경은 고정되어 있는 것이 아니라, 학습자의 관심과 흥미를 유발하기 위해서 변화되어 학습자의 내재적 동기 부여를 이끌어 내야 한다. 자유선택, 협력, 도전, 훌륭한 학습내용이 포함될 때 가장 훌륭한 준비된 환경이다. • Room set-up: 치매 어른들이 과거를 회상할 수 있도록 과거에 사용하던 자기 방처럼 준비해 주고, 자기가 즐겨 사용했던 물건을 방에 진열한다면 인지적 회상에 영향력을 미칠 수 있다. • Extend invitation: 초대하는 사람을 다양하게 확장하기. 가족, 자녀, 손자, 손녀, 친구, 친한 사람들을 초대하여 그들이 과거에 활용했던 언어, 문화, 음식을 공유하는 것이 중요하다. 초대는 사람과의 관계, 나눔, 사랑을 재확인시켜 준다. • Error Free: 오류 수정하기. • Needs: 욕구 충족시키기. 치매 어른들에게 아직 남아 있는 욕구를 충족시키는 것은 그들에게 새로운 에너지를 만들어 주는 것이다. 가장 큰 욕구는 사랑이다. • Thank you: 치매 어른들에게 감사하고, 용기를 주기. 내재적 동기 부여를 이끌어 낼 때 항상 감사하는 마음 표현은 다음 작업과 활동에 참여할 수 있는 용기를 준다.

프로그램, 활동, 역할, 일상을 포함하여 몬테소리 교육방법을 연습할 때마다 치매 어른들에게 몬테소리 방법과 원리를 적용하여 제시하여야 한다. 원칙의 전체 목록을 사용하거나 목록을 다음과 같은 두 가지 구성 요소로 구분할 수 있다.

- 활동, 역할, 일상을 '창조하기' 위해서 5개 영역 중에 중요한 한 영역을 활용하여야 한다.
- 다른 하나의 영역은 활동을 제시하는 것과 밀접하게 관련되어 있기 때문에 몬테소리 방법의 원칙에 중점을 두어야 한다.

치매 프로그램을 성공적으로 이끌기 위해서는 이러한 원칙을 준수해야 한다.

2) 몬테소리 교육원리의 적응 원칙

치매 어른들을 위한 몬테소리 교육방법을 적용할 때의 적응 원칙은 다음과 같다(Gail, 2013).

1단계	치매 어른의 상태를 자세히 파악하기(치매 진단 결과), 어떤/무슨 행동을 해야 하는지? 욕구를 파악하고 어디서부터 시작해야 할지 질문하기 – 왜/ 언제 이런 일이 일어났는지? – 왜 그런 행동을 하는지?
2단계	활동, 역할, 일상을 새롭게 만들어 창조한 것을 제시하기
3단계	활동, 역할, 절차를 제시하기
4단계	• 치매 어른들에게 스태프들이 도와주는 것이 마음에 들고 좋아하는지 물어보기 • 시범 보이기: 프로그램에 참여하는 치매 어른들에게 시범으로 천천히, 자세히 제시하고 직접 시도하도록 요청하기. 필요한 경우 반복적으로 활동하도록 권장하기 • 치매 어른들이 작업을 언제 다시 원하는지 물어보기

스태프들은 치매 어른들에게 다음과 같은 사항을 가능한 한 반복적으로 많이 물어봐야 한다.

- 왜 그런 행동을 하셨습니까?
- 언제 이런 일이 일어났습니까?
- 언제 그런 일이 일어나지 않았습니까?
- 제(스태프)가 할머니/할아버지를 도와주는 것을 좋아하십니까?
- 제가 하고 있는 방법을 자세히 보세요. 이제 어르신이 직접 시도해 보세요. (말을 적게 하고, 천천히 제시하고, 말보다 행동으로 제시하여야 한다.)
- 고맙습니다. 우리 다음 시간에 다시 한번 더 해 볼까요?

3) 치매 어른들을 위한 몬테소리 방법 원리 적용하기

치매 어른들을 치료하기 위한 프로그램이나 활동은 치매에 대한 몬테소리 방법의 기본 원칙에 의하여 제공되어야 한다. 기본적인 원칙은 퍼즐 상자를 완성하면 볼 수 있는 완성된 모양의 그림과 같다. 모든 퍼즐 조각들이 완성되었을 때, 스태프들은 퍼즐 전체의 이미지를 보게 되고, 우리가 보는 퍼즐 구성은 성공적으로 퍼즐 맞추기를 완성했는가에 의미를 부여한다.

어떤/무슨 일이든 스태프들 모두가 정확한 원칙을 선택하여 제시한다면 성공적인 결과를 가져올 수 있다. 이러한 목록은 치매 어른들 스스로 사용할 수도 있고, 프로그램을 만들기 위한 역할과 그것을 실행하기 위한 두 가지 역할로 구분된다.

① 창조하고 활동하는 과정에서 원칙의 전반부 준비: 완성이 가능하도록 미리 준비하는 것이다.

원칙의 전반부는 활동/프로그램을 구성하고 만드는 데 집중하여야 한다. 프로그램, 활동, 역할, 일상 프로그램을 구성할 때는 고려해야 할 원칙을 중요하게 생각해야 한다. 고려해야 할 원칙은 프로그램에 참석하는 치매 어른들을 위해 적용할 모든 준비가 되어야 한다. 전반부 원칙들이 선택되면 적용 가능한 환경과 작업이 완성될 준비가 되었다는 의미이고, 치매 어른들에게 적용할 프로그램이 준비가 되었다는 의미이다.

② 나머지 절반의 원칙들은 활동과 프로그램의 제시방법이다.
활동과 프로그램을 제시하고 역할과 하루 일과를 함께 시작하면서 계획하고, 현재 건강 상태 검사가 실제로 실행되었는지 확신한다. 예를 들면, 특히 폐렴과 같은 증세는 중요하다.

스태프들은 모든 작업 전후 프로그램을 제시할 준비를 마치고 작업을 성공적으로 완성하였을 때 치매 어른들과 상호작용을 하면서 밝은 미소로 작업 진행과정에서 일어난 어려움과 호기심에 대해 스토리텔링을 할 수 있다. 이야기를 나누는 순간 치매 어른들이 얼마나 행복한지 알 수 있고, 만약 치매 어른들이 정말 행복해한다면 몬테소리 교육원리가 성공적으로 실행되었다는 것을 실제적으로 보여 주는 증거가 될 것이다. 치매 어른들과 함께 작업하는 과정에서 활용하는 모든 교구와 사진들은 제3부 실제편에서 제공할 것이다.

치매 어른들을 위한 몬테소리 프로그램 활동, 역할, 일상활동을 실시하고 제시할 때 항상 고려해야 할 원칙을 알아야 한다. 원칙은 몬테소리 프로그램을 성공적으로 실시한 결과에 근거하여 제공되어야 하며, 치매 어른들과 함께한 활동의 성공을 판단하는 기준은 원칙을 얼마나 중요시했는가에 따라서 나타날 수 있다.

우리가 몬테소리 교육원칙을 소홀히 하였다면 활동을 지속적으로 진행하기 위해 자신이 하는 작업을 어떻게 변형시켜야 하는지 스스로 또는 동료들과 해결방법을 찾아가야 한다.

여기에서 언급하고 있는 것은 활동과정에서 몬테소리 원칙이 잘 적용되지 않고 이미 활동을 제공하여 진행하고 있는 일부 프로그램이 성공적으로 수행되었거나 실패했을 경우이다. 치매 어른들이 무엇/어떤 활동을 하고 있는지 관찰해 보면 우리가 실시하고 있는 프로그램이 성공적으로 몬테소리 원칙을 따르고 있는지 알 수 있다.

일상적으로 몬테소리 교육원칙을 활용하기 시작하면 단계적으로 기억을 회상하는 능력이 차츰 발달한다. 결론적으로 몬테소리 방법을 치매 어른들에게 실천으로 옮길 때 가장 중요한 것은 원칙과 원리에 근거한 활동이어야 한다는 것이다.

2. 장기요양시설에서 역할 분담의 중요성

치매 어른들에게 역할 분담은 주간 · 자기 프로그램을 분류하여 적용하는 것보다 다양한 장소에서 쉽게 할 수 있는 일, 가능한 일을 분담해 주는 것이 효율적이다. 하루 일과 중 치매 어른들에게 역할 분담은 다음과 같은 요소들을 포함한다.

- 아침, 점심, 저녁 식사 인사
- 자기 안경 닦기
- 식사 때 손을 깨끗이 닦기
- 세균 번식을 방지하기 위해 세정제 뿌리기
- 환영위원회 구성하기: 공동체에서 생활하는 사람들이나 다른 사람을 위해서 봉사를 좋아하는 많은 사람들을 관리하기 위해 분담을 나눈다. 이때 모든 치매 어른들에게 직책을 부여하여 권한을 가지고 참여하게 하는 것이 좋다.
- 요양시설에서 보호사로 일하는 사람들의 역할을 돕고 치매 어른들의 새로운 친구로 맞이하기
- 신문, 소포, 택배 운반해 주기(배달원 역할 하기): 우편물을 친구들 방 앞에 가져다주기
- 함께 작업하는 작업실 청소하기: 세균 감염의 확산을 줄이기 위해 매일 공동 작업실 청소하기
- 베란다 청소하기: 베란다에 있는 화분 가꾸기
- 손 마사지하기: 함께 있는 치매 어른들과 10~15분 동안 서로 손 마사지해 주기(타이머가 필요하면 준비하기)
- 폐지를 정리하여 분류하기
- 사용하는 수건 정리하기: 사용하기 편리하도록 접어서 쌓아 두거나 크기와 색깔별로 정리하기
- 식탁 위에 있는 작은 유리병에 설탕, 간장, 고춧가루, 조미료, 깨소금 등을 채워 넣기

치매 어른들은 하루에 일반적으로 실행하는 일상 · 일정이 있을 수 있지만, 세부 사항은 기억하지 못하기 때문에 이를 보고 읽을 수 있는 곳에 표시판을 만들어 정보를 제공할 필요가 있다. 글자를 읽지 못하는 치매 어른들을 위해 표시판에 그림을 그려 부착할 수 있다.

치매 노인들에게는 인지 상태와는 관계없이 매일매일 의미 있는 무엇인가를 기대하도록 새로운 일들을 제공해 주는 것이 중요하다. 치매 어른들에게 일상은 일상적인 쉬운 역할을 수행하면서 하루의 의미와 목적을 가지게 한다. 다른 한편으로, 일상은 단순한 일상, 예를 들면 오후 3시쯤 커피 타임, 오후 4시경에 공동체에 있는 친구들과 산책하는 것이 그들에게 특별한 하루 일상이 될 수 있다. 일상생활이 치매 어른들의 일과와 목적에 의미를 부여하는 동시에 기대되는 무언가를 제공할 수 있다는 것이다.

치매 어른들을 위한 하루 일상생활 계획표를 다음과 같이 만들어 각자가 잘 볼 수 있는 게시판, 공동 활동실, 개인 방에 걸어 놓는다. 일상 계획표를 읽지 못하는 치매 어른들이 있으면 그림과 사진을 활용하여야 한다(Gail, 2013).

다음의 시간표를 진행한 결과를 스스로 기록하고 체크하도록 한다.

시간	활동	장소	체크
8:00 am	일어나서 옷을 입고 화장실에 간다.	옷은 자기 방 침대 끝에 있는 옷장에 있다.	□
8:30 am	아침 식사를 하기 위해서 식당에 간다.	식당은 방에서 나가 첫 번째 복도 벽의 노란색 표시판을 따라가면 된다.	□
9:30 am	자기가 사용하는 수건 정리하기	두 번째 복도에서 파란색 표지판을 따라 사람들이 모인 공동 작업실로 가면 된다.	□
10:30 am	오늘 하루 동안 할 작업, 활동, 할 일을 자세히 지시하기: 세부 사항은 요일에 따라서 변동이 가능하다.	두 번째 복도에서 노란색 표시판을 따라 사람들이 일하는 공동 작업실로 가면 된다.	□
10:50 am	샤워실에서 각자 샤워를 한다.	여자는 분홍색 문이고 남자는 노란색 문으로 표시되어 있다(표시판 주의하기).	□
11:00 am	점심 식사를 위해 즐거운 마음으로 식당 테이블에 모인다.	식당은 방에서 나가 첫 번째 복도 벽의 초록색 표시판을 따라가면 된다.	□

치매 어른들에게 일상 역할은 일상 속에서 관심 있거나 취미 있는 활동에 참여할 수 있는 기회를 제공하고, 공동체에서 개인의 정체성과 자기 역할을 수행함으로써 관계를 유지할 수 있고, 자신은 물론 다른 사람들에게 자기 정체성과 가치를 인정받게 해 준다.

치매 어른들의 사회적 역할로서 센터를 방문하는 사람들을 맞이하기, 작업을 할 때 앞치마나 작업복 나누어 주기, 간단한 빵 굽는 것 도와주기, 자기가 먹은 그릇을 씻어 정리하기, 가능하다면 새로운 뉴스레터 만들기, 동물 먹이 주기, 식물에 물 주기, 신문 배달하기, 간단한 청소하기 등은 치매 어른들 스스로 사회적 관계를 향상시키고 돕는 역할을 훈련하는 동시에 자기 건강에 도움을 주는 일이다.

치매 어른들을 위한 과거의 능력을 고려해 현재 상태에서 기술, 흥미, 활동, 역할, 하루 일상을 위한 시간표를 제공하는 것은 치매 어른들이 시간표에 집중하여 하루에 진행하는 일과 작업에 습관을 가질 수 있도록 도와주는 한 방법이 될 수 있다. 스태프들은 단순히 직업 개념으로 활동하는 것이 아니라 몬테소리 철학을 바탕으로 사명감에 귀 기울여야 한다.

❖ 일상생활에서 역할 분담의 성공 사례: 일상생활과 역할의 중요성

나는 장기요양과 성인 요양 프로그램에서 오랫동안 일해 왔고, 치매에 대한 몬테소리 방법의 긍정적인 치료방법을 여러 번 목격했다. 내가 여러분과 공유하고 싶은 특별한 고객 성공 사례는 성인의 날 프로그램 설정에서 경험한 것이다.

김 할머니는 84살에 전두엽치매 진단을 받았다. 김 할머니가 주간 프로그램을 시작했을 때 그녀는 몬테소리 프로그램과 활동을 통해 치매를 해결할 수 있다고 생각되는 많은 행동을 보여 주었다. 김 할머니는 반복적인 활동을 즐겨 했고, 정서적 변화를 일으켰으며, 주간 프로그램에 참여한 다른 치매 어른들을 의심했다. 나는 김 할머니의 개인적인 배경, 문화, 현재 생활의 상황에 대한 세부 사항을 기록한 개인 프로필을 보고 그녀의 과거를 알 수 있었다. 김 할머니의 첫 간병인은 우리에게 필요한 배경과 정보를 제공했고, 제공받은 자세한 정보는 김 할머니를 위해서 어떤 활동을 계획할 것인지 결정하는 데 더 큰 도움이 되었다.

■ 첫 번째 목표: 습관적으로 화장실 가는 것을 줄이는 활동이다.

스태프들은 하루 종일 반복적으로 화장실에 가는 것을 관리할 수 있도록 화장실 출입증 시스템을 개발했다. 김 할머니는 화장실을 갈 수 있는 10개의 출입증을 가지고 하루를 시작했으며, 그녀가 화장실을 갈 때마다 하나씩 사용하도록 요청했다. 처음에는 김 할머니가 어려워해서 한 시간에 한 번으로 제한했다. 김 할머니가 정확하게 볼 수 있는 대형 시계를 준비했고, 그다음 김 할머니가 화장실을 갈 때마다 직접 모니터링을 할 수 있도록 시간을 기록할 것을 요구했다. 이러한 책임감은 김 할머니가 화장실에 가는 것과 화장실에 가자는 요청을 하는 것을 통제하는 데 도움이 되었다. 몇 달 동안 화장실을 방문하는 횟수는 눈에 띄게 줄어들었고 김 할머니는 더 이상 이러한 출입증을 사용할 필요가 없는 상황에 도달했다.

■ 두 번째 목표: 김 할머니를 프로그램에 참여시키고, 김 할머니에게 의미를 부여할 수 있는 일/역할 만들기에 초점을 맞추었다.

김 할머니는 직원들과 함께 하루 일과를 개발하면서 프로그램/활동에 더 많이 참여하게 되었다. 또한, 김 할머니는 그룹 활동에서 질문에 대답할 때, TV 시청, 독서 그룹에서 스토리텔링에 참여할 때 더 많은 자신감을 가지고 만족해했다. 스태프들은 이러한 프로그램으로 전환하는 동안 김 할머니를 위한 다양한 활동과 역할을 개발했다. 김 할머니의 역할은 우울하고 걱정을 하는 것 같은 시간인 점심 식사 시간 전에 손 세척제를 다른 치매 어른에게 가져다주고, 세탁물과 수건을 정리정돈하고, 설거지할 그릇을 한곳으로 모으고, 화분에 물을 주고, 마지막 날에 카펫을 청소하는 것도 포함하였다. 김 할머니는 자부심과 만족스러움으로 다른 방문객들을 맞이하는 사람으로서의 역할을 수행하였다.

김 할머니와 함께 수행한 몬테소리의 다른 영역인 일상 프로그램은 점심 식사의 식단을 짜서 좋아하는 점심을 즐기고, 다른 치매 어른들과 불안감을 약화시키고, 점심 식사 후 수저를 쟁반에 분류해 달라고 부탁한 다음, 설탕 컵, 소금, 후추를 채워 넣었다. 김 할머니가 패션과 연예 잡지를 좋아하기 때문에 잡지를 책상 위에 놓아주었다. 그리고 다른 치매 어른들과 리듬체조 운동에 참여할 수 있도록 기회를 제공하자 김 할머니에게 행동 변화가 일어났다. 그러면서도 김 할머니는 여전히 혼란스러워하고, 종종 화장실로 가는 것에 집착하였지만, 다시 일상적인 활동을 할 수 있도록 교구 작업을 쉬운 것부터 지원하였다.

출처: Gail(2013).

치매 어른에게 자유선택은 자존감과 독립성을 향상시키기 위해 필수적이다. 치매 어른들의 작업과 활동과정에서 자유선택은 다양한 방법으로 제공될 수 있지만, 누구든 치매 상태에 있으면 자유선택을 할 수 없는 상태라는 것을 인식하는 것이 중요하다. 치매가 진행되면 대부분 치매 어른들 개인에게 결정권이 주어지지 않는다. 식사 제공, 메뉴 선택, 청소, 쇼핑은 더 이상 치매 어른들을 위한 일상생활의 필수 활동이 아니다. 의사결정은 성인들에게 중요한 부분임에도 불구하고 모든 결정을 할 때, 치매 어른들의 독립심을 기대하기 어렵다.

치매 어른들이 더 이상 스스로 결정을 할 수 없을 때, 그에 따르는 통제력 역시 서서히 상실될 것이다. 결정권은 삶의 질에 큰 영향을 미친다. 앞에서도 여러 차례 언급하였듯이 몬테소리 방법은 치매 어른들의 세계에 자유선택이 가능하도록 돕는 것을 목표로 한다. 자유선택은 다양한 방법으로 성취될 수 있다. 자유선택을 실행으로 옮기는 아주 간단한 방법은 자주 질문할 때 가능하다.

첫째, 저(스태프)를 조금 도와주실 수 있겠습니까?

우리가 치매 어른들에게 몬테소리 활동에 참여하도록 초대할 때 '할 수 있을 것'이라는 확신감 있는 질문으로 시작하고 모든 질문마다 구체적으로 답변할 수 있도록 협력하여야 한다. 치매 어른이 도움을 청하는 것, 원하는 것이 무엇인지 정확하게 인지하여 질문하여야 한다. 질문은 예, 아니오를 선택하는 것이 아니라 선택능력을 발휘하도록 도와주어야 한다.

둘째, 퍼즐 맞추기를 좋아하세요, 책 읽기를 좋아하세요?

스태프들이 말하고 있는 것을 치매 어른들에게 보여 줌으로써 그 활동이 무엇인지 확인시켜 주거나 스태프들이 치매 어른들에게 무엇을 요구하는지를 정확하게 하기 위해 필요한 단어들을 사용할 것이다. 선택은 자기 판단능력을 발휘하는 것이다.

셋째, 이것은 간식 메뉴판입니다. 할머니는 어떤 간식을 선택하시겠습니까?

만약, 치매 어른들이 너무 많은 선택으로 혼란스러워하면, 두 개를 선택할 수 있다. “이 메뉴를 드시겠습니까? 아니면 다른 메뉴를 드시겠습니까?”라고 물어본다.

치매 어른들에게 결정을 내릴 수 있는 기회를 주고, 가능한 한 자주 결정할 수 있는 선택 기회의 제공이 얼마나 중요한가를 기억하여야 한다. 치매 어른들에게는 주변의 다양한 사람들과 자기가 살아가는 현재 환경이 매우 중요하다. 치매에 걸린 대부분의 사람은 무엇을 먹을지, 언제 일어날지, 언제 잠자리에 들 것인지, 언제 사람들이 방문할 것인지, 언제 그들이 활동에 참여할지 결정하지 못한다. 치매 어른들에게 결정을 내려 달라고 요청할 때, 예를 들면 치매 어른들에게 얼굴과 팔 중 어디를 먼저 씻고 싶은지 물어보면 결정을 어려워한다.

치매 어른들에게 질문할 때는 항상 다음의 형식을 기억하여야 한다.

– 당신은 그것을 하시겠습니까?

이 질문은 치매 어른들에게 의사결정을 위한 기회를 제공함으로써 강한 힘을 전격적으로 이양해 주는 것이다. 치매 어른들의 능력, 욕구, 생각, 행동을 모두 자유롭게 할 수 있도록 최선을 다한 배려이다.

–당신은 그것을 할 수 있습니까?

이 질문은 티 타임 메뉴판을 보고 치매 어른들에게 “어떤 차를 선택하시겠습니까?”라고 물어보는 것이다. 이때 메뉴가 너무 많아 선택하기 어려워한다면 두 개의 메뉴로만 한다. 치매 어른에게 메뉴판을 보여 주면서 "이 차를 드시겠습니까? 아니면 다른 차를 드시겠습니까?라고 묻는 것은 치매 어른들이 바로 선택할 능력이 있는지 물어보는 것이다. 치매 어른들은 실패에 익숙해져 있기 때문에, 대답은 곧 더 이상의 실패를 피하기 위한 “아니오”라고 말하는 것이 일상화되어 있다. “아니, 난 모르겠어요.”라는 말은 치매 어른들이 공통적으로 사용하는 결론이 된다.

~하시겠습니까?라는 단어는 치매 어른에게 결정을 내릴 수 있는 기회를 제공한다. ~하시겠습니까?라는 단어를 사용할 경우, 치매 어른들은 네 혹은 아니요라고 양자택일을 할 수 있도록 자기 마음에서 결정한 답을 표현할 수 있다. 다시 말하자면, 치매 어른들의 변화를 위해 책임자인 스태프들의 입장에 초대하는 것

이다. ~하시겠습니까?라는 단어의 답은 치매 어른들이 하고 있는 작업을 완성할 수 있는 능력이 없다면 "아닙니다"라고 말할 수 있다는 것을 의미한다. 치매 어른들은 자신이 할 수 없는 일은 "할 수 없어요"라는 것을 끊임없이 상기시키지만, 단순히 "아니오"라고 대답한다.

중요한 것은 "~을 할 수 있겠습니까?, ~을 하시겠습니까?", "그럴 수 있나요?"라고 묻는 것과 같다. 두 가지 모두 치매 어른들이 선택할 능력에 근거한 질문이다. "나를 도와줄 수 있겠어요?"라고 질문하는 목적은 그들에게 선택할 기회를 제공하기 위한 것이다.

- 물론, 환경도 치매 어른들의 필요에 따라서 조절되어야 한다.
- 교구는 쉽게 알아볼 수 있도록 준비되어야 하고 복잡하지 않도록 간단하게 준비하여야 한다.
- 모든 환경은 인식 가능하고 시각적으로 불필요한 표시가 없어야 한다.
- 치매 어른들이 작업을 결정하기 전에 치매 상태에 따라서 얼마나 많은 교구를 선택할 수 있는지 고려하여야 한다.
- 치매 어른들이 좋아하는 교구를 선택하고 안내해 주기 위해 다양한 정보를 제공 및 활용하여야 한다.
- 작업 활동을 위해 조명이 필요한 경우, 조명 조절이 필요하다.
- 치매 어른들을 위한 읽기 능력평가를 수행하여 교구에 필요한 활자체 크기를 결정하여야 한다.
- 프로그램에 참가하는 치매 어른들이 무엇을 좋아하는지 필수로 질문하여야 한다.
- 모든 물건, 책, 안내문은 보고 읽기에 충분히 알맞은 글자체 크기인지 확인하여야 한다.
- 치매 어른들을 위해 준비된 책은 개인과 공동체에서 활용될 때 과거를 회상하기, 기억하기, 스토리텔링을 통해서 사회적으로 연결하기, 책을 통한 이야기 나눔을 포함할 수 있는 활동에 관여하여야 한다.

3. 치매 어른들에게 일상생활의 중요성

몬테소리 프로그램의 교육적인 차원에서 치매를 치료하기 원하는 사람들에게 일상생활이 얼마나 중요하고 영향을 미치는지 생각하고 고려하여야 한다. 치매 어른들의 하루 일과 중에 무엇/어떤 것으로 하루 일상을 시작하여 수행할 것인지, 하고 있는 일은 무엇이고, 할 수 있는 잔존능력은 얼마나 남아 있는지, 치매 어른들이 어떤 장소에 있어야 하는지? 등에 대한 답을 주기 위해서 치매 어른들을 위한 하루 일과 진행을 알려 주는 신호가 필요하다.

치매 어른들도 자신이 오늘 무엇을 해야 하고, 어디에서 누구와 같이 놀이, 활동, 작업을 할 수 있는지, 작업을 한다면 작업 장소는 어디인지 알기를 원할 것이고 동시에 그들에게 놀이, 활동, 작업이 정확한 하루 일정에 따라서 진행된다는 것을 알려 준다면 심리적 안정감을 가지게 될 것이다. 실제로 치매 어른들은 모든 상황이 언제 일어날지 모를 경우에 기다려야 하는 불안감으로 당황하게 될 수도 있다. 치매 어른들이 매일 같은 시간에 일어나야 하고, 일상적으로 같은 시간에 식사를 해야 하는 것이 하루 일과일지라도 정보가 제공되지 않으면 자세한 정보를 기억하지 못하기 때문에 막연히 기다리는 상태가 될 것이다.

일반적으로 사람들은 정확한 일정을 알려고 한다. 사람들은 하루 시간표에 의해 하루 일과를 진행할 때 다음에 무슨/어떤 일들이 일어날지 알기 위해 다른 사람들에게 의존할 필요가 없다. 이것은 치매 어른들도 마찬가지이다. 특히, 치매 어른들은 정확한 하루 일정을 알지 못하면 다음 일정에 대한 혼란이 가중된다.

이를 위해 스태프들은 두 가지 중요한 사항을 기억하여야 한다.

첫째, 치매 어른들에게 일상/일정이 있을 수 있지만 세부 사항은 기억하지 못하기 때문에 언제든지 보고 읽을 수 있는 게시판/표지판에 정보를 부착해야 한다.

인지 상태와 관계없이 하루하루 의미 있는 무언가를 기대한다는 것은 생각하고, 욕구를 가지는 측면에서 중요하다. 치매 어른들에게 일상은 역할에 따라 일반화할 수 있는 동시에 개인 삶의 문화, 의미, 목적, 희망을 정상화로 촉진하는 중요한 영역이다. 더 중요한 것은 일상이 개인의 하루 생활, 활동 목적과 의미를 부여하는 동시에 오늘과 내일을 연결하는 무엇인가를 제공한다는 것이다.

둘째, 치매 어른들이 주어진 하루 일과를 정확하게 수행하기 위해서 하루 시간표를 만들어 하루의 일정을 반복하고 습관 들이는 것이 중요하다.

만약, 치매 어른들이 일상적인 하루 시간표에 따라 활동할 수 있는 자세한 정보와 내용을 알고 있다면 하루 일과에 관련된 반복적인 질문이 감소할 것이다. 치매 어른들의 일반적인 증상으로 반복적인 행동이나 반복적인 질문에 응답하고 문제를 해결할 수 있는 방법인 것이다.

예를 들어, 가족들이 방문하는 날짜, 시간, 누가(자녀, 손자, 손녀, 친지, 친한 옛날 친구들) 방문하는지 표시해서 시간표에 기록해 주고, 오늘 해야 할 일 중 가장 중요한 일부터 순서를 표시해 주는 것은 치매 어른들의 반복적인 질문을 줄이는 방법이 될 수 있다. 하루 시간표, 일정 순서는 가장 일상적으로 일어나는 일상, 역할, 특정 업무, 반복적인 질문에 초점을 맞추어 정한다.

치매 어른들이 적어 놓은 것을 읽어야 할 경우는 가장 일반적으로 쓰이는 글자체로 18~20포인트를 활용하는 것이 편리하다. 게시판과 표지판은 치매 어른들이 잘 보일 수 있도록 일반적으로 바탕은 노란색, 글씨는 검은색으로 표시하는 것을 권장한다. 과학적으로 노란색과 검은색은 시각효과가 가장 높은 것으로 검증되었기 때문에 모든 위험을 알리는 도로 표시판이 노란색과 검은색을 사용하는 이유이기도 하다.

대부분의 치매 어른들은 문장과 단어 읽기가 불가능하므로 동화책, 신문, 잡지를 읽지 못한다는 것을 인지하여야 한다. 치매 어른들의 독해력이 치매로 상실되는 경우가 종종 있지만, 젊은 시절에 글을 읽을 수 있었다면 치매 어른들은 읽기 능력이 상실되지 않는 경우가 일반적이다.

치매 어른들이 생활하는 공동 장소에 개인이나 단체 독서 프로그램에 사용되는 다양한 책을 환경에 포함하는 것도 중요하다. 두카(Ducak, 2012)는 치매 어른들에게 읽기 활동 프로그램이 몬테소리 방법을 적용하는 데 가장 좋은 방법이라고 언급하면서 대부분의 치매 어른들이 언어영역을 성공 과정으로 제시하였다.

몬테소리 활동에 사용되는 모든 재료는 쉽게 인식 가능하고, 시각적으로 잘 보여야 한다. 예를 들어, 화장실, 공동 휴게실, 공동 식당과 같은 곳은 치매 어른들이 알아보기 쉽게 표시판이 부착되어야 한다. 모든 표지판은 사용할 사람들에게 그것이 무엇을 의미하는지, 무엇/어떤 역할을 하는지 안내해 준다.

캠프(Camp)는 주간 프로그램에 참여하는 치매 어른들이 화장실 사용을 원할 때 종종 밖으로 나가는 치매 어른들을 본 경험을 이야기하였다. 스태프들이 치매 어른들에게 "왜 화장실을 사용하지 않고 밖으로 나가세요?", "왜 밖으로 자주 나가시나요?"라고 물었을 때, 대부분의 치매 어른들은 화장실이 없다고 생각한다. 치매 어른들에게 욕실 문에 있는 '화장실' 표지판을 보여 주었을 때, 그들은 화장실이 아니라 다른 공간이라고 생각할 수 있다. 그러므로 기억신호는 재료가 명확하고, 인식 가능하고, 보이는지 확인하는 것이 가장 중요하다.

스태프들은 치매 어른들이 하루 일과표를 습관 들여 자동적으로 스스로 독립적인 생활을 할 수 있도록 한다. 몬테소리는 작업 원리에서 어린이들이 자유로워지는 과정을 관찰을 통해서 정리하였다. 치매 어른들도 자기의 하루 활동이 자유롭게 이루어져야 한다. 치매 어른들이 하루 일과에서 자유로워지기 위해서는 활동하고, 활동한 것을 반복하고, 반복하여 습관 들이고, 습관 들인 것은 자동적으로 이루어지도록 훈련하여야 한다(조성자 편역, 1996). 치매 어른들이 시간표와 일정표에 의해 하루 일과를 진행하면서 작업을 하나하나 완료할 때마다 완성했다는 확인 표시를 한다면 자기가 해야 할 일을 수행했는지 확인할 수 있다.

4. 치매 어른들의 작업, 활동, 일의 중요성

치매 어른들을 위한 활동은 주로 기억능력이 거의 불가능한 치매 어른들을 지원하기 위한 목적을 가지고 환경을 지원하는 데 초점을 맞추어야 한다. 즉, 치매 어른들에게 목적과 의미 있는 일과 작업을 제공하고 지원하는 데 초점을 맞추어야 한다. 몬테소리는 처음 어린이들에게 의미와 목적을 제공하는 차원에서 배움, 발전, 자유선택, 독립심, 자동교육원리를 촉진하기 위한 목적으로 교실을 5개 영역으로 구성하여 자유롭게 활동할 수 있도록 만들었다. 이와 동일한 환경과 원리를 치매 프로그램에 개혁적으로 적용하였다.

치매 어른들의 활동, 지금 하고 있는 일과 작업 그리고 일상적인 생활을 유지할 수 있도록 환경을 구성하여야 한다. 특히, 치매 어른들의 방향 정보와 감각자극을 제공하기 위해 창조적으로 구성할 뿐만 아니라 치매 어른들에게 무엇/어떤 것인가 할 수 있는 것, 역할 분담을 하여 하루 일과를 보살핌과 더불어 가능하다면 혼자서 독립적으로 움직일 수 있도록 안내하는 것이 목적이다.

활동과 작업은 치매 어른들을 위한 직업을 가진 사람에게는 매우 중요하므로 치매 어른들의 활동과 작업의 의미를 정확히 이해하여야 한다. 인간을 정의할 때 '노동하는 인간(Homo Lavoro)'이라는 의미는 직업과 일의 중요성을 강조한 것으로 일하는 사람 속에 활동과 도덕적 행위의 개념을 포함한다(조성자 외 역, 2001). 새로운 의미로 최근에 치료교육학적인 측면에서 인간을 직업적 존재로 정의하면서 치료 목적으로 작업에 적용하는 경향이 있다. 치매 어른들을 위한 치료사들의 작업 목적을 업무 이해, 활동 분석, 업무에 대한 능력, 요구, 흥미와 관심사를 접목시키는 방법, 필요에 따라 작업을 수정하고 조정하는 방법을 강조한다(Warchol, 2010).

작업은 활동보다 과학적이고, 학문적이고, 광의적이고 포괄적인 개념을 포함하지만 치매 어른들에게 작업과 활동을 지속적으로 강조하여야 한다. 치매 어른들을 위한 활동, 작업, 지금 하고 있는 것, 지금 할 수 있는 것은 치매 어른들을 위한 몬테소리 치료방법에 중요한 구성 요소이다. 몬테소리가 활동을 어린이들 개인의 능력 수준에 따라서 제시되어야 한다고 주장했던 것처럼 치매 어른들의 일상생활, 삶에 의미 있는 기회를 제공해 주어야 한다. 다른 한편으로, 작업은 활동의 다양한 수준을 통합하고, 조화롭고, 균형 있게 만들어가는 광의적인 의미로 정의하지만, 어쨌든 치매 어른들에게 가장 중요한 것은 작업에 참여하는 의미를 강조하면서, 다양한 측면에서 참여할 때 의미 있는 활동과 움직임을 경험하게 된다.

치매 어른들을 위한 활동과 작업은 그들의 잊혀진 기억을 되돌릴 수 있는 일상생활의 일과와 즐겁게 움직이는 놀이 활동이 포함되어야 한다. 치매 어른들에게 작업, 활동은 개인에게 사회적 관계는 물론 독립적인 생활을 위해서 중요한 것이다. 활동과 작업 개념은 개인의 정체성, 능력, 적응력의 중요성을 포함하고 있기 때문이다. 즉, 개인의 긍정적인 자아 정체성은 개인과 공동체 안에서 자기 역할, 대인관계, 욕구 충족, 목적을 달성하는 모든 요소들을 포함한다. 치매 어른들의 작업과 일의 능력은 바로 자신의 성공적인 삶의 결정적 요인으로 작용하기 때문이다. 치매 어른들에게 의미 있는 작업, 활동, 움직임은 흥미롭고 만족스러운 자기 역할과 일, 공동체에 참여할 수 있는 기회 제공, 역할 분담과 수행하기, 긍정적인 대인관계, 능숙하고 성실한 하루 일과, 주변 환경과 주변 사람들에 대한 긍정적인 인식, 제공되는 지원과 환경에서 기대하는 결과를 창출해 낼 수 있는 능력과 다양한 요소를 포함하고 있다고 킬호프너는 언급하였다(Kielhofner, 2002).

그러므로 작업이란 개인의 능력, 통제 기능, 만족감, 수행능력, 일의 추진능력과 감각을 지원하는 정신적 요소인 개인적 역사, 가치, 적응을 고려하여 환경에서 제공될 때 성공률이 높아질 것이다.

치매 어른들이 생활하는 장기요양시설의 환경이 그들의 삶에 많은 영향력을 미친다는 것은 아무리 강조해도 모자람이 없다. 장기요양시설에 거주하는 치매 어른들 대부분이 작업, 활동, 움직임이 부족한 비활동적인 하루를 보내지 않도록 정부 차원, 기관 책임자, 교육자, 가족 모두가 책임의식을 가져야 한다.

장기요양시설에서 생활하는 치매 어른들은 자기 스스로 작업, 활동, 움직임을 위해서 최선의 노력을 하여야 하지만 현실적으로 모든 문을 잠가 놓아 활동과 움직임이 부족한 환경에서 생활하고 있다. 만약에 치매 어른들이 작업, 일, 활동 없이 침묵과 조용함 속에서 하루를 보낸다면 빠른 속도로 치매 증상을 가속화하는 결과가 나타날 것이다.

치매를 위한 몬테소리 방법은 개인의 욕구, 관심사, 기술, 능력에 근거하여 보다 역동적으로 활동, 감각운동, 작업을 다양한 방법으로 제공하는 것이 치료 목적이고 치료 원리이다.

치매 어른들에게 의미 있는 삶에 관여하여 치매 치료를 하는 측면, 즉 몬테소리의 전통적인 작업과 활동이 치매 치료에 기본적 근거가 된다는 점에서 몬테소리 교육원칙이 치매 치료에 적합하다는 긍정적인 평가가 나오고 있다.

치매 어른들을 개인적 · 인격적인 측면에서 바라본다면 그들은 지극히 '평범한 노년기의 사람', '존경받아야 하는 한 사람'이고, '고귀한 존재'임을 아무리 강조해도 지나치지 않다. 치매 전의 한 존귀하고 평범한 사람으로 본다면 우리의 마음이 한결 그들과 하나 되는 것을 내면에서 느끼게 될 것이다.

자! 치매 어른들을 보살피는 우리는 그들의 활동, 역할, 하루의 일상생활을 계획할 때 그들과 함께 생활하는 평범한 사람을 찾아가는 여정에 집중하여야 한다. 그들의 과거 삶에서 열정적이었던 모습, 세상을 놀랍게 만들었던 창의적 활동, 가장 성실한 삶을 살았던 그들의 모습을 회상하면서 그들의 내면에 조용히 숨어 있는 잔존능력, 잔존기억을 찾아 그들과 함께 긴 내적 여행을 떠나야 한다. 그래서 여행 도중에 발견하는 그들의 아름다웠던 과거의 삶을 그들의 내부 세계에서 외부 세계로 이끌어 내야 한다. 소위 말해서 동굴 안의 세상에서 감금되는 것이 아니라 동굴 밖 세상인 이데아의 세상으로 나와서 우리와 다시 아름다운 춤을 다시 추어야 한다. 우리는 치매 어른들의 잠재력을 발견하기 위해 최선을 다해 그들 곁으로 가장 가깝게 다가가서 '사랑합니다', '존경합니다', '우리와 함께 계셔서 감사합니다'라는 메시지를 자주 전달하여야 한다.

치매 어른들은 자신의 관심, 욕구, 희망 사항, 경험, 꿈, 도전을 정지하고 자신도 모르게 평화로울 수도, 편안할 수도 있지만, 생각이 없는 무의미함과 고통으로 노년기를 보내게 될 수도 있다. 우리는 모든 치매 어른들을 사랑으로 보살피고 계획된 활동과 준비된 환경을 만들어 치매 어른의 신체적 · 인지적 · 심리적 능력, 가치, 신념, 잊혀진 생각, 과거, 관심사, 흥미를 다시 되돌려 함께 즐길 수 있고, 할 수 있는 일을 할 수 있도록 돕는 것에 주목하여야 할 것이다.

치매 어른들에게 독립적으로 활동하도록 안내하기, 공동체에 의미 있는 역할과 협력하도록 안내하기, 우리 삶의 과정에서 마지막까지 자존감, 자신감, 정체성 가지기, 지역사회에서 의미 있는 활동, 봉사, 기여를 할 기회를 제공받는 새로운 사람으로 다시 태어나 목적 있는 삶을 살아가도록 안내해 주어야 한다. 인간은 자기만의 목적이 있을 때 움직이고, 생각하고, 관계를 맺고 사랑하려고 한다.

몬테소리 철학은 치매 어른들을 위한 근본적인 교육방법을 제공한다. 정상인이든, 치매 어른이든, 인간 누구든지 활동, 작업, 일을 통해서 자기와 관계를 맺는 지역사회에 대한 기여는 물론 자기 자신에게 기여할 수 있을 때 자신이 이루고자 하는 목적과 가치를 느끼게 된다. 몬테소리 철학을 치매 어른들에게 적용할 때 치매 어른들과 함께 생활하는 정상적인 사람들이 그들의 내적 삶에 깊숙이 관여할 기회가 주어진다. 몬테소리 철학은 '어린이를 따르십시오, 존중하십시오, 어린이들은 인간의 어버이입니다'라는 개념을 중요하게 생각한다. 우리가 진심으로 치매 어른들을 사랑하고 존중한다면 그들의 잔존능력 수준에 가능한 치료방법을 제공하여 그들의 역할, 일상생활, 활동들이 정상적으로 진화할 것이다.

몬테소리 교육철학은 개인의 자유로운 활동을 삶의 모든 측면에서 중요시한다. 그러므로 몬테소리가 교실을 개혁하고 어린이들에게 자기가 좋아하는 교구 · 교재를 마음대로 자유선택할 기회를 제공한 것은 그야말로 교육개혁이었다. 몬테소리는 개인의 삶의 질은 일상에서 경험하는 활동에 의해 결정된다고 주장했다. 앞에서 거듭 중요성을 강조한 활동, 작업, 일, 움직임은 치매 어른들에게 의미 있고, 목적 있는 일상생활을 가져다주고, 삶의 질을 높여 준다.

따라서 치매 어른들을 위한 치료방법은 그들이 자기 인생에 참여할 기회를 포함시켜주어야 한다. 생물학적으로 인간이 움직이고 행동을 한다는 것은 자신이 살아 있다는 것을 의미한다.

중요한 것은 준비된 환경 속에서 구조화된 활동, 움직임, 작업을 그들의 일상생활에 포함하여 그들의 몸과 정신을 통합적으로 움직이도록 보살펴야 한다. 치매가 좀 더 진행된 어른들에게 최소한의 활동, 움직임, 작업을 독립적으로 할 수 있도록, 활동에 대한 최소한의 지원과 의미 있고 즐거운 활동에 참여하도록 촉진하여 현재의 상태를 유지하거나 악화를 예방하여야 한다. 이런 점에서 치매 어른들을 위한 새로운 문화로서 보살핌 문화를 수용하고 안내할 필요가 있다.

치매 어른들이 일상생활환경에서 활동이 자유롭게 이루어질 수 있도록 기능과 독립성을 지원을 할 수 있는 몬테소리 교구 · 교재를 포함시킨다. 치매 어른들에게 적용하는 몬테소리 원칙과 일치되는 부분은 그들의 활동에 즉각적인 피드백을 주고, 성취감을 경험할 수 있는 가능성을 부여하고, 반복적인 활동을 할 수 있도록 준비하고, 치매 어른들의 잔존능력에 기초하고 완성할 수 있는 작업을 제공하고, 서술적 기억보다는 절차적 기억과 같은 요소들이 포함된다는 것이다.

치매 어른들의 잔존능력과 그들의 수준에 의해서 구성된 의미 있는 활동에 능동적인 참여를 강조하여야 한다. 치매 어른들의 능동적 참여는 그들의 존재 가치, 행위적 가치, 소속감을 느끼게 해 준다. 몬테소리교육은 모두 활동 중심으로 훌륭하게 설계된 활동을 제공함으로써 인지적 · 신체적 · 사회심리적 · 정신적 행복과 하루 일과의 즐거움과 행복한 생활을 영위할 수 있게 해 준다. 더욱이 몬테소리의 자유개념, 자아 만족감, 독립적 삶의 방식을 성공적으로 이끌어 가는 몬테소리의 접근방법은 치매 어른 스스로 유대감과 자기만족을 향상시켜 준다.

스태프들이 몬테소리 원리를 적용할 때 가장 중요하게 초점을 두어야 할 사항은 다음과 같다(Gail, 2013).

- 치매를 위한 몬테소리 방법은 개인의 욕구를 충족시켜야 할 뿐만 아니라 개인의 과거와 현재의 관심사, 잔존능력, 잔존기술에 근거하여 환경을 제공하

여야 하고, 그들의 일상생활에 의미를 부여하고 목적을 제공하는 것을 목표로 하여야 한다.

- 이러한 목표는 치매 어른들에게 환경을 지원하고 치매 어른들의 특별한 욕구를 고려하면서 목적을 성취할 수 있어야 한다.
- 몬테소리는 교실에 5개 영역을 세팅하고 치매 어른들의 특별한 욕구를 충족시키기 위해 4개의 활동영역을 그들의 일상생활과 연결하여 수정하고, 활동은 역할 분담, 일상생활, 움직임, 환경 지원으로 폭넓게 적용하여야 한다.
- 치매 어른들을 위해서는 4가지 활동 프로그램이 몬테소리 방법의 교실과 같이 환경 지원이 모든 측면으로 확산되어 적용되어야 한다.
- 치매 어른들에게 활동은 그들의 삶의 질에 영향력을 미친다. 몬테소리 방법의 원칙은 치매 어른 개인과 환경을 지원하고, 의미와 목적을 제공하는 환경, 활동, 역할, 일상생활을 구성하는 데 초점을 맞추었다.

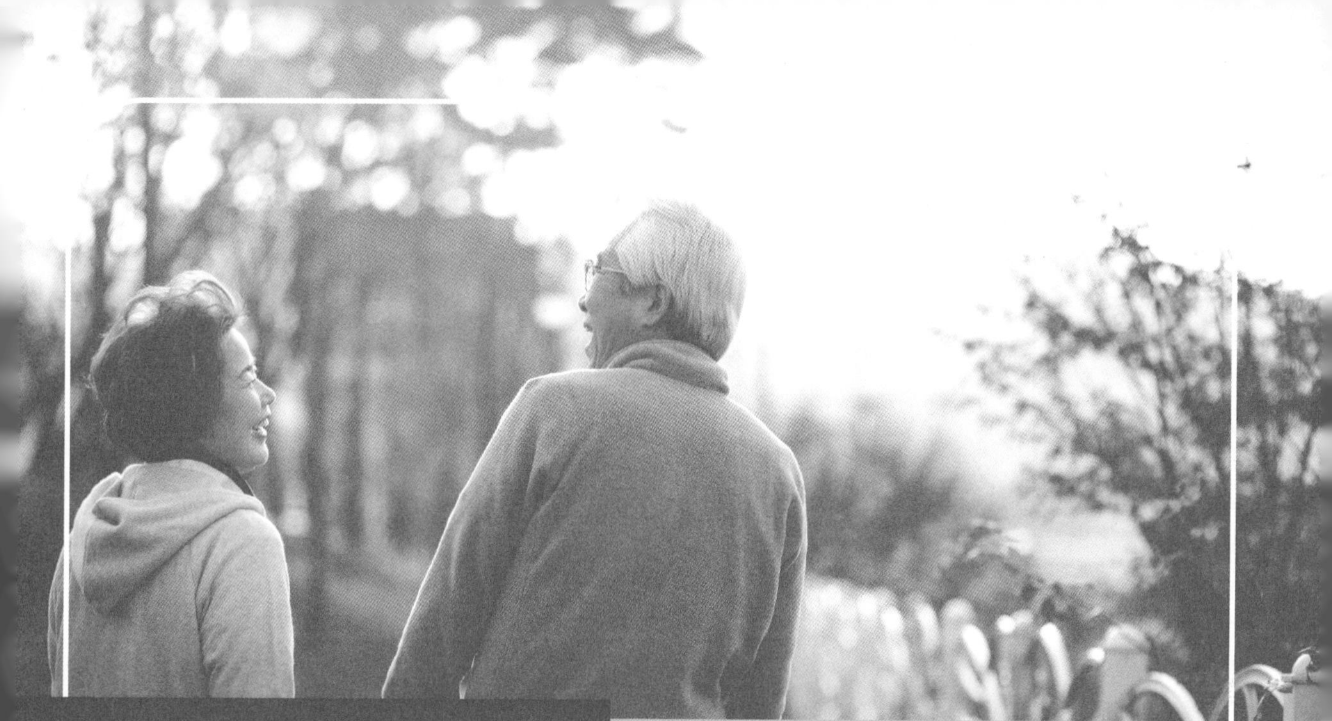

제 2 부

치매 어른들을 위한 몬테소리 방법의 실제 제시방법

제2부에서는 치매 어른들에게 몬테소리 교육원리를 실제적으로 적용할 수 있는 활동들을 실행하기 전에 스태프들과 프로그램을 연구하는 사람이 알고 있어야 하는 원칙들을 서술하였다. 특히, 치매 어른들의 잔존능력, 잔존기억, 잔존인지를 보존하고 회상이 가능하도록 인지적 작업을 시작부터 마무리 단계까지의 과정을 서술하였다.

I. 치매 어른들을 위해서 몬테소리 프로그램 실천하기

치매 어른들을 위한 몬테소리 방법의 모델 만들기에서 가장 중요한 것은 몬테소리 교육의 사명감과 비전을 근거로 두 가지 요인에 초점을 맞추어 진행해야 한다.

- 치매 어른들 개인을 존엄하게 지지하는 방법 창조하기
- 치매 어른들이 안전하고 창조적인 작업을 할 수 있는 환경 지지해 주기

치매 어른들이 생활하는 곳에서 환경을 창조하는 목적은 신체적 기능 손실, 망가진 기억, 일상, 인지기능을 되살려 가능한 한 독립적으로 생활할 수 있도록 하고, 자기가 원하는 것을 자유롭게 선택하여 작업과 활동을 할 수 있도록 지지해 주고, 존엄과 존중으로 대우받고, 좋은 환경에서 즐겁게 생활하도록 보살피고, 치매 어른들에게 의미 있는 사회적 역할과 일상생활을 제공하여 그들의 삶의 질을 높여 주는 것이다.

1. 치매 어른들을 위한 몬테소리 방법의 모델

치매 어른들을 위한 몬테소리 프로그램 모델 만들기는 몬테소리 교육원리를 적용하고 몬테소리 방법의 기술적인 측면을 활용한다. 치매 어른들을 위한 몬테소리 방법을 실천하고 원리를 적용하려면 우선적으로 모델 구성이 중요하기 때문에 다음과 같은 4단계를 거쳐서 진행된다.

1단계	치매 어른들의 말, 행동, 표정을 보고 그들에 대해서 알아가기
2단계	프로그램 플랜을 개발하고 적용하기: 목표, 역할, 움직임은 몬테소리 교실의 활동과 원칙으로 제한하는 데 초점을 맞추어 계획하기
3단계	지원할 수 있는 환경 안에서 계획하고 활동, 역할, 일상생활을 제시하기
4단계	기록하고 결과 평가하기: 활동과 결과를 기록하는 프로파일 만들기

1) 치매 어른들에게 적용하는 몬테소리 프로그램의 1단계 모델

어린이들을 위한 몬테소리 교육을 3단계로 구분하여 작업에 적용하듯 치매 어른들을 위해서는 4단계 모델을 개발하여 적용하고 있다.

진단 결과에 따라서 치료할 수 있는 것을 치료하고, 되돌릴 수 있는 것을 되돌리는 원칙을 적용하여야 한다. 즉, 치매 어른들이 가지고 있는 잔존능력, 잔존기억, 잔존인지능력이 있는지 없는지를 아는 것이 중요하다. 치매 어른들의 현재 상태를 의학적으로 진단한 다음 그 사람에 대해서 알아가는 데 필요한 사항은 다음과 같다(Gail, 2013).

- 발견한 사람이 치매인지, 우울증인지, 섬망인지 체크하여야 한다.
- 시각과 읽기 능력을 평가하여야 한다. 프로그램을 진행하기 위해서 보고 읽을 수 있는 능력은 대단히 중요한 요인이기 때문이다.
- 관심과 능력을 평가하여야 한다. 몬테소리 4개 영역 활동에 대한 기본적인 활동 구성과 윤곽을 만들어야 한다. 중요한 것은 4개 영역이 다시 일상영역과 연결되어 치매 어른들이 정상적인 일상을 할 수 있도록 돕는 것이다.
- 프로그램에 참여한 치매 어른의 개인 프로필을 만들어야 한다. 치매 어른들과 함께 생활하는 사람들에 대해서 자세히 아는 것에 초점을 맞추어야 하기 때문이다.

2. 치매 어른들을 위해서 스태프들이 알아야 할 필요조건

가장 중요한 것은 스태프들이 치매 어른들에 대해 무엇/어떤 것을 알아야 하는가이다. 이에 대한 답을 찾기 위해 책임감과 사명감을 갖고 임해야 한다. 이러한 질문에 답을 주기 위해서 스태프들에게 주어진 책임감과 사명감은 다음과 같다. 우선적으로 다음과 같은 사항들을 알아야 한다.

1) 치매 어른들의 잔존능력 잔존기억 발견하기

치매 어른들의 치료를 위해서 그들의 현재 상태를 정확하게 아는 것은 다음 단계를 진행할 수 있는 근거를 제공할 수 있기 때문에 우선적으로 해야 할 작업이다. 스태프들이 몬테소리 방법을 적용한 치매 치료 모델 계획을 원한다면, 치매 어른들의 개인 프로필에 대한 정확한 정보를 찾아 활동을 계획하고, 소개하고, 제시하는 데 활용하여야 한다. 치매 어른들에게 활동은 필수적인 영역이므로 개인적으로 의미 있는 활동, 육체적 · 인지적 · 사회심리학적 능력, 가치, 믿음, 흥미에 근거하여 활동을 구성하여야 한다(Dorrestein, 2006).

치매 어른들을 위한 의미 있는 활동에 초점을 맞추는 것은 물론, 보살핌과 다양한 작업을 할 수 있는 기회를 증가 또는 확장시킬 프로그램을 디자인하여 지지해 주어야 한다. 또한, 스태프들은 육체적 · 인지적 · 사회심리적 능력, 가치, 믿음, 흥미를 포함하여 평가한 다음 세부 사항을 끌어내는 능력이 있어야 한다. 스태프들은 이미 알고 있거나 새로운 정보를 직업, 활동 목표, 목적으로 활용할 수 있는 능력이 있어야 한다(Crepeau & Schell, 2003). 이러한 스태프들을 양성하기 위해서는 훈련된 스태프들과 개인적으로 부족함을 보완할 필요가 있는 스태프들을 차별화하는 심화과정, 재교육, 세미나, 훈련 등이 필요하다. 치매 어른들의 개인적 상황에 적용한 프로그램을 시행했을 때 좋은 결과를 얻으려면 그에 맞는 도움이 필요한 것처럼 스태프들이 프로그램을 만들고, 업무수행기술이나 능력과 관련한 정보를 연결하는 과정에 익숙하지 않다면, 모든 사람에 대한 평가의 중요성, 목적, 교구 작업, 업무, 업무 분장과 프로그램의 결과물이 어떻게 연결되는지 이해를 돕기 위한 목적을 가지고 공동 작업과 팀 작업을 하면 효과적으로 어려움을 해결할 수 있다.

의사결정에 긍정적인 영향을 미치는 충분한 정보를 제공하는 과학적인 교구와 재료들은 교육적이고 가치 있는 프로그램을 구성하는 데 중요한 역할을 한다. 작업 참여와 약속을 정확하게 시행하기 위해서 스태프들은 치매 어른들로부터 발견한 것과 계획한 것 사이의 연관성이 중요하다는 것을 깨달아야만 한다. 그 이유는 서로 관계되어 있는 연관성이 성공적인 결과에 중요하게 기여하기 때문이다. 즉, 치매 어른들에 대해서 스태프들이 알고 있는 사실과 그들이 하려는 작업이나 활동을 연결하여 스태프들이 현실적인 목표와 대상을 설정할 수 있기 때문이다. 시간이 경과되는 동안 치매 어른들의 변화를 평가하는 것은 중요하다. 치매 어른들에게 부족한 측면을 보완하여 치매 어른들의 인지적 · 사회적 · 육체적 기능을 최적

화시킬 수 있는 환경을 제공해야 하기 때문이다.

치매 어른들에게 숨겨져 있고, 알려지지 않은 것을 알아가는 것은 인지기능이 약화되어 일어나는 부적절한 행동에 가려져 있는 정상적인 측면이 있음을 발견하는 것이다. 스태프들은 관찰과 대화를 통해서 치매 어른들로부터 정보를 얻을 수 있을 만큼 사소한 부분까지 구체적으로 얻어 내야 한다. 그러고 나서 스태프들은 모든 치매 어른들로부터 재미있고 그들을 위해서 더 많은 노력을 하고, 고통, 사랑, 웃음으로 또 다른 어떤/무엇인가를 발견하게 될 것이다. 또한, 스태프들은 치매 어른들이 지금까지 하던 일, 즉 직업, 봉사활동, 가사 노동에 대해서 더 자세하고 정확하게 알게 될 것이다. 더 나아가 사회적인 과거 활동이나 취미, 문화적 · 종교적 신념, 실제 생활, 과거와 현재의 관계들, 치매 어른들의 현재 능력이 현재의 하루 일상적인 삶에 어떻게 영향을 미치는지 알기를 원할 것이다.

스태프들은 치매 어른들이 독립적인 생활을 위해 부분적인 도움과 보살핌을 받아야 하는지 혹은 스태프들로부터 완전한 돌봄, 도움, 보살핌을 받아야 하는지에 대한 정보를 알아야 한다. 이러한 정보는 그들을 위한 일상활동을 계획할 때 활동 수준을 결정하는 데 도움이 될 것이다.

중요한 것은 치매 어른들을 위한 몬테소리 방법은 어른들의 존엄함, 사람 중심으로 돌보고 치료하는 새로운 문화를 수용하여 새로운 돌봄의 모델을 만드는 것이다. 치매 어른들을 위한 새로운 돌봄 모델은 육체적 · 사회적 · 심리적 필요를 고려한다. 더욱이 새 문화는 치매 어른들이 치매 증상을 보이기 전에 살아왔던 모든 사실을 포함하고, 들었고, 이해했던 세상에서 살아왔던 과거를 중요시한다(Buron, 2008).

치매 어른들은 자기 생애에서 만족감, 건강함, 안전감(Hugman 1999, Mozley 2001, Dorrestein, 2006)을 경험할 때 성공적인 결과들이 현실적으로 나타난다. 체친(Cecchin)은 치매 어른들에 대한 정확한 정보를 아는 것이 그들의 육체적 · 정신적 안전을 개선하고 변화시킬 뿐만 아니라 더 인간적인 돌봄을 제공하여 스태프들과 치매 어른들과 친밀한 관계를 형성하게 된다고 언급하였다(Cecchin, 2001).

체친이 언급하는 사람 중심과 환경 중심 돌봄은 몬테소리 방법의 핵심 원리로서 환경을 안정감 있고, 협력적이고, 사회관계적이고, 인간적으로 제공하고 사람 중심의 돌봄을 강조한 것이다. 준비된 환경을 지원하는 것은 치매 어른들 개인의 필요에 따라 참여할 수 있는 기회를 제공하는 것이고, 책임감을 가지고 독립적인 생활을 할 수 있게 안내하는 것이다. 치매 어른들의 일상 역할, 관계, 욕구 충족, 목적이 참여로 연결될 때 긍정적인 자아와 치료적 자아를 형성할 수 있을 것이다. 어린이들이 '나 스스로 할 수 있도록 나를 도와주세요'라는 부르짖음과 치매 어른들의 더 많은 '일, 작업, 일상생활을 정상으로 수행할 수 있고, 즐길 수 있고, 할 수 있도록 나를 도와주세요'라는 외침과 같은 것이다. 즉, 스태프들은 사람 중심 보살핌과 돌봄의 필요를 실천하는지 확인하고 고려하여야 함을 강조하는 것이다.

치매 어른의 보살핌은 사람 중심 · 환경 중심이어야 한다

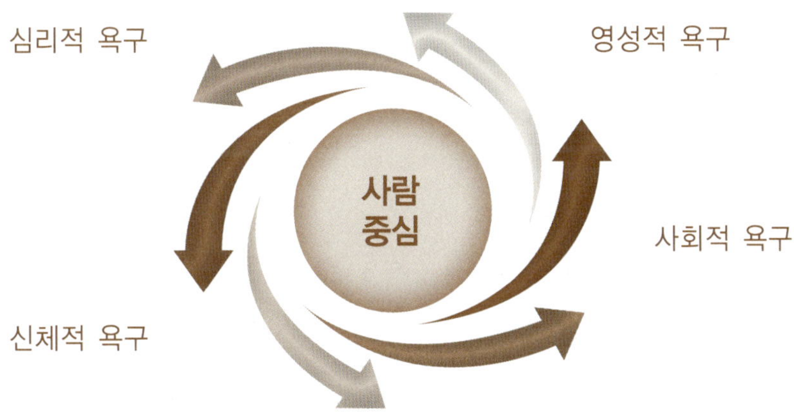

치매 치료에서 사람 중심 돌봄에 초점을 맞추는 것은 스태프들이 가져야 할 사명감으로 치매 어른들 개인을 보고, 말을 듣고, 치매 어른들과 상호작용을 하면서 서로 마음 깊숙한 곳까지 들어가 그 사람이 가지고 있는 모든 것을 인지하고 있다는 것을 의미한다. 스태프들은 치매 어른들의 현재 사실(fact) 찾기에 대한 사명감

을 최대한 주목할 필요가 있다. 스태프들의 목표는 치매 어른들의 과거 생활에 대한 구체적인 것뿐만 아니라 현재에서 더 구체적인 것을 많이 그리고 다양하게 알아서 발견하는 것이 중요하다.

물론, 스태프 혼자서 이러한 작업을 감당하기를 원치 않을뿐더러 어려운 일이기 때문에 서로 역할을 분담하여 구체적인 정보를 많이 가지는 것이 중요하다. 치매 어른들로부터 찾아낸 정보를 다음과 같은 방법으로 스태프들과 치매 어른들이 서로 볼 수 있는 곳에 보관하는 것도 중요하다(Gail, 2013).

- 게시판이나 기억 상자를 만들어서 치매 어른들 개인의 전 생애 정보를 담아서 보관한다.
- 게시판은 치매 어른들이 생활하는 방 벽이나 문에 걸어 둔다.
- 스태프들이 치매 어른들의 사진을 사용하려면 사진 속에 등장하는 모든 사람, 물건, 경치를 자세하게 분석하여야 한다.
- 치매 어른들이 알고 있는 사랑하는 사람을 더 이상 알아보지 못한다면 크게 확대하여 가장 많이 볼 수 있는 곳에 놓아둔다.
- 치매 어른들에게 사진은 수천 마디의 말보다 잔존기억을 상기시키는 데 많은 도움을 준다.
- 사진 속에 있는 배경 정보는 과거의 직업, 가족들의 이름, 얼굴, 장소, 시간을 포함하고 있기 때문에 많은 도움을 줄 수 있다. 치매 어른들의 잔존기억으로부터 구체적인 상황을 상기시키고 끄집어내는 것이 어렵기는 하지만 사진이나 구체적인 물건들은 사라져가는 인지와 기억을 되돌려 대화를 이끌어 가는 매체가 된다.

2) 치료할 수 있는 것을 치료하고 되돌릴 수 있는 것을 되돌리기

두 번째 단계는 잔존능력과 잔존기억을 활용하여 치료할 수 있는 것은 치료하고 되돌릴 수 있는 것은 되돌리기에 대한 개념을 적용하는 것이다. 이때 스태프들이 프로그램을 시작하기 전에 치료할 수 있는 상태인지, 되돌릴 수 있는 상태인지를 판단하고 고려하여 결정하는 것이 중요하다. 의학적 상태, 인적 상태, 능력 상태, 현재 상태를 고려하여 치매 어른들의 잔존능력과 잔존기억을 고려하여 치료할 수 있는 것은 치료하고, 되돌릴 수 있는 것을 되돌리는 작업이다. 이는 치매 어른들에게 몬테소리 프로그램을 적용하는 데 가장 중요한 원칙이라고 할 수 있다.

섬망, 우울증, 노년기에 자주 발생하는 요로 감염증은 장기요양시설이나 공동체에서 자주 발병한다. 치매 어른들의 행동과 의식에 갑작스러운 변화는 치매 증상 이외의 또 다른 증상임을 고려하여야 한다. 예를 들어, 갑작스러운 변화는 섬망일 수 있고, 흥미가 없어지는 것은 우울증일 수도 있으며, 우울증과 치매는 동시에 발생할 수도 있기 때문에 일반적인 것으로 생각해서는 안 된다.

만성적인 무관심, 자신을 귀찮게 한다고 생각하는 우울증은 일반적으로 알려진 치매 초기 증세이기 때문에 개인적으로 검사를 받아 도움을 청하는 것이 효과적이다. 치매 초기에 나타나는 작고 미묘한 사건들을 유심히 관찰해 보면 치매의 일반적인 증상이 나타나는 것을 알 수 있다.

치매 후기인 어른들은 매우 간단하고 구체적인 프로그램을 필요로 하지만 반대로 치매 초기 단계의 어른들은 좀 더 높은 차원의 힘들고 복잡한 활동을 제시하여야 한다. 예를 들어, 루이소체치매 어른들은 일반적으로 손과 팔을 몹시 떨기 때문에 활동에 필요한 교구와 물건을 잡을 수 있도록 도움을 줄 필요가 있고, 조작이나 작업하기 어려운 작은 교구나 물건은 피해야 한다. 이처럼 치매 단계를 알아야 그에 맞는 프로그램을 제시할 수 있다.

다른 고려할 중요한 요소는 스태프들과 함께 작업하는 치매 어른들의 통증 정도를 알고 판단하는 것이다. 치매 어른들이 통증으로 시달리고 있다면 육체적인 편안함을 제공할 수 있는 해결책을 제시하여야 한다. 통증이 완화되고 진정되면 치매 어른들과 함께 작업하려고 초대하는 것이 훨씬 쉬워지고 즐거운 마음으로 소통이 가능해질 것이다.

치매 어른들은 자신의 과거에 대한 구체적인 것들을 기억하지 못하기 때문에 치매 단계를 고려하고 치매 정도에 따라 구체적이고 정확하게 작업방법을 제공하는 것이 중요하다. 이것은 활동을 평가하고 약화되거나 망각되는 기억을 다시 이끌어 내는 데 필요한 도움을 제공하여 중요한 정보를 치매 노인들의 일상생활과 세계로 다시 되돌리는 것이 목적이다. 그러므로 다음 표에 정확한 기록과 체크가 필요하다. 치료할 수 있는 것을 치료하고 되돌릴 수 있는 것을 되돌리기 위해서 필요한 사항에 표시하여야 한다(Gail, 2013).

치매 어른 이름	
주소/방 번호	
날짜	
연락처	
치매 종류 (진단 결과 체크)	□ 알츠하이머 □ 루이소체치매 □ 혈관성 치매 □ 전두엽 □ 기타 □ 치매의 정확한 유형을 파악하지 못했음
치매 단계	□ 초기 □ 중기 □ 말기
섬망 상태	인식 또는 행동에 대한 갑작스러운 변화 없음. 인식이나 행동의 급격한 변화가 발생한 경우, 의사 또는 기타 의료 전문가에게 통지할 것.
우울증	□ 우울감이 없음 □ 우울증 인식하지 못함 (우울증 진단이 필요한 경우 또는 우울증 진단을 받은 경우) □ 우울증 치료가 진행되고 있음 □ 우울증 치료가 진행되고 있지 않음 □ 우울증 진단이 필요함 □ 알 수 없음 ※ 개인적으로 기록해야 할 중요 사항:
고통	□ 고통 문제들을 진단 □ 고통은 해결되었지만 여전히 문제임 ※ 문제의 영역들을 기록하여 목표 선정과 프로그램에 필요한 자료로 활용할 수 있다.

여기에서 생각할 것은 치매 정도를 정확하게 진단한 다음 치매 정도에 따라서 스태프들이 작업 내용을 선택하여 몬테소리 교육원리에 따라서 진행하여야 한다는 것이다. 예를 들어, 진단 결과에 따라서 치매 어른들의 보고 읽을 수 있는 능력을 다음 단계에서 연결되어야 한다. 1단계 작업을 완성한 다음 진단 결과가 치매, 우울증, 섬망 상태인지 정확하게 진단하여야 한다. 그런 다음 다시 치매 어른들에게 적용할 수 있는 몬테소리 교육원리인 치료할 수 있는 것은 치료하고, 되돌릴 수 있는 것은 되돌리기 원칙을 적용하여야 한다.

3) 스태프들은 치매 어른들의 시각과 읽기 능력 평가 시행하기

치매 어른들에게 시각과 읽기 능력 평가를 하는 중요한 이유는 이 능력에 따라서 작업 참여 여부가 결정되기 때문이다. 치매 어른들이 시각장애 때문에 보고 읽지를 못한다면 모든 문서 기능을 특별히 준비하여야 한다.

치매 어른들 대부분이 책을 읽지 않는 이유는 모든 책에 나오는 내용과 단어를 시각적으로 보기 어렵기 때문이다. 치매 어른들이 읽을 수 있을 정도로 글자 크기가 충분히 크다면, 스태프들은 치매 어른들의 잔존시각능력과 읽기 능력을 활용하여 인지능력을 예방하거나 유지할 수 있을 것이다. 또한, 치매 어른들에게 기억을 활용하여 중요한 정보를 기억하도록 협력할 수 있고, 몬테소리 작업인 낱말 카드와 사물 짝짓기와 같은 작업을 할 수 있을 뿐만 아니라 다양하고 중요한 질문들에 답을 할 수 있는 메모리 북, 일정표 등의 보조 교구 · 교재를 활용할 수 있다.

따라서 몬테소리 교육방법과 원리를 성공적으로 수행하기 위해서는 프로그램을 시작하기 전에 시각과 읽기 능력 평가를 우선적으로 실시하여야 한다. 시각과 읽기 능력 평가는 치매 어른들을 위한 주간 프로그램과 장기요양시설의 입소 절차를 진행할 때 두 가지 평가를 포함하는 것이 가장 이상적이다. 시각과 읽기 능력 평가도구는 다음에 제시할 것이다. 시각과 읽기 능력을 평가하기 위해서 아래에서 제공하는 몇 가지 중요한 정보를 알아야 한다(Tom & Brenner K., 2012).

- 치매 어른들이 치매 진단을 받기 전에 읽기 능력이 있는가?
- 불필요한 당혹감을 피하기 위해, 치매 진단 평가와 동시에 치매 어른들의 읽기 능력을 평가하여야 한다. 치매 어른들이나 정상인도 읽기 능력에 문제가 있으면 스스로 부끄러워하고 당황하여 숨기는 경향이 있기 때문이다.
- 치매 어른이 과거에 사용했던 언어와 지금 사용하는 언어 중 어떤 것이 편리한지 고려하여야 한다.
- 평가도구에 제시된 단어들은 치매 어른들이 가장 편리하게 사용하는 언어를 선택하여야 한다.
- 치매 어른들이 가까운 거리와 멀리서 볼 수 있는 글자체의 크기가 몇 포인트인지를 고려하여야 한다.
- 시각과 읽기 평가 양식을 사용하여 서식에 기록하여야 한다. 멀리 있는 것을 읽을 때 안경을 착용하여야 하는지를 고려하여야 한다.

치매 어른들이 보고 읽을 수 있다는 것을 시각과 읽기 능력 평가를 통해 반드시 확인하여야 한다. 능력 평가를 할 때 치매 어른들이 쉽게 보고 쉽게 읽을 수 있는 크기의 인쇄물을 준비하려고 노력한다는 사실을 말해 주고 도움을 청할 수 있다.

치매 어른들에게 제시한 문장을 보여 주고 "시작해도 되겠습니까?"라고 물어보아 치매 어른들이 자유롭게 선택할 수 있는 기회를 제공하는 것이 중요하다. 스태프들은 치매 어른들에게 항상 "할 수 있겠어요?"라는 선택적 질문보다는 우리와 함께 "커피 타임을 준비하시겠어요?"라는 상호작용과 존중함을 포함한 질문으로 치매 어른들의 능력, 친절, 존중의 마음을 내포해야 한다. 존중하는 마음으로 상호작용을 포함한 단순한 질문은 치매 어른의 행동에 중요한 영향을 미칠 뿐만 아니라 치매 어른들이 자기 작업, 일, 활동을 완성할 수 있는지에 대한 결정을 내릴 수 있는 용기를 준다.

치매 어른들의 읽기 능력은 시각적으로 어려움이 없는 글자 크기로 쓰인 첫 번째 글자를 가리키며 시작한다. 치매 어른들에게 적용하는 원칙인 항상 가장 쉬운 것에서 어려운 것으로 진행하려면 가장 큰 글자는 읽기에 쉬운 방법이 될 수 있다. 만약, 치매 어른들이 어려움 없이 "나는 참으로 좋아요."라고 말한다면 읽기 능력 있음을 의미한다. 다음 문장을 제시하고 어려움이 없는지 질문할 수 있다. 간단한 평가지만 읽기를 마친 다음 평가 내용을 기록한다. 중요한 것은 치매 어른들이 읽을 수 있는 글자 크기이다.

치매 어른들에게 작업 활동을 계획하여 읽기와 관찰을 포함하는 준비된 환경을 지원해 주고, 오늘 실시한 활동에 대해 일지 작성을 원하는 치매 어른들이 있으면 몇 포인트 크기의 글자가 읽기 충분한지 확인하여 기록하는 것이 중요하다.

나를 도와주셔서 감사합니다.

위 글자 크기는 20포인트의 신명조체인데 치매 어른들이 위 글자를 읽기에 시각적 문제가 있다면 읽기에 문제점이 있을 뿐만이 아니라 이런 경우 치매 어른들의 정보처리능력은 물론 그들이 자유롭게 읽고, 이해하고, 행동으로 옮기는 데 문제가 있다. 이러한 이유로 프로그램을 진행할 때 정확하게 읽을 수 있는 글자 크기를 고려하여 읽기, 시각능력을 진단한 다음 프로그램의 진행이 이루어져야 하며, 몬테소리의 치매 치료방법에서 읽기 원칙을 준수해야 하는 것이다.

치매 어른들을 위해서 항상 염두에 두어야 하는 것은 그들 스스로에게 자신감, 확신, 희망을 줄 수 있는 특별히 중요하고, 자세한 정보를 인지하도록 도와주어야 한다. 예를 들어, 나는 분명히 볼 수 있고, 읽을 수 있고, 잘 해낼 수 있고, 잘 할 수 있다는 자신감과 용기를 갖게 한다. 그러기 위해서는 스태프들이 사랑, 신뢰, 함께한다는 인간적인 정서를 느끼도록 해야 한다.

모든 치매 어른들은 자기만의 글자체와 글자 크기의 버전을 가지고 있다. 시각적 장애가 있는 치매 어른들과 읽기 작업을 할 때는 다음과 같은 환경적 요소들을 고려하여야 한다(Gail, 2013).

- 빛의 강도: 치매 어른들에게 빛의 강도로 인한 눈부심은 눈에 고통을 줄 뿐만 아니라 시야를 차단하기 때문에 문제가 된다.
- 눈의 상태: 노화된 눈, 특히 치매 어른들에게 눈부심이 문제가 되기 때문에 프로그램 구성을 위해 선택한 물건들이 얼마나 많은 양의 빛을 반사하는지 고려해야 한다.
- 읽기 능력: 읽기 재료를 코팅한 경우 눈부심 방지 제품을 고려하고, 눈부심 방지 제품을 사용할 수 없는 경우 빛이 시각 장애를 일으키지 않는지 확인하여야 한다.
- 치매 어른들의 시각 변화는 시각 수행과 관련되어 있기 때문에 여러 측면에서 어려움을 초래할 수 있다는 것을 고려하여야 한다.

Ⅱ. 시각과 읽기 능력 평가하기

시각과 읽기 능력 평가는 다음의 사항을 고려하여 작성하여야 한다.

안내 사항: 우선적으로 본격적인 테스트를 시작하기 전에 스태프들은 아래의 내용을 확인해야 한다.

이름		작성자	
날짜		연락처	
주소			
다시 측정할 경우 : 작성자			
치매 어른은 치매를 진단받기 이전에 읽기가 가능했었는가?	□ 예	□ 아니오	
치매 어른은 어떤 언어를 읽을 수 있는가?	□ 한국어 □ 영어 □ 기타( )	□ 일본어 □ 독일어	□ 중국어 □ 이탈리아어

마지막 시력검사를 언제 실시했는가?	□ 한 달 전 □ 6개월 전 □ 1년 전 먼 거리를 볼 때 불편하신지요? □ 예 □ 아니오 신문을 읽을 때 불편하신지요? □ 예 □ 아니오
치매 어른이 안경을 착용한다면 안경은 위생적으로 깨끗한가?	□ 예 □ 아니오 ※ 만약, 깨끗하지 않다면 평가 시작 전에 깨끗이 닦아야 한다.
글자 포인트 정하기	□ 15포인트 □ 20포인트 □ 30포인트

- 한 번에 간단한 한 문장을 가르치려면 가장 큰 글자로 쓰인 문장부터 시작하여야 한다.
- 한쪽에 여러 개의 문장을 인쇄할 경우 최대 6개만 인쇄하여야 한다.
- 가능하면 한쪽에 한 문장씩 사용하는 것이 좋다.
- 평가를 마친 다음 항상 검사 결과를 기록하도록 한다.

이 모든 정보는 역할, 일상생활이나 활동을 비롯한 프로그램화된 아이디어를 공식화하고 치매 어른들을 지원하는 데 필요한 환경을 새롭게 디자인하여 강화하는 데 도움이 된다.

시각 및 읽기 능력 평가에 대한 기준을 설정한 후, 메모리 북이나 일일 시간표 작성 등과 같은 시각적 단서를 요구하는 활동들을 구성할 때, 이에 대한 정보를 언제든지 이용 가능한 상태로 준비하기 위해, 기준, 제한점, 새로운 정보를 기록하는 것이 효과적이다. 스태프들은 이제 치매 어른 개개인을 위한 문서를 작성할 때 글자 크기에 대한 정보를 알고 있어야 한다.

만약, 치매 어른들이 자기에게 주어진 문서화된 자료를 보지도, 읽지도 못한다면 기록된 정보를 활용하여야 하는 활동은 성공적인 결과를 도출해 내지 못할 것이다. 예를 들어, '공동 식당'이라고 쓰인 표지판을 보고, 읽을 수 없기 때문에 자리를 찾지 못하고 배회하는 어른들의 고통을 생각해 볼 수 있다. 또한, 이름표에 적힌 글자 크기가 읽고 보기에 충분하지 않다면 혼란스럽거나 배회 현상이 자주 일어날 것이다. 특히, 치매 어른들은 자신이 생각하고 원하는 정보를 찾지 못할 때 좌절하고, 매우 불안해하고, 혼란스러워할 것이다. 그러므로 치매 어른들에게 외적으로 볼 수 있고 읽을 수 있는 정보와 환경이 중요하다. 치매 어른들에게 기억을 회상하는 데 '준비된 환경'은 중요한 인지적 구성 요소가 된다.

치매 어른들은 서술적 기억과 관련된 기능 저하 때문에 세부 사항과 정보들을 기억하기 어려울 때 그들에게 보조적 · 이차적 도움으로 정보를 제공하는 것이 중요하다. 치매 어른들이 모든 정보를 찾는 행동은 다음과 같은 정보에 의해 지원된다(Gail, 2013).

- 주변 환경에 제공된 정보: 단서 카드, 메모리 북, 정보를 담은 목걸이, 칠판이나 보드판
- 정확하게 보고, 읽어서 이해할 수 있는 정보

치매 어른들의 기억을 위한 단서들은 정확하게 볼 수 있고, 정확하게 이해할 수 있도록 구성해야 한다. 정확하게 보고, 이해하는 것이 치매 어른들에게 적용하는 몬테소리 교육방법의 원칙이다. 즉, 정확하게 제시하면 정확하게 보고 작업을 진행하고, 만약 오류가 발생하면 스스로 오류를 수정할 수 있도록 안내해 주어야 한다. 치매 어른들에게 기억을 위한 단서들은 의미가 있고, 이해되고, 볼 수 있고, 읽을 수 있을 때 기억손실에 도움을 줄 수 있다.

III. 치매 어른들의 프로필 프로그램화하기

1. 치매 치료를 위해 치매 어른들의 프로필 만들기

치매 어른들의 프로필을 프로그램화한다는 것은 치매와 관계되어 있는 모든 네트워크와 숨겨진 개인의 비밀스러운 정보, 모습을 발견하는 가장 적절한 방법인 동시에 치매 어른들에 대한 다양한 정보를 최대한 수집하여 치료에 활용하기 위한 방법이다. 치매 어른들뿐만 아니라 친구, 가족, 모든 네트워크를 통해 세밀한 정보를 수집하여야 하지만 치매 어른들의 과거에 대한 추가 정보를 제공할 수 있는 친척이나 친구가 없을 경우 과거에 관한 정보를 수집하기에 어려운 작업이 될 수 있다.

치매 어른들의 프로필을 만들어 가족, 친구들, 치매 어른들과 관계되어 있는 사람들과 프로그램 참가자의 과거에 대한 세부 사항을 긍정적으로 공유한다면, 가족, 일, 관심사, 고통, 건강 등의 치매 어른들 개인의 역사를 알아가는 데 도움이 될 것이다.

또한, 치매 어른들이 젊은 시절에 어떤 사람이었는지, 어떤 삶을 살아왔는지,

누구와 어떤 곳에서, 무엇을 하면서 살아왔는지를 알 수 있는 사진과 치매 어른들이 가지고 있는 귀중품을 통해서 치매 어른들의 프로필을 만들 수 있는 시간적·역사적 정보들을 얻는다. 교육과 훈련을 위해서 스태프들이 정보를 많이 알면 알수록 치매 어른들 개개인의 수준에 맞추어 교육목적과 계획을 구성하는 데 어려움을 해결할 수 있다.

몬테소리 교육원리를 적용한 치매 치료방법은 인간 중심 치료방법을 지향하는 것으로, 나 스스로 할 수 있도록 나를 도와주세요, 나를 내가 사랑하고, 존중하고, 가치 있고, 존엄한 존재로, 나를 인간적으로, 나를 사랑으로 감싸 주어야 한다는 원리를 중심에 놓고 치료를 시작한다.

스태프들이 치매 어른들에 대한 정보를 수집하여 프로그램 참여자 프로필을 만드는 것은 기본적인 자세인 동시에 역할이다. 이렇게 함으로써 이미 수집되어 파일에 기록된 치매 어른들의 정보들을 유익하고 효과적으로 사용할 수 있고, 기존 정보는 프로필을 작성할 때 많은 도움을 준다.

치매 어른들의 프로필은 치료방법과 내용을 제공하는 데 중요한 역할을 할 뿐만 아니라 사실자료를 작성하여 방문객이 방문할 때마다 이야기 나눔의 자료로 사용할 수 있도록 보관해 두어야 한다. 스태프들이 보호자들이나 치매 어른들과 사실적 증거물을 가지고 이야기 나눌 때 깊은 신뢰감을 줄 수 있다. 스태프들은 모든 방에 큰 글자로 준비된 여러 개의 다양한 사실자료를 작성·배치하여 활용도를 높일 수 있다.

스태프들이 치매 어른들의 지난 삶과 현재의 관계, 그리고 그들의 사실자료를 알고 싶어 한다는 것을 치매 어른들에게 정확하게 인지시켜야 한다. 가족이나 친지들이 방문할 때 해야 할 일이 있는 것을 선호하며, 치매 어른들은 일반적으로 자신의 과거에 대한 세부 정보를 공유하는 것을 즐긴다. 사실자료는 치매 어른들과 스태프들 그리고 다른 관리자에게 도움이 되는 Win-Win 효과를 낼 수 있는 사실적 이야기책이라 할 수 있다.

프로그램 참여자인 치매 어른들의 프로필 양식은 다음의 나에 관한 모든 것을 기록한 프로필 양식을 참고하여 작성하면 된다. 치매 어른들에 대한 충분하고 구체적인 정보를 제공할 수 있는 스태프들만의 치매 참여자들을 위한 평가 양식을 활용하거나, 스태프 자신이 더 중요한 경험을 토대로 개발한 양식을 활용할 때 치매 어른들을 더 정확하고 객관적으로 이해할 수 있다. 스태프들이 치매 어른들에 대해서 현재 가지고 있는 정보와 미래에 지니게 될 정보를 연결할 수 있는 교육매체로서 치매 어른들의 프로필을 프로그램화하여 스태프들이 이미 알고 있는 정보를 어떠한 활동을 할 수 있는지에 연결하는 것이 중요하다.

2. 치매 어른들을 위한 모든 정보 기록하기

치매 치료를 위해서 모든 치매 어른들에 관한 다양한 정보를 기록하는 형식이 필요하다. 즉, 치매 어른들의 개인적인 프로필을 기록하는 것이 필요하다. 그 이유는 치매 어른들을 위한 치료방법, 치료내용에 참고할 정보를 정확하게 알기 위해서이다.

치매 어른 프로필의 예

<table>
<tr><th>개인 프로필</th><th colspan="2">삶의 여정</th></tr>
<tr><td>내가 태어난 장소</td><td colspan="2">서울시 종로구 삼청동 207</td></tr>
<tr><td>내가 자란 곳에 대한 세부 정보</td><td colspan="2">서울 종로구 삼청동에 있었던 대법원 운동장, 서울 서부역에서 서울역으로 가는 염천교 다리 등을 보고 성장했음. 아버지의 직장 관계로 검찰청과 법원이 있는 천안시, 서산시 등에서 잠시 살았음. 성장 후에는 유학을 위해서 독일, 이탈리아에서 17년을 살았음. 직장 관계로 현재까지 대구에서 살고 있음</td></tr>
<tr><td>부모님과 가족생활에 대한 세부 정보</td><td colspan="2">대가족, 오빠, 언니, 동생들과 비교적 유복한 가정에서 살았음. 어릴 적 서울에서 살면서 시골 할머니 댁에 갔던 생각, 합덕 고딕 대성당, 공세리 성당, 솔뫼 성지에서 할머니가 불란서 본당 신부님을 예수님이라고 잘못 알려 준 지식으로 처음으로 외국 신부님을 보고 예수님으로 착각했던 때가 일생 동안 아름다운 기억과 추억으로 남아 있음</td></tr>
<tr><td>나와 함께 자란 사람들에 대한 세부 정보</td><td colspan="2">형제자매, 좋아하는 가족, 친구와의 관계. 독일의 토니(Toni), 로자(Rosa), 동료 교수들</td></tr>
<tr><td>교육 정도</td><td colspan="2">대학교 졸업, 박사</td></tr>
<tr><td>직업</td><td colspan="2">몬테소리 교수</td></tr>
<tr><td>자원봉사활동 경험</td><td colspan="2">가톨릭 정신 요양시설, 치매센터, 자갈마당 상담과 강의</td></tr>
<tr><td>가족 및 친구에 대한 특별한 기억</td><td colspan="2">예를 들면, 부모, 형제자매, 독신자, 결혼한 사람, 아이, 조카, 손자, 친구에 관한 사항</td></tr>
<tr><td>내가 더 젊었을 때 좋아했던 사회 행사와 활동</td><td colspan="2">그린피스 활동, 등산, 수영, 운동, 여행</td></tr>
<tr><td>내가 가장 좋아했던 것</td><td colspan="2">글쓰기, 운동, 먹기, 서점가기, 책 사기, 몬테소리 교구 사기, 세계 여행하기, 요리하기</td></tr>
<tr><td>내 인생에서 기억나는 가장 행복했던 시기</td><td colspan="2">가족들과 함께 살았던 젊은 시절, 결혼하여 함께 살았던 시집 식구들, 남편 베드로, 아들 아랑이의 결혼, 독일, 이탈리아에서 유학하던 시절, 교수, 친구, 학생들, 교수 생활 시절, 제자들과의 스터디, 여행할 때</td></tr>
<tr><td>내가 싫어하는 것</td><td colspan="2">게으른 것, 약속을 안 지키는 것, 시간개념 없이 사는 것</td></tr>
<tr><td>내가 가장 즐겨 하는 일</td><td colspan="2">글 쓰는 것, 커피 마시는 것, 운동, 책 쓰는 것</td></tr>
<tr><td rowspan="2">아직도 기억에 남아 있는 중대한 사건들</td><td>부정적인 것</td><td>작은 오빠의 갑작스러운 죽음</td></tr>
<tr><td>긍정적인 것</td><td>이탈리아에서 박사학위를 취득했을 때</td></tr>
<tr><td>나의 방문객이 나와 공유했던 좋은 이야기와 추억들</td><td colspan="2"></td></tr>
<tr><td>내가 방문객과 이야기 나눔에서 가장 많은 도움을 받은 것</td><td colspan="2"></td></tr>
</table>

다음 단계로 몬테소리 프로그램 참가자 프로필도 동시에 작성하여야 한다. 이는 치매 어른들 뒤에 숨겨져 있는 사람을 알기 위한 것이다.

1) 치매 어른과 가장 많은 시간을 보낸 사람들을 위한 프로필 만들기

이름	
생년월일	
양식 작성자	
날짜	
출생지	
파트너의 이름	
직업	
자원봉사 역사	
자녀, 손자, 중요한 형제	
치매 어른은 어디서 얼마나 오래 살았습니까?	
혼인 여부	□ 결혼한 미망인 □ 이혼한 싱글 □ 기타( )
사용 언어	□ 한국어 □ 중국어 □ 일본어 □ 영어 □ 프랑스어 □ 스페인어 □ 기타( )

2) 중요한 친구들

치매 어른들의 삶에 계속 관여하고 있는 중요한 친구들과 관계를 형성하는 것이 일반적인 상황이기 때문에 치매 어른들이 기억하고, 이야기하고 싶어 하는 친구들이 있다면 찾아서 그들이 이야기하고 전달하는 정보도 포함하여 기록하고, 활용하여야 한다.

3. 건강 상태 기록하기와 진단하기

인지적 상태	신체적 상태
• **치매 종류:** 알츠하이머, 혈관성 치매, 전두 · 측두엽치매, 루이소체치매, 기타 • **치매 단계:** 경증, 중증, 발전됨 • **시간, 장소 및 사람에 대한 방향** – **완전히 지향적:** 익숙한 환경에서 방향이 잡혀 있음. – **약간 지향적:** 적임이 필요함, 항상 지향적인 정보를 필요로 함. – 높은 수준의 불안감을 만드는 상황이 존재하나요? 그렇다면, 자세히 말하세요. • **메모리 신호 권장:** 환경 단서– 방향 표시 목록, 스케줄, ADL 작업 실패, 알림 표시 예) 화장실 가기 표시판, 메모리얼 서적 자세하게 말하세요. *** 우울증** – 없음, 약간, 심각함 – 삶의 참여와 활동에 참여할 동기 부여와 단계, 치료 및 영향에 대한 세부 사항을 제공하십시오.	**능력:** **참고:** 해당 열을 선택하십시오. 해당 사항 없음, 독립적으로, 도움을 받음, 전체적 도움이 요구됨 **보행자:** 지팡이 필요, 휠체어 필요, 화장실 가기, 식사 도움이 필요함, 옷 입기, 목욕하기, 머리 빗기, 세수하기 손 · 손톱 손질, 의자, 침대 옮기기, 치아 관리, 일반적인 청결 · 위생, 무엇을 해야 하는지 알기, 경제 관리하기, 전화 사용, 컴퓨터 사용.
섬망 상태: 섬망이 치료되었는지 확인하기 위해 갑자기 상태가 변경되었는지 확인할 것 **후속 조치:** 지속적인 관찰과 진단	**어떤 손을 사용하는지요?** □ 오른손 □ 왼손
고통 고통스럽다. 어디에? 때때로 고통스러워한다. 가끔은 통증이 있음을 표현한다. **참고:** 통증이 치료되고 있는지 항상 관찰하여야 한다. 통증이 행동을 불편하게 하는지 치매 어른들의 고통이 스태프들에게 알려져 있는지 확인하기	**시력 및 청력:** 시력 및 읽기 평가 완료 **날짜:** 읽을 수 있음. 읽기 위해 안경이 필요함. 치매 어른들이 읽을 수 있는 언어는 무엇입니까?(예: 한국어, 일어, 영어, 독일어), 안경이 항상 필요. **치매 어른이 읽을 수 있는 글자 크기**(예: 20, 30, 40포인트인지 확인할 것) 보청기가 필요. 보청기를 마지막으로 점검한 날짜 기록:
자극: 일반적으로 활동에 참여하기를 원하고 때로는 관심을 가짐. 이때 치매 어른들을 위해서 스태프들의 격려가 필요함. 활동에 관심이 없지만 다른 사람들이 작업하는 것을 관찰할 것이다. 단순하게 혼자 있고 싶어 할 것이다. **주의점:** 혼자보다는 항상 누군가와 함께하기	**의사소통능력:** 대화가 가능함. 대화를 나눌 수 있는 능력. 대화를 나눌 수 있는 최소한의 능력. 치매 어른이 즐기는 이야깃거리는 무엇인지?(예: 가정 이야기, 쇼핑 이야기, 친구들 이야기, 직업 이야기)

4. 흥미: 치매 어른들의 관심과 흥미를 변별하고 기록하기

가사 업무: 요리, 휴가, 청결, 쇼핑, 요리, 집 환경 바꾸기, 장식하기, 집수리, 기타	**사회적 관계**: 가족 방문, 친구 방문, 사회적 기능 계획, 참여. 가장 좋아하는 주제가 있습니까?	**독서 활동**: 치매 어른들이 무엇을 읽고 싶어 했습니까?
여가 활동: 여행, 게임, 스포츠, 공예, 뜨개질, 읽기, 정원 가꾸기, 사진, 영화 보기, 기타	**게임**: 카드, 보드게임, 퍼즐, 화투, 공기놀이, 기타	**스포츠 운동연습**: 에어로빅, 골프, 산책, 요가, 걷기, 조깅, 춤추기, 기타
문화, 종교 및 영성: 종교 예배, 조용한 기도, 침묵 활동, 기도하기, 기타 치매 어른들이 참여하기 좋아하는가?	**음악 · 예술 활동**: 음악 듣는 것을 좋아하는가? 음악 반복하여 듣기를 좋아하는가? 노래 부르기를 좋아하는가? 어떤 종류의 노래를 좋아하는가? 치매 어른들이 악기 연주를 즐기는가? 무엇을/어떤 종류를 좋아하는가?	**공예 활동**: 뜨개질, 재봉, 목공, 페인팅, 정교한 조각, 도예, 퀼트 만들기, 작은 선물상자 만들기, 설거지, 타올 짜기, 기타
애완동물: 지금 애완동물이 있습니까? 예: (　) 이름: ________ 아니오: (　)	**다른 곳에 포함되지 않은 일반적으로 관심을 가지는 것들**: 패션, 공동체를 위한 자원봉사, 다른 가족 지원, 정원 가꾸기, 함께 놀이하기, 기타	**실내환경**: 방을 자기 집처럼 느끼도록 환경 구성하기, 이전에 자기가 살았던 방처럼 꾸미기, 전화 사용 가능성, TV 시청하기(관심 있는 경우) 라디오(관심 있는 경우) 지향하는 정보 수정이 가능함, 컴퓨터 사용하기

치매 어른들의 일상생활을 진행하기 위해서 아래의 두 가지에 주목해야 한다.

- 치매 어른들의 하루 일상적인 일과: 일상생활은 우리는 물론 치매 어른들의 삶에 중요한 역할을 한다. 일상생활을 계획할 때 치매 어른들이 하루 일상에 스스로 할 수 있는 일, 작업, 역할 분담을 할 경우 자기 스스로 독립적으로 실행할 수 있는 활동, 작업, 일을 고려하여야 한다.
- 치매 어른들이 느끼는 두려움, 손실, 비극적인 사건들을 고려하여야 한다. 치매 어른들이 심리적 · 생물학적 상태에 대한 사실적 상황을 인지하는 것이

중요한 이유는 활동을 선택할 때 적용 여부를 고려해야 하기 때문이다.

– 치매 어른들이 스태프들에게 알고 싶어 하는 것이 있을까?
– 반대로 스태프들이 치매 어른들에 대해서 알고 싶은 것이 있을까?

스태프들과 치매 어른들이 서로를 알아 가기 위해 열린 마음으로 위와 같이 자유롭게 질문할 때 상호작용이 이루어진다. 스태프들이 치매 어른들의 삶, 건강, 일, 가족들과 정보를 공유하고 싶어 한다는 것은 서로가 신뢰하고, 치료에 도움을 받고, 상호작용을 위해서 중요하다(Tom & Brenner, 2012).

수집된 정보:
의뢰인 / 거주자:
가족 구성원에 대한 정보:(자세히 기록할 것)
친구관계:
일, 자원봉사자:
의뢰인의 파일:
기타:
양식 업데이트하기:
날짜:
필요하다면 메모 추가하기:

즈골라(Zgola)는 직업능력과 업무 요구 사항과 관련된 사실 발견의 본질을 7가지 'Ws'로 요약했다. 7가지 Ws는 다음의 내용을 포함하고 있다(Zgola, 1987).

- What: 치매 어른들이 무엇을 할 수 있습니까?
- What: 치매 어른들이 무엇을 합니까?
- How: 치매 어른들이 어떻게 그것을 합니까?
- Which: 작업 과정에서 치매 어른들이 할 수 없는 부분은 무엇입니까?

- Why: 왜 치매 어른들은 이런/그런/저런 일과 작업을 할 수 없을까?
- Where: 치매 어른들은 어디에서 할 때 가장 잘합니까?
- When: 치매 어른들은 언제 자기 일, 활동, 작업을 가장 잘 행합니까?

치매 어른들에게 이러한 질문에 대한 대답은 몬테소리 교육방법의 다음 단계 모델로 넘어가서 연결할 수 있는 중요한 근거를 제공한다.

Ⅳ. 프로그램과 관찰목적을 연결하는 치매 계획서

1. 치매 치료를 위한 몬테소리 방법의 2번째 단계 실행하기

1단계에서 수집한 모든 기록을 검토하여 치료할 수 있는 가능성이 있는지 없는지를 확인하고 판단하는 것이 2단계에서 중요한 작업이 된다. 즉, 치매 어른들에 대한 관찰을 통해 최대한 많은 정보를 얻고 많은 것을 알아두는 것이 중요하다. 이때 스태프들의 관찰능력과 기술을 요구한다. 치매 어른들의 행동에 대한 궁금증을 다음과 같은 질문을 하면서 관찰하고 또 관찰하여 해결해 나아가야 한다.

- 무슨 일일까?
- 왜 이런/저런/그런 일이 일어날까?
- 왜 그런 행동을 할까?
- 언제 이런/저런/그런 일이 일어나는 것일까?
- 언제 이런/저런/그런 일이 일어나지 않을까?

스태프들은 계획하고 실행하는 것을 돕기 위해 자기가 알고 있는 정보를 최대한 활용하여야 한다. 또한, 스태프들은 치매 어른들로부터 학습한 내용, 즉 목적, 능력평가, 관심평가에서 발견한 정보, 프로파일을 포함하여 다음의 사항을 고려하면서 프로그램을 계획하여야 한다(Zgola, 1987).

- 치매 어른들이 지금 할 수 있는 일은 무엇입니까?
- 치매 어른들은 지금 무엇을 합니까?
- 치매 어른들의 지금 상태는 어떻습니까?
- 치매 어른들이 작업 과정에서 할 수 없는 부분은 무엇입니까?
- 왜 치매 어른들은 이런/저런/그런 일들을 할 수 없습니까?
- 치매 어른들이 가장 잘하는 것은 무엇입니까?

스태프들은 정보를 활용하여 치매 어른들을 위한 몬테소리의 활동 계획 양식에 서술되어 있는 목표와 활동 프로그램 관찰 내용과 연결하여 작성하여야 한다.

항상 행해야 할 일들은 다음과 같다.

- 단기 및 장거리 목표를 수립할 때 기본 원칙을 준수하고 환경 지원을 포함하여 모든 유형의 프로그램을 준수한다.
- 몬테소리 방법과 원리에 의한 치료교육학을 선택하기 위한 최선의 방법을 고려하여야 한다(역할, 일상, 개별 활동, 그룹 · 공동체 · 협력 활동, 개인과 환경에 관한 메모리 지원).

2. 치매 어른들에게 “왜 이런 일들이 일어났을까요?”라고 질문을 시작하기

스태프들은 관심을 가지고 치매 어른들에게 “왜 이런 일들이 일어났을까요?”라고 질문을 시작해야 한다. 또한, 사실을 발견하는 단계에서 나열된 모든 정보를 수집한 다음 실행할 수 있는 계획을 준비하여야 한다. 이 단계에서 개인의 치매 정도에 대해 알게 될 것이며, 이 정보를 사용하여 개인의 능력 수준을 결정할 수 있다. 즉, 치매 어른들의 능력, 관심, 평가를 고려해서 활동을 계획한다. 스태프들은 개인의 필요와 관심에 대한 중요한 세부 사항을 발견하여 고려한 다음 행동에 관한 중요한 정보를 수집한다. 이러한 모든 세부 사항을 고려한 다음 우선적으로 활동 범주를 참조하고 능력, 관심, 평가, 참가자 프로필 형식을 참고하여 참여하기를 원하는 욕구와 행동을 고려하여야 한다.

계획을 개발하는 첫 번째 단계는 다음과 같은 간단한 질문으로 시작할 수 있다.

- 무슨/어떤 일이 일어나고 있는가?
- 왜 그런/저런 행동을 하는가?
- 왜 이런/저런 일이 일어날까?
- 언제 이런/저런 일이 일어나는 것일까?
- 언제 이런/저런 일이 일어나지 않을까?

위 같은 질문들을 모델의 2단계에서 스태프들이 안내하여야 한다. 치매 어른들의 행동 문제에 대해 의심이 있을 경우 항상 다음과 같은 질문을 반복해서 물어보아야 한다.

- 무슨 일이 있어요?
- 왜 이런/저런/그런 일이 일어나는 거예요?
- 왜 이런/그런/저런 행동을 하시는 거예요?

- 언제 이런 일이 일어났어요?
- 언제 다시 이런/저런/그런 일이 일어나지 않을까요?

이러한 질문은 대개 중재하거나 프로그램 목적으로 안내하는 데 중요한 해답이 될 수 있다. 앞에서 여러 번 반복하여 언급한 것처럼, 치매 어른들의 모든 행동은 의미를 지니고 있으며, 요구가 충족되지 않았기 때문에 도전적이거나 어렵고 예상하지 못한 행동을 야기하는 것이다. 치매 어른들 개인의 요구가 충족되지 않아 나타나는 이러한 행동을 반응형 행동이라고 한다(Gail, 2013).

만약, 스태프들이 치매 어른들의 프로필에 기록된 것을 자세히 이해한다면 그들에게 왜 이런 일이 일어났는지, 왜 그런 행동을 하는지, 언제 이런 일이 다시 일어나지 않을지에 대한 질문의 답을 찾아서 치료에 적용할 수 있을 것이다. 이러한 내용은 몬테소리의 『어린이 신비(*Il segreto del bambino*)』에 잘 나타나 있다.

중요한 것은 치매 어른들이 일이나 작업에 몰입할 때 좋아하는 무엇/어떤 것을 찾아 행동한다는 사실이다. 치매 어른들이 자신의 능력에 준하는 목적을 달성하고 의미 있는 작업과 활동을 즐길 때 치매 특성에서 나타나는 이상행동이 사라지는 경향이 있다.

3. 치매 어른들의 건강 상태 기록하기

치매 어른들의 건강 상태는 인지적 · 신체적인 측면을 구분하여 기록하여야 한다. 건강 상태 기록은 다음을 참조할 수 있다(Gail, 2013).

1) 치매 어른들의 인지적 · 신체적 건강 상태 기록하기

인지적 상태

□ 치매 □ 알츠하이머 □ 혈관계
□ 전두엽 □ 루이소체치매 □ 기타
단계: □ 초기 □ 중기 □ 후기

시간, 장소 및 사람에 대한 방향 잡아가기

□ 완전히 방향감각이 있음
□ 친숙한 환경에서만 방향감각이 있음
□ 방향감각이 없으므로 방향 안내가 필요함
□ 대부분의 정보, 모든 정보의 방향 지시표 제공이 필요. 다른 불안한 마음이나 걱정되는 상황이 있다면, 자세히 설명해 주도록 안내한다.
□ 환경적 단서 권장(방향 지시판)
□ 환경에 표지판, 지시판 부착할 것, 자기 방, 화장실, 식당에 가는 방향 표시판 부착할 것)
□ 비망록/일정표, 시간표
□ ADL 작업 분류. 모든 장소에 게시판 표시
□ 메모리 북
작업 수행:

신체적 상태

능력: 주의 사항 기록: 해당하는 열 선택하기
– 해당 없음
– 독립적으로
– 지원
– 필요한 것 모두 지원하기

보살핌을 필요로 하는 부분	독립적	부분적 도움	완전 도움	비고
걷기: 지팡이가 필요함				
휠체어				
걷는 사람들				
화장실 가기				
식사 도와주기				
씻기				
머리 손질				
세수, 손, 손톱 닦기				
이동하기: 침대로 이동하기, 휠체어로 이동				
전반적인 위생				
전화 사용하기				
컴퓨터 사용하기				
경제 관리하기				
양치질하기				
목욕하기				

기타 사항:
치매 어른들이 스태프들의 도움과 보살핌을 좋아하고 원하는가?

우울증

☐ 전혀 없음
☐ 조금
☐ 깊은 의미 작용(심각함)
단계 및 세부치료의 정보 제공에 참여하고 삶의 동기 부여에 미치는 영향 활동에 관여한다.

관절염

제한 사항 확인 및 설명: 그 기능을 확실히 하기 위해 관리

기능	훌륭	중간	부족
뻗치기			
파악반사			
사물 조작하기			

섬망 증상

섬망을 치료하기 위해 갑작스러운 상태 변경이 확인되었다.
후속 조치:

어떤 손을 사용하나요?

☐ 오른손 ☐ 왼손

통증

종종 통증이 있습니까? 어디에 있습니까?
☐ 가끔 통증이 있다.
☐ 통증이 거의 없다.
참고 사항: 통증이 있는지 항상 관찰하기
치료를 받는 중 통증 행동이 보고되었는지 확인

시력 및 청력

시력 및 읽기 평가 완료
날짜:
☐ 읽을 때 안경 필요
☐ 항상 안경 필요, 글자 크기 정도
읽을 수 있는 언어 :
☐ 보청기 필요
마지막으로 배터리 확인 날짜:

학습의욕동기:
☐ 보통 활동에 참여하기를 원함
☐ 가끔 관심 가짐
☐ 가끔 관심 가지지만 격려 필요
☐ 활동에 관심 없지만 관찰 필요
☐ 혼자 있고 싶어 함
주의 사항:

의사소통 기술능력:
☐ 대화를 할 수 있다.
☐ 대화를 할 수 있는 약간의 능력
☐ 대화를 할 수 있는 최소 능력
즐겨 이야기하는 내용:

2) 관심 가지기: 치매 어른들이 무엇을 즐거워하는지 변별하기

가정에서 하는 작업	사회적 관계	읽기
□ 요리 □ 세탁 □ 청소 □ 쇼핑 □ 홈 장식하기 □ 집수리 □ 기타	□ 방문 가족 □ 방문 친구 □ 사회적 계획 수립 □ 재미있는 추억: 어떤 주제가 가장 즐거운가요?	치매 어른들은 무엇/어떤 것을 읽기를 원하고 좋아하십니까? (예: 신문, 동화책, 단편소설, 잡지, 베스트셀러)

여가 활동	게임	스포츠/운동
□ 여행, 게임 □ 스포츠 □ 그림 그리기 □ 공예 □ 음악 듣기 □ 독서 □ 정원 가꾸기 □ 계보 □ 사진 촬영하기 □ 영화 보기(어떤 종류?)	□ 윷놀이 □ 보드게임 □ 퍼즐 □ 화투 □ 기타	□ 스포츠댄스 □ 헬스 □ 오자미 던지기 □ 조깅 □ 공 던지기 □ 요가
문화, 종교, 영적 활동	**음악**	**공예**
치매 어른들이 선호하는 종교 활동 참여 □ 예배 □ 조용한 기도 □ 안내기도 □ 찬송가 부르기 □ 봉사하기 □ 성경 공부하기 □ 기타	□ 음악 듣기 □ 악기 연주하기(예: 하모니카, 기타, 북) □ 음악의 종류: 동요, 전래노래, 애창곡 □ 연주할 수 있는 악기는?	□ 뜨개질 □ 바느질 □ 목공 □ 만다라 그리기 □ 조각 □ 그림 그리기 □ 도자기 □ 점토놀이 □ 기타
애완동물	**다른 항목에 포함되지 않은 사항**	**자기 방 환경**
치매 어른들이 지금 애완동물을 키우고 있나요? □ 예(이름:) □ 아니오 치매 어른들의 가족이 애완동물을 키우고 있었나요? 상세히 기록할 것:	□ 패션 □ 자원봉사 □ 가족 도우미	□ 방이 집처럼 느껴진다. □ 방은 이전의 자신을 반영한다. □ 전화 사용 가능 □ TV 시청 가능(관심 있는 경우) □ 라디오 청취(관심 있는 경우) □ 사용 가능한 방향 정보 수정 필요:

4. 치매 어른들을 위한 일상생활

일상생활은 치매 어른들의 삶에서 중요한 부분을 차지한다. 그러므로 스태프들은 일상생활의 진행을 확인하고 더 추가적으로 할 수 있는 활동과 작업에 무엇/어떤 것들이 있는지 고려하여야 한다. 일상생활은 치매 어른들의 삶에 의미 부여, 비전, 희망, 꿈, 목표를 가지고 즐겁게 생활할 수 있는 가장 중요한 부분이다.

다른 한편으로, 치매 어른들이 가지는 두려움, 이미 잃어버린 손실된 사건, 더욱이 비극적인 사건에 대해서 스태프들이 알고 있어야 하는 중요한 이유는 그들이 활동을 선택할 때 이 정보를 고려하여 상처를 안고 있는 사건들과 관계된 작업을 피해야 하기 때문이다. 문서 기록의 목적은 치매 어른들을 치료할 때 교육방법과 교육내용으로 활용하여야 하기 때문이다.

그래서 스태프들이 항상 해야 하는 질문으로 "제(스태프)가 치매 어른에게 무엇/어떤 것을 알려고 하는지요?", "저(스태프)에 대해서 알고 싶은 것이 있으신지요?" 등이 있다. 이처럼 스태프들이 치매 어른들에게 열린 마음, 열린 자세를 가지고 질문한다면 서로 상호작용에 긍정적인 효과를 가져올 수 있다. 치매 어른들도 스태프들과 스토리텔링, 이야기 나눔을 통해서 무엇인가 중요한 것을 질문하고 자기의 마음속에 가라앉아 있는 흔적들을 말할 수 있는 기회를 가지는 것이다. 몬테소리가 어린이들의 정상화 진화과정에서 가장 중요한 것이 사랑이라고 언급했듯이 치매 어른들에게도 사랑이 전제되어야 한다.

치매 어른들의 하루 일과, 건강 상태, 직장, 가족관계에 대한 질문들은 몬테소리 방법 모델의 다음 단계에서 더 효과적인 치료를 위한 근거를 제공한다.

수집된 정보:

☐ 치매 어른, 거주자	☐ 가족 구성원 세부 정보
☐ 친구들	☐ 일 또는 자원봉사 동료
☐ 고객 정보	☐ 기타

업데이트 양식: 업데이트 양식은 항상 새로운 정보를 수집하면 기록하여야 한다.

날짜: 방법:

즈골라는 7가지 'Ws' 요소가 직업적이고 기능적인 측면에 관련된 사실을 발견하였으며(Fact Finding), 치매 어른들에게 본질적인 접근과 작업의 관계를 파악하고 이해하는 데 많은 도움이 된다고 강조하였다. 치매 어른들을 위해서 스태프들, 교육 담당자, 치료사들은 수집된 정보를 요약하여 그 정보를 치료방법과 내용에 적용하여 몬테소리의 과학적 교육학에 접근하는 방법을 선택해야 한다. 프로그램화에 대해서 생각하는 것에 대한 답들은 다음에 요약되는 즈골라의 질문에서 찾을 수 있다(Zgola, 1987).

- 치매 어른들이 무엇을 할 수 있을까?
  : 잔존능력과 잔존기억의 관계
- 치매 어른들이 무엇을 하고 있는가?
  : 치매 어른들이 하고 있는 일과 할 수 있는 일의 능력
- 치매 어른들이 어떻게 하고 있는가?
  : 일의 순차적 방법
- 치매 어른이 수행할 수 없는 작업은 무엇인가?
  : 잔존능력과 잔존기억의 상실 · 저하 · 약화 정도 진단
- 치매 어른은 그런/이런 작업/일을 수행할 수 없는가?
  : 정확한 치매 상태와 정도 진단

- 치매 어른들이 일생 동안 습관으로 남아 있는 것은 무엇인가?
  : 어린 시절, 특히 유아기와 아동기 때 길들여진 잔존습관
- 치매 어른들은 언제 작업/일/활동을 가장 잘 수행할까?
  : 집중화 현상과 몰입 시간

이러한 질문에 대한 답변은 몬테소리 방법 모델의 다음 단계로 이동하기 위한 중요한 근거를 제공한다. 그러기 위해서 스태프들은 치매 치료 원리를 잊지 말고 몬테소리 교수방법의 심오한 철학과 인간, 환경에 대한 존엄성에 주목하여야 한다.

5. 계획을 개발하고 실천하는 데 도움이 되는 정보 사용하기

치매 어른들을 위한 프로그램을 개발하고 실천하기 위해 정보를 수집하는 것도 중요하지만 예방수칙으로 하루에 30분 이상 3일 동안 조깅하기, 생선과 채소 위주로 식사하기, 읽기와 쓰기 훈련하기, 금주, 금연, 뇌 손상을 예방하기 위해 머리 다치지 않기, 정기적인 건강검진으로 조기에 치매를 발견하기, 사회적 관계를 통한 의사소통을 근본적으로 생각해야 한다.

스태프들은 계획을 개발하고 실천할 때 도움이 되도록 아래의 사항들을 활용하여야 한다.

- 작성한 양식에 수집된 원칙과 정보를 정밀하게 검토하여야 한다. 스태프들이 치매 어른들을 정확하게 알게 되면 정확하게 목표를 설정할 수 있다.
- 몬테소리 방법으로 목표와 활동을 연결시켜 계획한다. 따라서 몬테소리 교육원리와 방법을 정확히 알고 실제에 적용하여야 한다.

스태프들은 치매 어른들이 알고 있는 지식을 지혜롭게 시험해 보는 것도 중요하다. 아래에 제공된 공간에서 치매 어른들이 지금 기억하고 있는 원칙을 열거해 볼 수 있다.

- 어느 것이 기억하기 쉬운가?
- 치매 어른들이 필요로 할 때마다 필요로 하는 모든 것을 기억할 수 있도록 어떤 방법과 기술을 창조해 낼 수 있을까?

치매 어른들의 기억을 돕기 위해서 모든 것을 기억할 때까지 큰 글자체로 인쇄하여 필요할 때 참조할 수 있도록 보이는 곳에 걸어 둘 수 있다. 치매 어른들이 기억하는 내용을 서식으로 만들어 기록하면 다음 치료 시간에 도움이 된다.

기억하는 내용 기록하기

치매 어른들이 기억하는 내용이 많으면 많을수록 스태프들이 도울 수 있는 방법이 다양해지기 때문에 많은 것을 기억하여 기록하도록 돕는다.

기억한 사건 내용 기록하기					
1		5		9	
2		6		10	
3		7		11	
4		8		12	

우선 스태프들이 프로그램의 모든 측면에 원칙들을 적용하여 통합하는 것의 중요성을 확실하게 파악한 다음, 치매 어른들의 능력, 과거와 현재의 관심을 평가한다. 평가는 치매에 대한 몬테소리의 4가지 영역의 활동 형태의 윤곽을 참고하여야 한다. 체크리스트는 치매 어른들의 강점뿐만 아니라 해결해야 할 영역을 변별

하는 데 도움이 되도록 해야 한다. 다음 단계로 프로그램 참여자 프로필에서 수집한 정보를 참고한다. 치매 어른들의 모든 정보는 역할, 하루 일과, 활동을 비롯하여 프로그램으로 구성하여 공식화하고, 치매 어른들의 참여를 지원하는 데 필요한 환경을 준비하고 수정하는 데 도움이 된다.

스태프들은 언제든지 단기 · 장기 목표를 계획할 때 기본 원칙을 중요시하여 환경 지원을 하고 모든 유형의 프로그램을 실행하여야 한다. 몬테소리 방법, 원리, 치료교육 철학을 선택하기 위한 최선의 방법인 역할, 일상, 개별 활동, 그룹 활동, 개인과 환경을 고려한 메모리 지원을 고려하여야 한다.

6. 치매를 위한 몬테소리 교구방법 계획하기

치매 어른들을 위한 몬테소리 교구 작업은 5개 영역으로 구분되지만, 일상을 제외한 4개 영역이 일상과 연결되어야 한다. 치매 어른들의 지금 현재 일상생활은 기억상실로 인해 회복이 불가능한 상태이기 때문에 언어, 수, 감각, 우주영역이 일상영역과 연결되어 그들을 다시 독립적인 삶을 살아갈 수 있도록 도와주어야 한다. 4가지 활동 단계로 구성되어 있으며, 모델의 1단계에서 수행한 작업에서 수집한 정보를 활용하여 완성하여야 한다. 몬테소리는 관찰은 어린이들의 교육방법과 교육내용에 적용되는 핵심 과정이라고 강조하였다. 몬테소리는 어린이들의 행동을 주의 깊게 관찰하면 그들의 욕구, 작업에 몰입이 충족되는지, 그렇지 않은지 곧 알게 될 것이라고 경험을 통해서 확신했다. 어린이들과 마찬가지로 치매 어른들의 모든 행동에 의미가 있을 것이라고 확신하게 된 것도 같은 이유에서이다. 실제로 몬테소리는 어린이들을 관찰하면서 그들에게 "왜 이런 일이 일어날까?"와 같은 질문을 수없이 반복하였다(조성자 역, 1996). 몬테소리는 "이 어린이는 무엇을 필요로 하는가?", "교사가 어린이들의 행동을 관찰할 때 어떤 욕구가 충족되고, 충족되지 않았는가?"를 관찰을 통해 이유를 발견하면 교사가 다음에 작업해야 할 일에 대해 더 올바른 결정을 내릴 수 있다고 하였다.

스태프들은 치매 어른들의 과거에 대해 알아낸 정보를 현재의 관찰에 포함할 때 효과적인 치료를 할 수 있다. 그러므로 지속적으로 관찰한 결과를 프로그램에 반영한 아이디어가 여러 측면과 다양한 범주에 통합적으로 작용한다는 점에 유의하여야 한다. 인간 모두는 다양한 욕구를 가진 복잡하고 다양성을 지닌 존재이다.

치매 어른들이 작업에 참여한 경험이 많으면 많을수록 반복적인 작업으로 지루해할 수 있기 때문에 의미 있는 새로운 작업을 필요로 하고 원할지도 모른다. 그럴 경우 치매 어른들은 자기가 지도자, 안내자, 촉진자가 되고 싶어 하는 욕구를 나타내는 것을 볼 수 있다. 치매 어른들은 치료 경험으로 읽을 수 있고, 다른 사람들과 친사회적 활동을 즐기고, 다른 사람들을 사랑하고 보살필 수 있다.

독서 그룹에 참여한 치매 어른들은 다른 치매 어른들에게 도움이 될 수 있다. 이런 경우 치매 어른을 작은 그룹을 이끌어 가는 역할을 분담하는 단계가 필요하다. 무엇보다도 치매 어른들은 독서 그룹에 참여함으로써 인지적 자극을 제공하고, 그룹에서 사교적인 사람으로 변화하고, 다른 어른들과 사회적 관계를 즐긴다. 이러한 현상은 치매 어른들에게 사회문화적 관계를 이끌어 가는 리더로 변신할 수 있는 기회를 제공한 것과 같다.

치매 어른들에게 4가지 영역은 그들의 삶을 위한 다양한 요구와 관심사를 고려해 주는 기본 틀을 제공하는 모델이다. 치매 어른들과 독서 그룹을 이끌어 가는 목표를 설정하는 것은 인지적 · 사회문화적 · 종교적 · 영성적 관계라는 새로운 문화를 제공하는 것이다. 치매 어른들에게는 현재 그들이 필요로 하는 것을 과거와 현재의 재능, 능력 및 관심사를 근거로 귀중한 정보를 수집하고 프로그램을 계획하는 실제 활동이 더욱더 중요하다.

관찰은 어린이에게는 물론 치매 어른들에게도 성공적인 결과의 핵심 요소이다. 관찰은 치매 어른들을 직접 보고, 듣고, 기록함으로써 그들의 욕구가 충족되어야 할 필요성에 대한 정보를 제공하는 시스템으로 활용될 수 있다.

치매 어른들을 위한 몬테소리 방법은 관심과 능력에 따라 프로그램의 의미와 목적을 제공하는 것이 중요하다는 것을 강조하였다. 젊었을 때 부엌에서 일하는 것을 즐긴 치매 어른은 다른 작업보다 평생 동안 숙달된 부엌일에 의미와 목적을 계속해서 발견할 수 있는 즐거움을 찾게 될 것이다.

치매 어른들의 현재 일상은 좀 느리고 어색하지만, 그들은 삶을 영위할 뿐만 아니라 쥐는 것, 손과 팔의 움직임을 포함하는 요리를 하기 위한 기술과 같은 실제 생활과 관련된 기술을 유지하고 있다. 부엌일을 하던 어른은 부엌에서, 집안에서 정리정돈을 중요시하던 어른은 오늘도 수건을 접어 제자리에 놓으면서 즐거운 하루 일과를 즐기고 있다.

V. 프로그램과 관찰목적을 연결하는 치매 계획서 구성을 위한 몬테소리 방법

1. 몬테소리 교육방법, 원리와 관찰목적, 프로그램 연결하기

몬테소리 교육방법, 원리와 관찰목적, 프로그램을 다음과 같이 치매 계획서와 연결할 수 있다(Gail, 2013).

고객 이름: ______________ 날짜: ______________ 양식 작성자: ______________

관찰 영역	강점, 기술, 능력	목적을 달성하기 위한 목표 단계	권장 활동, 역할, 일상 및 환경 지원 (과거와 현재에 필요한 활동, 기술 및 능력에 기초함)
일상생활 영역	**관찰 내용:** 강점, 기술, 능력 이해:	**목적:** 목적을 달성하는 단계 (단서 권장 사항 포함)	역할: 일상: 활동: 신호:
사회문화적 영역	**관찰 내용:** 강점, 기술, 능력 이해:	**목적:** 목적을 달성하는 단계 (단서 권장 사항 포함)	역할: 일상: 활동: 신호:
감각적 영역	**관찰 내용:** 강점, 기술, 능력 이해:	**목적:** 목적을 달성하는 단계 (단서 권장 사항 포함)	역할: 일상: 활동: 신호:
인지 영역	**관찰 내용:** 강점, 기술, 능력 이해:	**목적:** 목적을 달성하는 단계 (단서 권장 사항 포함)	역할: 일상: 활동: 신호:

4가지 활동 범주를 여러 번 강조한 이유는 목표와 목적을 설정할 때 영역별 목적이 제시되어야 하기 때문이다. 저자는 치매 어른들에게 다양한 정보를 제공하고 반복 작업을 하는 것이 기억 회복을 할 수 있도록 안내하는 올바른 길이라고 확신한다.

앞 표의 정보를 활용하여 몬테소리 프로그램 양식의 목표를 설정할 수 있다. 여기서 힘이나 에너지는 개인의 활동을 실행할 수 있는 능력을 의미한다. 아래의 도표는 3가지 요인을 포함하고 있다. W.O.W 양식은 누가(Who), 관찰(Observation), 무엇(What)의 약자로서 의미는 누가, 무엇을, 관찰할 것인가에 답을 주는 양식이다.

W: 누가(Who)	O: 관찰(Observation)	W:무엇(What)	비고
스태프들은 치매 어른들에 대해 무엇을 알고 있나요? 관심, 기술, 능력 좋아하는 것과 싫어하는 것 스태프들이 치매 어른들에 대해 알고 싶어 하는 것: 과거: 현재: 날짜: 치매 어른 이름 : 위치: 담당자:	무엇이 보이시나요? 대응적 행동: 언제, 왜? 질문: – 왜 이런 일이 일어나는 거죠? – 언제 이런 일이 일어날까요? – 언제 이런 일이 일어나지 않나요? – 무슨 일인가요? (긴장함, 환경적 단서를 고려하면서, MMD 원칙이 준수되었는지 여부를 치매 어른들 각자에게 물어보기, 행동을 변화시키기 위해서 무엇을 할 수 있는가?) 개인의 요구 사항을 해결하는 데 있어 가장 중요한 우선순위는 무엇입니까?	무엇을 하려고 합니까? 치매 어른들의 욕구를 충족시키려고 할 때 4가지 프로그래밍 영역을 생각해 보십시오. – 사회적 · 문화적 · 영성적 – 실생활(작업 중단을 잊지 마십시오.) – 인지 · 감각 프로그래밍: 무엇/어떤 것을 하시기 원하십니까?(권고안을 실천할 때 원칙을 준수해야 한다.)	

2. 4개 영역을 위한 준비된 환경과 사람에 중점을 둔 4가지 활동 범위를 활용하여 활동 개발하기

치매 치료를 위한 몬테소리 프로그램의 원리는 치매 어른들을 정확하게 알아서 치매 정도와 준비된 환경에 중점을 두고 활동을 개발하여야 한다. 치매 어른들, 즉 사람과 준비된 환경에 중점을 두면서 중요하게 고려할 사항은 다음과 같다(Gail, 2013).

- 기능을 향상시키고 강화하기
- 시간, 장소, 사람에 대한 방향을 지원하기
- 치매 어른들 뒤에 숨어 있는 사건, 역사, 사람 발견하기
- 치매 어른들이 다른 사람들과 서로 보살피면서 살아가는 공동체 만들기

치매 어른들을 위한 4개 영역의 중요한 요소와 적용방법은 다음과 같다.

A. 일상생활영역 적용에 필요한 요소

- 치매 어른들에게 신체적으로 보살핌을 받고 있다는 사실을 확인시키고, 자신이 살아가는 환경이 안전하다는 확신을 갖게 하며, 안전하고 평화로운 준비된 환경을 지원해 준다.
- 스스로 독립적인 생활을 할 수 있도록 필요에 따라서 언제든지 지원해 주어 스스로 할 수 있는 일, 작업, 활동을 하도록 적극적으로 지원해 준다.
- 치매 어른들이 일상적이고 실용적인 삶을 살아가도록 운동능력을 강화하고, 운동 조정을 반복하고 유지하는 것은 물론 향상시키는 것을 포함한다.
- 치매 어른들을 위한 운동영역은 환경에 참여하는 데 관심을 촉진시키고 능력과 독립성을 유지하고 향상시키는 역할을 한다.
- 일상영역은 치매 어른들이 독립적인 생활을 유지하고 강화하기 위한 활동이다.

- 일상영역 구성은 선택방법, 선택 순위를 정하는 것이 중요하다. 예를 들어, 우선적으로 중요한 것부터 시작해서 단계적인 중요성을 고려하여 구성하여야 한다.
- 치매 어른들이 안전하게 이동할 수 있는 환경과 공동 작업에 참여를 높일 수 있어야 한다.

B. 감각영역 적용에 필요한 요소

- 감각영역은 치매 어른들에게 감각자극을 강조하여 활동을 강화하고 훈련하는 것이다.
- 감각 프로그램은 시각, 청각, 미각, 촉각, 후각을 포함하여 감각운동을 훈련하는 영역이다.
- 치매 어른들이 선택한 활동, 치매 어른들이 살아가는 주변 환경에서 감각적 경험을 통해 감각에 자극을 받도록 환경을 지원한다.
- 감각에 영향을 미치는 활동의 중요한 목적, 예를 들면 소리 분류 또는 이차적 응용 보조 기능들을 중요시한다.
- 치매 어른들의 서술 기억이 손상되었기 때문에 응답이 필요한 변별 행위를 훈련할 때 참가자 앞에 응답이 있는 카드를 놓아두는 것이 중요하다.
- 치매 어른들에게 감각을 훈련할 수 있는 모든 교구를 제시하여 변별력을 훈련한다.

C. 인지영역 적용에 필요한 요소

- 인지적 자극은 치매 어른들의 기억상실을 회복시킬 수 있다(Tsolaki, 2010).
- 인지적 자극은 기억상실로 어려움을 겪는 치매 어른들에게 중요한 요인이다.
- 인지적 자극은 문제 해결, 의사결정 추론, 추억, 치매 어른들이 살아가고 있는 세상과 중요한 연관성을 가지는 동시에 마음을 풍요롭게 만들어 다양한 의미 있는 활동에 참여할 수 있게 한다.
- 인지적 영역은 일상생활활동부터 과학, 지리, 역사, 생물, 음악, 미술 및 창

조성, 세계 탐험에 이르기까지 모든 것을 포함한다.

- 인지능력을 향상시키기 위해 치매 어른들이 독립적으로 활동할 수 있도록 환경을 지원하고 재능과 기술을 활용하여 일상을 지속하도록 촉진해야 한다.
- 친절하고 존중하는 언어를 사용하여 치매 어른들의 자존감을 높여 주고 인정받는다는 느낌으로 일상생활을 함으로써 삶의 질을 높여 준다.
- 감각자극에는 사물과 낱말 카드 맞추기, 분류 카드와 같은 감각교구들을 활용한다. 이는 감각자극훈련뿐만 아니라 카드를 어디에 놓아야 하는지 선택하고 생각해야 하는 인지적 활동이다.
- 손으로 잡아 지정된 위치에 놓는 동작은 일상생활활동에 필요한 요소이다.

D. 사회문화적 관계, 영적 생활과 연결하는 데 필요한 요소

- 치매 어른들에게는 즐거움을 가져다주는 활동이 중요하다.
- 문화는 개인적인 흥미, 공동체, 세계 탐험에 이르기까지 다양한 경험을 제공한다.
- 생명의 불꽃 프로그램은 독립적인 활동, 유머, 창조성을 지원하고 개인이 자신의 사회적 기술을 활용하고 심지어 개발하도록 권장한다.
- 치매 어른들이 환경에 대해 사회적 신뢰감을 가질 수 있고, 자기표현력, 대인관계, 사회적 친밀감과 확신감을 높여 주고, 서로 보살피고, 나눔을 즐기고 돌봄을 받는 분위기를 제공하는 것이 중요하다.
- 치매 어른들에게 자기표현을 강화하는 것은 주변의 다른 사람들과 친밀한 사회적 관계를 유지하게 하기 위한 것이다.
- 치매 어른들에게 사회문화적 연결의 구성 요소에 자기 관리, 품위 유지, 일상생활을 하는 데 필요한 기본적인 예의범절이 포함되어야 한다.
- 치매 어른들에게 인사하는 습관, 다른 사람들을 돕는 것, 방문하기, 친분관계를 통해서 사회적 관계를 향상시킨다. 즉, 손을 흔들어 반가움을 표현하기, 큰 소리로 다른 사람을 방해하거나 비명을 지르지 않도록 일상적인 예의

를 포함시킨다. 치매 어른들에게 가장 중요한 것은 자기 관리이다.

- 치매 어른들을 영성적인 삶으로 안내하는 것은 삶의 에너지를 불어넣어 주고 즐거움을 나누며 살아가도록 돕는 것이다. 일생 동안 가지고 살아온 자기 종교의 가치와 믿음을 인정하고, 영성적인 삶의 태도를 가지도록 환경을 제공해 주고 안내해 주는 것이다(예: 작은 기도실, 기도에 필요한 재료들, 십자가, 묵주, 목탁, 성경책, 불경 등).
- 치매 어른들이 자기 관리, 품위 유지, 예의 바름, 인사하기, 다른 사람들을 돕고, 방문하고, 사회화 과정에서 규범과 질서를 유지하도록 돕고, 규칙적인 생활하기, 규칙적인 운동하기, 서로 인사하고 악수하는 것을 포함한다.
- 누군가가 식사를 하는 사람들을 맞이할 수 있고, 다른 사람이 자신의 길을 독립적으로 찾아갈 수 있을 때까지 새로운 사람을 식사에 초대할 수 있으며, 연결하기, 사랑하고, 소속감에 관련된 사회적 활동하기, 추억과 만남의 기회를 제공하는 일상과 연결하여 개발할 수 있다.
- 독서를 즐기는 치매 어른들과 사회적 연결고리를 만드는 목적으로 다른 주민이 방문할 수 있으며, 능력을 발휘할 수 있는 무언가를 제공한다. 너무 오래된 책보다는 읽기 쉽고, 이해하기 쉬운 최근 베스트셀러를 준비하는 것이 좋다.
- 치매 어른들의 경우 우선적으로 고통스럽지 않은지 확인한 다음 그들을 환경에 참여시키고, 하루에 할 일의 역할과 목적을 연결하도록 돕는다.
- 치매 어른들이 활동에 적극적으로 참여하여 즐길 때 과잉행동과 행동불안 현상이 사라진다.

몬테소리 프로그램 영역의 지표

다음은 치매 어른들의 능력, 관심, 교구를 활용할 수 있는 능력을 평가할 수 있는 지표들이다. 스태프들은 차트에 기록된 치매 어른들의 정보를 활용하여 몬테소리 프로그램의 진행 목표를 설정할 수 있다.

치매 어른 이름: ________________ 집 주소:

방 번호: 날짜:

일상생활의 실천활동			감각			인지			사회 & 문화		
A	B	구별	A	B	구별	A	B	구별	A	B	구별
□	□	걷기	□	□	색			다음 내용을 포함한	□	□	품위 & 예의
□	□	사물 옮기기	□	□	모양			세계 탐험	□	□	단체 활동
□	□	옷 접기	□	□	소리	□	□	역사	□	□	역할
□	□	단추 채우기	□	□	촉각(예: 부드럽다,	□	□	음악	□	□	방문
□	□	지퍼 올리고 내리기			단단하다, 거칠다)	□	□	예술	□	□	그/그녀의 주변
□	□	옷 입고 벗기	□	□	크기 또는 모양	□	□	창의력			환경과의 연결
□	□	열고 닫기	□	□	맛	□	□	지리학	□	□	대화하기
□	□	열기(서랍, 병 또는	□	□	냄새	□	□	과학	□	□	기쁨을 주는 활동
		너트 & 볼트)	□	□	기타	□	□	생물학, 생명체에	□	□	활동은 환경의 개
□	□	도구 사용하기						관한 관계(인간, 동			인 관심사와 연결
		(절단기 포함)						물, 식물)			된다.
□	□	따르기						다음을 통해 탐색	□	□	사회적 역할
□	□	뜨기						할 수 있다.	□	□	대인적 연결에 필요
□	□	화장실				□	□	분류			한 지원 보살핌과
□	□	개인 관리				□	□	읽기			보살핌의 분위기
□	□	위생				□	□	게임	□	□	대기
□	□	개인 재정 상태				□	□	퍼즐	□	□	존재
		(예: 수표 발행)				□	□	중요한 정보 수용	□	□	필요
□	□	잘 먹기						하기			
□	□	스스로 먹기				□	□	의사결정			
□	□	쇼핑하기				□	□	선언적 기억			
□	□	문제 해결				□	□	감소를 지원하기 위			
□	□	봉사활동						해 외부신호 필요			
□	□	약물 복용						메모리 북 권장			
□	□	식사 준비				□	□	큐카드(사용/필요			
□	□	집 정리정돈						가능)			
□	□	수리				□	□	일별 일정(사용/필			
□	□	전화 사용						요/권장 가능)			
□	□	컴퓨터 사용									

- A열: 적절하게 순서를 정하여 평가함으로써 기술, 정체성, 능력, 관심사를 변별할 수 있다.
- B열: 어떤 영역에 집중할 것인지 결정하여야 한다. 표의 어느 한쪽에 번호를 확인하여야 한다. 예를 들면, 1은 가장 중요하고 2는 다음으로 중요함을 의미한다.

3. 몬테소리 프로그램의 원리

몬테소리 프로그램의 원리는 이미 언급한 내용이지만 치매 어른들에게 적용하기 위한 프로그램 계획을 세울 때 반드시 원칙을 준수하여야 한다(Gail, 2013).

- 치매 어른들의 활동이 얼마나 구체적이고, 정확하고, 원칙을 준수하고 있는지 고려하여야 한다. 즉, 5가지 감각훈련을 얼마만큼 포함하고 있는지 고려하는 것이다.
- 치매 어른들을 위한 활동에 사용할 교구를 선택할 경우 교구의 구성 요소, 교육적 효과, 구조, 작업 과정의 복잡성을 고려하여야 한다.
- 치매 어른들의 활동 오류를 제어할 경우 프로그램 참여자들이 자기의 활동을 실패가 아닌 성공적으로 수행했기 때문에 자기의 성공에 스스로 만족한다.
- 치매 어른들이 작업 과정을 완성할 때, 향상될 때, 좀 더 높은 수준으로 이끌어 가는 것이 중요하다.
- 치매 어른들에게 작업 목적과 활동뿐만 아니라 역할과 일상에 대해 생각하고 프로그램의 의미와 목적이 포함되어야 한다.

치매 어른들을 위한 몬테소리 방법은 치매 활동의 구조화된 순서를 존중하여야 하고, 원래의 몬테소리 철학과 개발할 때 지켜야 할 일반적인 몬테소리 교육원리를 존중하여야 한다. 몬테소리 교육원리를 치매 프로그램으로 선택했을 때 치매 어른들의 활동은 그들의 활동 기능을 향상시킬 뿐만 아니라 일반적인 즐거운 경험을 제공하는 동시에 인지능력, 감각, 사회적 자극을 제공하여 치매 어른들의 생활을 향상시킨다.

4. 치매 어른을 위한 활동 선택하기

선택한 활동은 과거와 현재의 관심사, 기술, 능력뿐만 아니라 치매 어른들의 욕구를 충족시키는 데 필요한 요소들이다. 몬테소리 프로그램을 성공적으로 이끌어 가기 위해서는 다양한 활동에 관한 목록을 작성하여 실행하여야 한다. 이때 활동 목록을 작성하는 것의 출발점은 물론 작성한 목록을 근거로 새롭게 창조하고 응용할 수 있는 새로운 목록을 지속적으로 첨가하여야 한다.

몬테소리 프로그램 활동의 예는 다음과 같다.

독서(개인 또는 그룹 독서 프로그램), 메모리 북, 숟가락 잡는 연습, 따르는 활동, 짜기 활동, 소근육 활동	환경 가꾸기, 치매 어른을 보살피기. 매칭 활동, 순차배열 활동, 그룹 활동, 세대 간 활동, 협력 활동, 공동체 활동을 위한 질서와 규칙 지키기, 공동체에서 자기 위치와 역할을 수행하는 훈련하기
캠프(1999)의 몬테소리 철학에 근거한 치매 활동에 관한 저서, 연구 과제를 참고할 수 있다.	순차배열 활동은 일반적으로 테이블 위에서 가장 큰 것부터 가장 작은 것까지 위치하는 것을 포함한다. 활동, 작업을 어떻게 순차적으로 배열하는지 정확하고 명확하게 안내하여야 한다. 예를 들어, 활동하는 퍼즐 사진이나 사본이 테이블 위에 놓여 있고, 퍼즐 조각들이 어디에 놓이게 될지 정보를 제공하여야 한다.

위에 제시된 활동들은 일반적으로 치매 어른들에게 실행하는 활동으로, 프로그램을 구성할 때 출발점을 제공하는 것이다. 활동을 결정한 다음에는 환경에 대한 중요성, 역할, 일상, 수정, 지원 방법에 대한 논의와 생각이 이루어져야 한다.

요양시설에 거주하는 조ㅇㅇ 할머니의 하루 일과를 잊지 않으려고 노력하기

- 치매 환자인 조ㅇㅇ 할머니 방에는 자신이 누구인지를 알려 주는 여러 가지 정보가 걸려 있다. 조ㅇㅇ 할머니가 살아오는 동안 자기가 즐겨 했던 일, 직업, 과거의 사진들, 태어난 고향이 어디이고, 언제 태어났는지, 사랑하는 사람은 누구인지, 자기가 좋아하는 것들이 무엇인지, 형제는 몇 명인지, 자녀는 어디에서 살고 있는지 등을 알 수 있는 간단한 그림들과 기록들이 벽 게

시판에 걸려 있으므로 언제든지 게시판 내용을 볼 수 있다. 함께 생활하는 다른 치매 어른들은 조○○ 할머니가 누구인지 알 수 있을 것이다. 이것이 조○○ 할머니가 기억을 잊지 않도록 방 안에 걸려 있는 작은 게시판을 보는 이유이다.

- 치매 환자인 조 할머니를 위한 환경을 지원한다. 조 할머니는 욕실과 침실에 걸려 있는 표시판의 지침서 내용을 보고 따라 하려고 노력한다. 옷을 입고, 내 방에 있는 좋아하는 책을 보고, 아침 식사를 했는지 등이 나와 있는 표시판 기록을 본다. 점심시간이 되면 지금 조○○ 할머니가 가야 할 장소와 그 장소에서 해야 할 일을 알기 위해 자기 게시판 목록을 다시 살펴본다. 화살표가 가리키는 방향을 따라 조○○ 할머니는 공동 식당으로 가야 한다.
- 나는 내가 할 일에 대해 세부적으로 작성한 목록을 가지고 있다. 나는 내가 할 일이 있다는 것이 참으로 행복하고 좋다. 목록은 내가 오늘 어떤 활동을 해야 하는지 안내해 준다. 나는 오늘 다른 치매 어른들과 아침 독서 모임에 참석하고, 점심시간에 테이블을 세팅하려고 한다. 나는 매일 저녁 잠자리에 들기 전 함께 있었던 친구들에게 "잘 자요, 내일 아침에 봐요."라고 인사한다. 내 책상 위에 있는 기도문 책에서 취침 전 기도를 선택한다. 딸이 전화한다는 약속 시간을 잊어버렸을 때는 게시판에 적어 놓은 시간을 본다. 나는 다시 잊지 않고 기억하려고 반복적으로 외운다. 나는 아침에 식탁을 준비하는 것이 내가 친구들을 도울 수 있다는 생각이 들어 기쁘고 행복하다. 나의 계획표에 있는 사항에 오늘 하루 일과를 완성했다는 확인 표시를 하면서 습관적으로 진행한다.

5. 몬테소리 프로그램 활동을 위한 일지

치매 어른 이름		연락처	
날짜			
활동 내용			

모든 활동을 실시한 다음에 보관 일지를 기록하는 시간이 경과될수록 많은 활동 진행 상황이 기록되어 있기 때문에, 정확하게 볼 수 있는 근거가 된다. 모니터링 진행을 즐기는 사람들을 위해, 보관 일지 기록은 결과를 추적하고 성공적으로 작업에 참여했는가를 평가하는 데 도움이 된다. 치매 어른들을 위한 프로그램의 성공적인 결과를 가족은 물론 스태프들과 다른 사람들에게 홍보하여 훌륭한 기록의 장점을 알려 준다면 일지 기록을 계속하게 하는 훌륭한 동기 부여를 줄 수 있을 것이다. 중요한 것은 기록표에 기록되어 있는 치매 어른들의 다양한 정보를 검토할수록 더 다양한 것을 기억할 수 있다는 것이다.

여기에서 중요한 학습 요점을 다음과 같이 제시한다(Gail, 2013).

- 치매를 위한 몬테소리 방법 모델은 실제적인 활동을 기록하기 위한 기본 틀과 윤곽을 제공한다.
- 치매 어른들에 대한 정보 수집은 질병 차원이 아니라 치매 어른들과 마주 보며, 사람 중심으로 함께 작업한 내용과 방법에 주목하여야 한다.
- 스태프들이 사실을 발견하려는 사명감은 성공적인 결과를 가져오기 위해 반드시 필요하다. 치매 어른들의 과거에 대한 자세한 역사적 시간을 근거로 현재 일상생활에서 나타나는 기술과 능력을 발견함으로써 치료활동 목적에 맞

는 환경을 제공할 수 있기 때문이다. 또한, 실제적인 목적으로 프로그램을 적용할 수 있다.

- 치매 어른들에게 단어, 독서, 읽을 내용과 관련된 환경적 지원을 할 경우에 반드시 시력검사를 해야 하고 글자를 읽을 수 있는지 사전에 평가해야 한다.
- 몬테소리 프로그램을 구성하여 실행하고 적용할 때는 원칙을 준수하는 것이 중요하다.
- 몬테소리 4개 영역이 치매 방법의 기본적인 틀을 제공할 때 관찰, 목적, 프로그램 계획이 포함되어야 한다.
- 몬테소리 프로그램을 치매 어른들의 수준에 따라서 적절하게 제공하기 위해 작업을 분류하는 것이 중요하다.
- 치매 어른들의 작업결과는 기록 보관 일지를 활용하여 모든 활동 후에 기록되어야 한다. 기록은 시간이 지난 다음 진행 상황을 자연스럽게 모니터링할 때 큰 도움이 된다.
- 몬테소리 프로그램을 시작하면 치매 어른들이 적응하는 과정에서 다소 어색함을 느낄 수 있으며, 정확하게 작업을 실행하지 않는 경우가 있으나 실험결과 치매 어른들은 시간이 경과됨에 따라 다시 정상적인 치료가 가능해질 수 있는 확률이 높아진다(Tom & Karen, 2012).

치매 어른들의 능력과 관심도를 평가하여 4개 영역에서 개개인에게 적합한 활동을 계획하여야 한다. 치매 어른들을 위한 몬테소리 방법은 장기 목표를 수립하고 이러한 목표를 달성하기 위한 단계를 파악하는 것이다. 목표를 생각할 단계라면 참가자에 대한 모든 정보를 사용할 수 있어야 하며, 목표를 달성하기 위해 개발할 수 있는 크고 작은 단계가 중요하다. 이 단계에서 스태프들의 역할은 의미 있고 흥미 있는 몬테소리 프로그램, 원리, 방법에 근거한 활동을 새롭게 창조하여 기존의 기술, 능력, 치매 어른들이 가지고 있는 강점을 근거로 치매 어른들의 요구를 해결할 수 있어야 한다.

치매 어른들을 위한 장기 목표는 정보 수집 단계에서 수집한 세부 정보를 근거로 설정해야 한다. 정보를 얻는 순서가 중요한 것이 아니라 목표를 달성하기 위해 개발할 수 있는 크고 작은 단계를 생각할 때 활용할 수 있는 모든 정보를 얻는 것이 더 중요하다. 스태프들의 역할은 이미 가지고 있는 기존의 기술, 능력, 강점을 근거로 그들의 필요와 욕구를 충족시키는 동시에 의미 있고 관심 있는 몬테소리 작업 활동을 창의적으로 개발하여 적용하는 것이다.

다음 단계의 목표를 계획하고, 목표를 달성하기 위한 단계를 수립하여야 한다. 방황과 혼란스러운 생활을 하는 치매 어른들을 위한 연장선으로서, 목표는 다음과 같다.

- 기억 단서, 예를 들면 메모리 북을 사용하여 치매 어른들이 찾고 있는 정보를 찾도록 도와준다.
- 다른 방법으로는 다른 행동을 제한한다. 다른 사람의 방에 들어가는 것을 멈추도록 도와준다.
- 활동에 참여하여 의미를 제공하고 치매 어른들의 혼란과 무질서한 방황을 제거하는 각자 역할을 제공한다.

목표를 달성하는 단계는 목표를 달성하기 위해 취해야 할 구체적인 단계가 포함되어야 한다. 예를 들면, 메모리 북에 무엇이 들어갈지에 대한 세부 사항, 스태프들이 치매 어른들에게 기억할 수 있는 것을 기억하도록 도와주는 방법과 활동에 참여하는 치매 어른에게 주어질 역할 분담, 일상활동을 실행하기 위한 세부적인 계획이 포함되어야 한다. 치매를 가진 사람에게 부여할 수 있는 역할과 일상적인 독립은 역할을 창출하고 일상생활을 정상적으로 수행하는 것을 포함하여 환경에서 제공되는 활동과 지원을 통해 촉진하는 것이다.

스태프들이 프로그램을 계획하고 구성할 때 고려해야 할 몬테소리 교육원리는 다음과 같다.

- 활동의 구체성: 활동이 얼마나 구체적이어야 하는지 고려하여야 한다. 예를 들어, 그들이 카테고리별로 단어를 정렬할 수 있는지, 아니면 그들이 만지거나 잡기 위한 교구 · 교재가 필요한지 고려해야 한다.
- 활동에 활용할 교구 · 교재를 자유롭게 선택할 때 양적 · 질적으로 얼마나 복잡한지 고려하여야 한다(예: 퍼즐, 작업의 난이도, 교구의 복잡성 등).
- 활동 중에 발생하는 오류를 수정할 수 있게 하고 치매 어른의 작업 목표는 항상 성공으로 끝날 것이라는 희망적인 메시지를 주어야 한다.
- 필요와 상황에 따라 다양한 난이도를 선택하여 치매 어른들의 능력에 맞게 시작하여야 한다. 치매 어른들이 작업과 과제를 완료해 갈 때 성취감이 향상되기 때문이다.
- 치매 어른들의 목적과 활동뿐만 아니라 역할과 일상에 대해 생각하고 프로그램의 의미와 목적을 강조하여야 한다.

다시 강조하지만, 치매 치료를 위한 몬테소리 방법과 치매 활동은 구조화된 순서를 따르면서 몬테소리 방법으로 개발된 프로그램의 일반 원칙을 따라야 한다. 몬테소리 원리가 치매 프로그램으로 채택되면, 활동 기능을 향상시킬 뿐만 아니라 전반적인 즐거운 경험을 제공하는 동시에 인지, 감각, 사회적 자극을 제공받을 수 있는 장점을 가질 수 있다.

요양시설 거주자 김 할머니의 하루 생활의 구체적인 이야기는 다음과 같다.

1. 내 방에는 내가 누구인지에 대한 정보가 있습니다. 또한 내가 살아가는 삶을 위해 무엇을 했는지, 내가 언제 어디서 태어났는지, 사랑하는 사람은 누구인지, 내가 좋아하는 것 등을 묘사하는 그림을 봅니다. 난 종종 과거의 나의 가족사진과 친구들의 사진을 보면서 즐거워합니다. 우리 모두는 자기가 누구인지 알고 있습니다. 나는 이곳이 참 좋습니다. 우리 집 같거든요. 난 가끔 식구들이 오면 옛날로 되돌아가서 즐거움을 만끽합니다. 나의 어린 시절은 행복했습니다. 우리 부모님도 참 훌륭한 분들이었고 나를 진심으로 사랑해 주셨습니다.
2. 내가 살아가는 곳은 환경이 지원됩니다. 나는 욕실, 침실을 지침서대로 활용합니다. 나는 옷을 입고, 책을 보고, 매일 아침, 점심, 저녁 식사를 했는지 체크합니다. 나는 이제 내가 해야 할 일을 알기 위해 내 목록을 자세히 봅니다. 화살표는 내가 가야 할 곳을 가리키고 안내해 줍니다. 다른 친구들도 나를 따라서 화장실, 식당을 찾아갑니다. 참 신기합니다. 잘 찾아가거든요. 그래서 감사합니다. 친구들을 돕고 서로 의지하는 것이 습관 되어 갑니다.
3. 나는 내가 해야 할 일에 대한 세부 사항이 적힌 목록을 가지고 있습니다. 나는 할 일이 있다는 것이 좋습니다. 목록은 내가 오늘 어떤 활동을 할 것인지 알려 줍니다. 나는 오늘 아침 독서 모임에 갔고, 점심시간에 테이블을 준비할 예정입니다. 나는 매일 같은 층을 사용하는 다섯 명의 친구들에게 잘 자라고 인사를 하고 침실로 옵니다. 내 책상 위의 이 파란 책에서 내가 그들과 함께 읽을 기도문을 선택합니다. 딸이 전화할 때를 기억하지 못하면 내 메모장에서 답을 찾습니다. 나는 종종 기억을 못 할 때가 있지만 나를 잊은 적은 없습니다. 나는 여전히 다른 사람들을 돕고 있다고 느낍니다. 우리는 서로 사랑하나 봅니다. 사랑은 항상 필요합니다.

Ⅵ. 스태프들이 계획한 것 실행하기
: 현재 활동, 역할, 일상생활을 전체적으로 통합하기

1. 스태프들이 계획한 것을 실행하기

몬테소리 교육원칙을 적용한 프로그램 및 활동의 중요성은 이미 앞에서 여러 번 강조하였다. 프로그램과 활동이 진행되는 동안 원칙을 확인하는 것보다 활동을 시작하기 전에 원칙을 검토하고, 완료할 때 다시 검토하는 것이 가장 바람직하다. 진행 전에 원칙을 검토하는 작업은 각 구성 요소를 더 잘 진행할 수 있고 기억할 수 있게 한다. 잊어버린 무엇/어떤 것을 발견하면, 발견한 것을 기록하고 다음에는 잊지 않으려고 노력하여야 한다.

치매 어른들이 활동 수행 시 너무 복잡하거나 어렵다면 중간에 활동을 즉시 중단하고 치매 어른들의 능력 범위 내에 있는 다른 활동을 찾아야 한다. 그러나 어려움이나 혼란 없이 수정을 할 수 있다면, 참가자가 좌절하거나 작업을 완료하기 전에 바꾸는 것이 바람직하다. 작업의 핵심은 원하는 활동을 즐기면서 항상 성공적으로 목표를 완료하는 것이다. 스태프들은 항상 "어르신, 저와 함께하시겠습니까?", "도움이 필요하십니까?"로 활동을 시작하고 치매 어른들에게 감사한 마음을 행동과 언어로 표현하면서 마무리한다. 이와 같이 함으로써 치매 어른들과 스태프들 간에 긍정적인 상호작용을 유지하고 다시 이와 같은 활동에 참여하기를 원하는지 물어보았을 때 치매 어른의 답이 "예"라고 하면 작업은 성공적인 결과를 가져온 것이다.

스태프들은 활동, 역할, 일상생활을 제시할 때 몬테소리 원칙을 준수했는지 확인해야 한다. 원칙에 근거한 작업이라면 성공적인 결과의 가능성과 서로 즐거운 마음으로 작업을 진행했다는 결론을 내릴 수 있다.

2. 일지, 평가, 활동, 기록 결과 활용하기

일지, 평가, 활동, 기록 결과를 활용하여 다음 작업을 위한 계획을 세워야 한다. 이 모델의 마지막 단계에서는 결과를 기록하고 프로그램 활동, 역할을 좀 더 어렵게 만드는 수직적 프로그램을 적용할 것인지, 아니면 같은 난이도의 역할을 창출하기 위한 수평적 프로그램을 적용해야 하는지 고려해야 한다. 또한, 반복적으로 작성한 목표와 진행 과정을 고려하는 수고를 해야 하며, 관찰 내용을 몬테소리 기록 보관소에 기록할 수 있다. 모델 양식은 원할 경우 확장할 수 있다. 모델 양식의 확장 버전은 다음 장에 자세히 서술할 것이다. 양식은 모니터링 중인 각 영역에 대한 전체 메모를 작성하지 않고 세부 사항을 확인할 수 있도록 작성한다. 양식의 각 부분을 기록하는 데 몇 분 정도 소요된다. 이때, 중요한 원칙을 포함하지 않거나 잊어버렸거나 활동의 결과에 영향을 주었을 때, 정보를 관찰에 포함시키면 효율적이다.

모든 활동을 보관 일지에 기록하는 데는 시간이 걸리지만, 시간이 지나면서 발생한 진행 상황을 명확하게 볼 수 있는 근거가 된다. 모니터링 진행을 즐기는 사람들에게 보관 일지 기록은 결과를 추론하고 성공을 평가하는 데 많은 도움을 줄 수 있다. 그래서 기록이 필요한 것이다. 기록은 스태프들의 성공을 다른 사람들,

예를 들어 가족, 다른 직원, 관심 있는 사람들에게 알려 주어 훌륭하고 기술적인 방법을 벤치마킹 할 수 있고, 기록을 계속할 수 있는 동기 부여를 하는 좋은 방법이 될 수 있다. 좋은 방법, 기술, 교육은 서로 공유하고 협력해야 효과적이다.

3. 준비된 환경에 중점을 둔 활동 설정과 교구 선택

치매 어른들이 준비된 환경에서 활동할 때 교구 선정은 대단히 중요한 요소이다. 치매 어른들을 준비된 환경에 주목하도록 안내할 때 다음과 같은 사항이 고려되어야 한다.

- 치매 어른들의 잔존능력, 잔존기능 유지 및 향상시키기
- 시간, 장소, 사람에 대한 잃어버린 방향감각을 다시 방향을 잡아가도록 지원하기
- 정확한 진단을 제공하여 치매 환자 선별하기

1) 일상생활활동

치매 어른들의 일상생활 유지, 독립적인 생활을 강화할 수 있는 프로그램의 영역을 확인하고 해당 영역에서 작업 순위를 정하여 치매 어른들이 가장 많이 가지고 있는 관심 영역을 변별하는 것이 중요하다. 예를 들면, 현재 치매 어른들에게 가장 중요한 영역부터 중요도가 낮은 영역까지 제시하여야 하기 때문에 우선적으로 그들이 무엇에 집중할 것인지 결정하는 것이 중요하다. 치매 어른들에게 가장 중요한 것은 그들 스스로 일상생활을 독립적으로 수행하도록 복원하고 유지하는 것이다. 안전한 이동, 자기 몸 통제와 조정, 환경 참여는 자신과 공동체 생활을 위해서 중요하다.

2) 감각활동

치매 어른들이 선택한 활동과 교구는 감각적 경험을 포함하여 감각을 자극하여 감각활동이 가능해야 한다. 예를 들면, 감각에 영향을 줄 수 있는 활동의 1차 목적은 크기와 모양을 변별하는 것이고, 2차 목적은 색상의 변별능력이 가능할 수 있도록 훈련하는 것이다. 또한, 후각을 활용하여 냄새 변별하기, 기하도형을 활용하여 모양의 차이점 변별하기 등 가장 기본적인 감각훈련부터 시작하여야 한다.

3) 인지적 활동

인지적 활동은 일상생활영역, 감각영역, 사회문화적 관계, 영성적 영역을 인지영역과 연결하여 상호작용을 하면서 지적 능력을 향상시키는 특성을 가지고 있다. 인지영역은 문제해결능력, 의미 있는 활동에 참여할 필요성을 판단하고, 자신과 사물, 세계와 연결하여 마음을 풍요롭게 하고 치매 어른들이 살아가는 세상과 중요한 관계를 맺는다. 인지적 활동은 일상생활에서 시작하여 우주와의 관계를 지적으로 탐험하도록 안내한다. 몬테소리 환경은 독립성과 자유선택을 지원하면서 관심, 흥미, 재능, 기술을 향상시킨다. 이 모든 것은 일상생활과 관계되어 있기 때문에 일상생활에 필요한 지적 능력을 발달시킨다.

예의범절, 다른 사람들을 보살피는 것, 초대, 방문, 인사하고, 악수하는 것은 모두 인지적 영역과 연결되어 있다. 치매 어른들도 가장 기본적인 이러한 사회적 관계를 통해서 사회적 기술을 익히고 역할을 수행하면서 사회에 작은 기여를 하는 것이다. 식탁에서 다른 사람들과 인사를 나누고, 자기의 역할을 수행하고, 하루 일과를 규칙과 순서에 의해 수행하면서 독립적인 삶의 방식에 익숙해지는 것이다. 치매 어른들이 하루 일상을 공동체 사람들과 친밀감, 사랑, 소속감과 관련된 요구를 충족시키도록 안내한다. 그리고 치매 어른들의 잔존능력, 기술, 관심사를 파악하여야 한다. 건강 상태에 대한 다른 중요한 세부 사항도 여기에 포함되어야 한다.

또한, 잔존기술, 능력 및 관심사를 파악하고 먼저 해결해야 할 사항이 무엇/어떤 것인지 파악한다. 그런 다음 항상 자신에게 "무슨 일이지? 그리고/혹은 왜 이런 일이 일어나지? 언제 그런 행동이 일어나지 않을까?"와 같이 질문해 보는 것으로 시작한다.

4. 치매 어른들을 위한 프로그램과 관찰목적을 연결하는 형식

1) 치매 어른들을 위한 프로그램과 관찰목적을 연결하는 형식

치매 어른 이름: 집 주소/방 번호:
날짜: 대리인 서술:

관찰 영역	힘 · 에너지, 기술, 능력	목표 :목표 달성 단계	치매 어른을 위한 몬테소리 프로그램 활동: 필요성, 과거 · 현재의 관심사, 기술, 능력에 근거함
실생활: 일상생활 활동	**관찰**: 할 수 있는 힘(자신의 능력, 에너지), 기술, 능력 **관심사**:	**목표**: 목표 달성 단계 (큐 권장 사항을 포함)	역할: 일상: 활동: 신호:
문화와 사회 연결	**관찰**: 힘, 기술, 능력 **관심사**:	**목표**: 목표 달성 단계 (큐 권장 사항을 포함)	역할: 일상: 활동: 신호:
감각	**관찰**: 힘, 기술, 능력 **관심사**:	**목표**: 목표 달성 단계 (큐 권장 사항을 포함)	역할: 일상: 활동: 신호:
인지	**관찰**: 힘, 기술, 능력 **관심사**:	**목표**: 목표 달성 단계 (큐 권장 사항을 포함)	역할: 일상: 활동: 신호:

위에서 설명하고 있는 표의 정보를 활용하여 몬테소리 프로그램 양식의 목표를 설정할 수 있다. 여기서 힘이나 에너지는 개인의 활동을 실행할 수 있는 능력을 의미한다.

2) 오늘 하루 시간표

시간	세부 사항	장소	완료 시 확인
예를 들면, 9:00에 무엇(김○○ 할머니가 작업한 것)을 관찰한다는 것이다.	9:00부터 작업한 과정을 세밀하게 기록한다.	작업실 공동 휴게실	12:00에 마침, 작업 결과와 완료 시 만족도를 확인해야 한다.

스태프들은 치매 어른들에게 어떤 역할과 일을 실천 · 실행 · 활용할 것인지, 치매 어른들이 무엇/어떤 것으로 하루 일상으로서 일상생활을 독립적으로 수행할 능력이 있는지, 그들에게 일상생활에 필요한 일거리를 독립적으로 훌륭하게 수행하도록 일을 맡길 수 있는지 판단해야 한다. 스태프들의 가장 중요한 과업은 매일 매일 치매 어른들에게 일, 작업, 활동, 운동을 권장하는 일이다.

활동 역할 일상	활동/역할/절차는 참가자의 필요/관심/기술에 기초하여 작성 및 제공되었다.			활동/역할/절차가 차별화된 난이도 수준임			참가자는 지금 하고 있는 활동에 얼마나 많이 참여했습니까?						참가자가 즐겨 했던 활동, 작업					참가자가 활동에 참여한 기간은?	평가	스태프 이름
	예	아니오	아닌 이유	예	너무 쉬움	너무 어려움	매우 1	2	3	4	전혀 5	방금 관찰 6	모든 1	2	3	4	아무 것도 5			

5. 몬테소리 활동 일지 기록 모델

참가자 이름: ______________ 날짜: ___________

날짜/시간	활동	활동/역할/일상은 참가자의 충분한 단서가 제공된 필요/관심 사항/기술을 기반으로 작성되었는가?			활동/역할/일상이 어려움의 적절한 수준의 난이도였는가?			참가자는 활동에 얼마나 많은 시간을 보냈습니까?						참가자는 활동을 즐겼다.					몇 명의 참가자가 활동에 참여 했습니까?	평가	스태프 이름
		예	아니오	아닌 이유	예	너무 쉬움	너무 어려움	전체 1	2	3	4	없음 5	그냥 관찰 6	모든 1	2	3	4	5	전혀 (○명)		

앞의 표는 몬테소리 방법을 효과적으로 활용하는 모델이다. 표에서는 스태프들이 해야 할 일을 고려하고, 생각할 것이 많은 것처럼 보일 수도 있다. 첫 시작 단계에서 가장 많은 시간과 노력이 필요하지만, 긍정적인 효과를 가져오는 것은 분명한 사실이다. 중요한 정보를 수집하는 것은 치매를 앓고 있는 여러 사람들이 사용할 수 있는 다양한 활동을 기획하고 모델을 만들어가는 데 중요한 역할을 할 것이다. 몬테소리 방법을 치매 치료에 실제로 적용하는 데 필요한 모든 양식은 다음 장에서 더 구체적으로 다룰 것이다.

스태프들이 좀 더 중요하게 생각하여야 할 요점은 다음과 같이 요약할 수 있다(Gail, 2013).

- 치매 어른들을 위한 몬테소리 방법과 모델은 실제 활동을 위한 기본 틀이나 윤곽을 제공하여야 한다.
- 스태프들은 치매를 질병이라는 개념으로 치료하기보다는 '사람'을 '보면서' '준비된 환경 속에서' 함께 작업하고 활동하면서 일상생활을 정상으로 안내하는 데 포커스를 맞추어야 한다.
- 마음으로 진실하게 수행하는 업무는 성공적인 결과에 중요한 역할을 하고, 치매 어른들에게 사람에 대해서 배울 수 있는 기회를 제공한다. 치매 어른들의 과거 삶에 대한 세부 사항과 현재의 잔존기술, 잔존능력을 발견하고 준비된 환경에서 목적과 의미를 제공하는 데 중점을 둔다면 프로그램 진행이 발전적으로 진행될 수 있다.
- 단어, 읽기 활동, 독서와 관련된 환경적 지원을 활용할 계획이라면 시력과 독서력을 항상 평가해야 한다.
- 프로그램을 구성 · 실행 · 제시할 때는 원칙과 원리를 항상 고려하여야 한다.
- 4개 영역 활동 분류들은 몬테소리 치매 치료 방법의 틀을 제공하고, 관찰 · 목표 · 목적 · 프로그램 계획을 포함하여야 한다.
- 프로그램이 너무 쉽거나 어렵다면, 프로그램이 치매 어른들의 능력 수준에

맞추어 제공되도록 항상 조정되어야 한다. 작업 분류가 중요한 이유이다.

- 결과는 기록 보관 일지를 사용하여 모든 작업과 활동이 끝난 후 기록되어야 한다. 기록한 문서는 시간이 경과됨에 따른 진행 상황을 모니터링하는 데 도움이 된다.
- 기록 방법이 어느 정도 훈련되기 시작하면 어색함을 느낄 수 있으며, 정확하게 일을 수행하고 있는지가 궁금할 수 있지만 치매 어른들은 시간이 경과됨에 따라서 결과가 향상될 수 있을 것이다.

6. 치매 어른들을 위한 몬테소리 활동의 예

치매 어른들에게 적용하는 몬테소리 방법은 치매 어른들에게 초점을 맞추어 진행한다.

1) 치매 어른들에게 적용하는 몬테소리 활동

몬테소리 활동은 치매와 관련된 인지적 · 신체적 · 사회적 손실을 지원하기 위한 체계로 구성되어야 한다. 특히, 모든 활동은 치매 어른들이 지금 가지고 있는 기술, 능력, 필요, 욕구, 관심, 호기심에 기초해야 한다. 그러므로 치매 어른들이 있는 곳에 그들이 필요로 하는 환경을 구성해야 한다.

- 가능한 한 독립적으로 생활하도록 돕기
- 자유선택이 가능한 환경 제공하기
- 치매 어른들에게 존엄성과 존중감을 아끼지 않기
- 치매 어른들을 몬테소리 환경에 적극적으로 참여시키기
- 치매 어른들이 가능한 한 최고 수준의 기능을 훈련하도록 안내하기
- 의미 있는 사회적 역할과 일상 제공해 주기

2) 치매 어른들을 위한 몬테소리 교육활동 원리

몬테소리 방법과 원칙을 사용하여 만들 수 있는 활동 범위와 영역은 스태프들의 상상력에 의한 것으로 제한된다. 치매의 모든 단계에서 원리를 준수하여 개인의 창의적인 작업들이 성공적으로 진행되는 다양한 활동이 있다. 그중 일부를 다음 장의 실기편에서 예를 들어 설명할 것이다.

중요한 것은 대부분의 활동은 모든 단계에서 치매 어른들 개인의 요구를 수용하여 수정될 수 있으며, 개개인의 능력 수준에 가장 적합한 활동이어야 한다는 것이다. 모든 활동, 역할, 일상은 치매 어른들에 대한 몬테소리 방법을 고려하여 원리를 적용해야 한다. 몬테소리 원리에서 벗어난 활동은 몬테소리 활동이 아닌 단순한 일반적인 활동이 될 수 있으므로 몬테소리 작업이라는 정체성을 잃어버리게 된다. 많은 활동이 치매 활동을 위한 몬테소리의 4가지 영역 중 하나를 포함하여야 한다. 즉, 아래에 열거한 4개 영역에서 치매 어른들이 당일에 작업한 영역을 표시하면 된다.

아래 표에 제시된 각 활동을 통해 활동에 필요한 항목 목록이나 경우에 따라 사진을 찾아 제시할 수도 있다.

일상생활	
사회문화	✓
감각	
인지	

활동은 작업 순서를 정하고 순서대로 원칙에 따라 작성되었다. 치매 어른들과 함께 작업과 활동을 실시할 때 제시방법의 원칙을 준수하는 것은 스태프들은 물론 치매 어른들에게도 적용된다. 거주자나 외부 시간에 참여자들과 함께할 활동에 대한 결정은 치매 어른들의 과거와 현재의 상태, 기술, 잔존능력은 물론 각 개인의 필요와 요구에 따라 결정되어야 한다. 즉, 강요적인 작업은 효과가 없으므로 자유선택을 존중하여야 한다. 프로그램 참가자 프로필은 작업 선택, 활동 시간을 결정하는 데 많은 도움이 된다. 치매 어른들이 관심을 가질 만한 활동이 단순한지 혹은 복잡하고 어려운지, 구체적인지, 추상적인지 평가하고 관찰하여 활동에 연결하면 의사결정, 목표, 목적,

프로그램을 계획할 때 유용하다.

활동이 너무 어려운 경우 효과가 있을 수는 있지만, 다음 단계에서 작업에 실증을 내거나 지루함을 느낄 수 있기 때문에 조정해야 할 필요가 있다. 이러한 경우에 수직으로 조정해야 할 수 있다. 단순한 것에서부터 복잡한 것, 구체적인 것에서 추상적인 것으로 실시하는 원칙을 항상 기억하여야 한다.

치매 어른들과 작업이나 활동과정에서 일부는 참가자의 능력에 따라 다소 어려운 수직적 방법으로 실시하는 것도 효과적일 수 있고, 서로 다르게 준비하거나 약간 어렵지 않게 수평적인 방법으로 변화를 주어 진행해도 좋다.

치매 어른들과 몬테소리 활동에서 제공되는 모든 설명은 '당신은 나를 도와주고 싶습니까?', 혹은 '활동에 참여하시겠습니까?'와 같이 진심 어린 메시지를 담아 치매 어른들을 초대한다.

치매 어른들을 초대할 때 주의할 점은 다음과 같다(조성자 2002).

- 항상 가능한 한 적은 수의 단어, 언어로 시도한다.
- 치매 어른들의 요구를 정확하게 이해할 때까지 질문을 반복한다.
- "내일 할 작업이나 활동을 생각해 보세요. 저도 도와드리겠습니다."라고 말한다.
- 활동이 완료되면 항상 "감사합니다. 잠시 후에 다시 하시겠습니까?"라고 말한다.
- 마지막에는 항상 "오늘 참 잘하셨습니다."라고 격려, 칭찬, 배려를 아끼지 말아야 한다.

스태프들은 활동을 확장할 수 있는 응용편을 항상 창의적으로 제시할 수 있어야 한다. 응용편 내용이 적용되면 차트에 추가 설명표를 만들어 기록하면 더욱 효과적이다. 스태프들은 다음과 같은 예를 생각하고 고려할 수 있다.

❖ K 교수의 과거의 삶과 현재의 삶 이야기

K 교수는 35년간 대학에서 영문학을 가르쳤다. 퇴임 후 정상적인 생활을 하면서 행복한 노년기를 보내던 중 71세에 치매 진단을 받고 집에서 생활을 하다가 79세에 노인치매센터에서 생활하게 되었다. 현재, 치매 중기 단계로 일상이 가능하지만, 종종 이상행동으로 기억력에 문제가 발생한다.

흥미로운 일은 치매센터에서도 아침 일찍 일어나 일생 동안 대학에서 했던 것처럼 출석을 부르는 것이다. K 교수가 치매센터에서 함께 생활하는 치매 어른들을 학생으로 착각하였던 것이다. K 교수는 그 당시 사회적 현상으로 인해 20대 후반부터 아주 일찍 교수생활을 시작하였기 때문에 치매 어른들의 출석을 부르는 것은 일생 동안 행했던 것을 즐기는 행동이다.

K 교수는 각 방문 앞에 적혀 있는 치매 어른들의 이름을 전부 기록한 후 영문으로 번역하여 출석부를 만들고 센터장의 허락도 없이 잠자는 치매 어른들을 깨워 매일 아침 일찍 활동실에 일렬로 세워 놓았다. 처음에는 영어로 출석을 부르다가 알아듣지 못하는 어른들의 불평이 있자 한국어로 다시 출석을 부르는 해프닝이 벌어지면서 치매 어른들의 불평이 악화되자 정지하였다.

치매센터의 책임자는 K 교수에게 센터의 환경을 정리정돈하는 일을 담당하게 하였는데, 그는 즐거운 마음으로 완벽하게 수행하였다. 예를 들어, 신문을 날짜순으로 정리하고, 저널을 월별로 정리정돈하고, 외출 시 이름표, 버스 시간, 자기 짝을 만들어 주는 표시를 예술적으로 디자인하는 일이었다. 여기서 시사하는 점은 치매 어른들이 일생 동안 한 직업과 연결하는 역할 분담을 할 때 가장 효과적으로 일을 수행한다는 것이다.

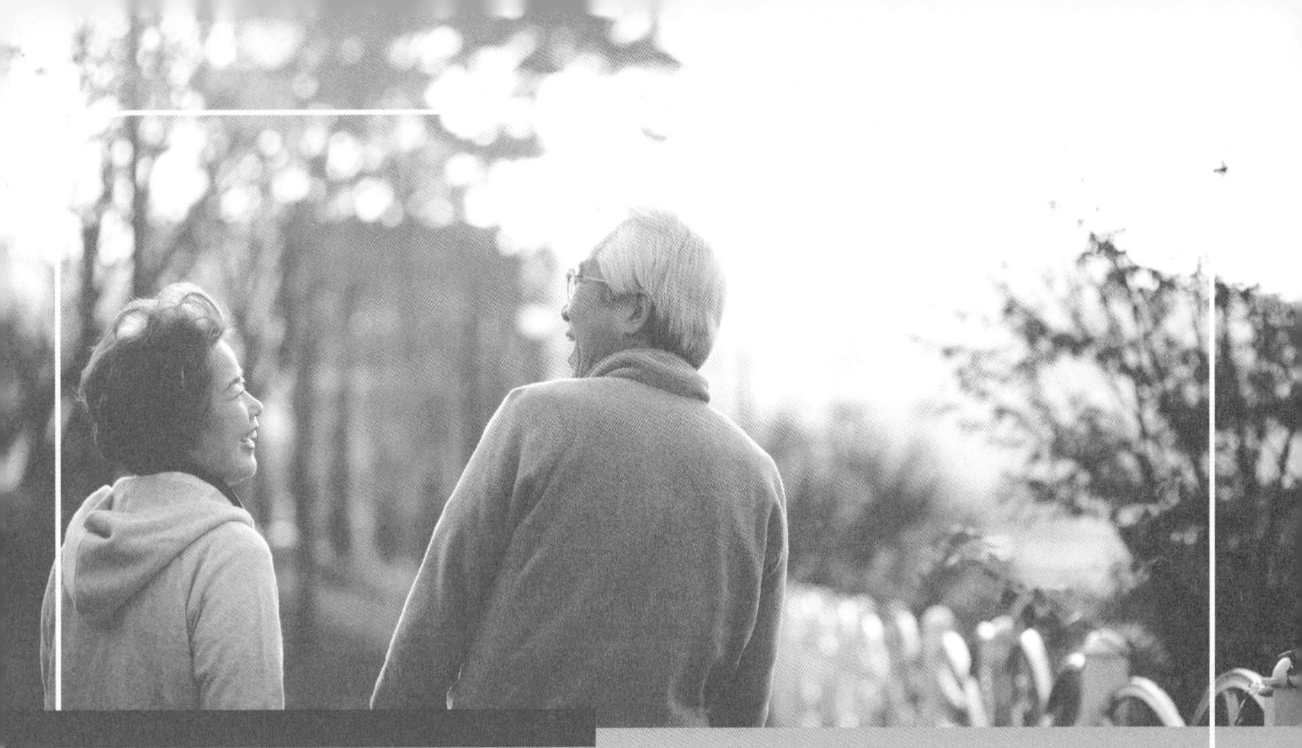

제 3 부

치매 어른들의 인지능력 훈련과 몬테소리 영역별 활동

I. 주제와 연결되는 단어 찾기

치매 어른들의 다양한 언어영역을 활용하여 치매 어른들의 인지능력과 잔존기억에 도움이 되는 활동들을 실제적으로 제시할 것이다.

1. 부엌에 관한 이야기 나누기: 인지능력 훈련하기

종류	내용
부엌에 있는 것	싱크대, 식탁, 가스레인지, 홈세트, 냄비, 숟가락, 나이프, 포크, 식칼, 커피머신, 냉장고, 행주, 앞치마
부엌: 치매 어른들을 위해 준비된 부엌도구들이 개인과 공동체에서 활용될 때 과거 회상 · 기억하기, 부엌에서 음식 만들기 이야기를 통해 사회적 관계와 연결하기, 부엌 도구를 통한 이야기 나눔을 포함할 수 있는 활동에 관여하기	부엌에 없는 것: 침대, 차, 비행기, 피아노, 나무, 삽, 골프공, 얼룩말
제빵	밀가루, 계량스푼, 향신료, 빵틀, 베이킹파우더, 그릇, 초콜릿 원료, 과자 모양 소품
바느질	바느질 상자, 바늘, 여러 가지 색실, 가위, 줄자, 천

2. 크리스마스에 관한 이야기 나누기: 인지능력 훈련하기

크리스마스에 관한 이야기		크리스마스에 필요한 물건이 아닌 것	
트리, 소나무	크리스마스 카드	복사기	웨딩드레스
조명	크리스마스 케이크	종이	바구니
사슴, 양말 주머니	칠면조 고기	열쇠	망치
구유	산타클로스	고양이	사계절
반짝이	선물 주머니	전화기	돌멩이
촛불	성탄 미사 참가	우산	장난감
천사	캐럴	컴퓨터	아이스크림

3. 기계류에 관한 이야기 나누기: 문화영역 훈련하기

기계류에 관한 이야기	정원 가꾸기에 사용하는 물건
자동차	삽, 나무 자르는 가위
기차	흙, 거름, 영양분
오토바이, 기름통	기름통, 허수아비, 분무기
못, 드라이브, 톱	씨앗, 잔디 깎는 기계
펀치, 나무 자르는 톱	꽃나무, 과일나무

4. 세계 각국의 나라와 수도에 관한 이야기 나누기

1) 세계 주, 나라, 수도 알기

각 주	나라	수도	나라	수도
서유럽	독일	베를린	프랑스	파리
	스페인	마드리드	포르투갈	리스본
	이탈리아	로마	오스트리아	빈
	스위스	베른	노르웨이	오슬로
	영국	런던	네덜란드	암스테르담
	덴마크	코펜하겐	스웨덴	스톡홀름
	벨기에	브뤼셀	핀란드	헬싱키
동유럽	크로아티아	자그레브	리투아니아	빌뉴스
	체코	프라하	폴란드	바르샤바
	헝가리	부다페스트	루마니아	부쿠레슈티
	슬로베니아	류블랴나	그리스	아테네
	러시아	모스크바	터키	이스탄불
아시아	한국	서울	캄보디아	프놈펜
	중국	베이징	대만	타이베이
	일본	도쿄	몽고	울란바토르
	베트남	하노이	스리랑카	콜롬보
	인도	뉴델리	사우디	리야드
	네팔	카트만두	이란	테헤란
	파키스탄	이슬라마바드	필리핀	마닐라
아프리카	에티오피아	아디스아바바	모로코	라바트
	콩고	브라자빌	리비아	트리폴리
	모잠비크	마푸투	나이지리아	아부자
	리비아	트리폴리	소말리아	모가디슈
	이집트	카이로	탄자니아	도도마
	알제리	알제	잠비아	루사카
	수단	하르툼	브라질	브라질리아

각 주	나라	수도	나라	수도
남미	아르헨티나	부에노스아이레스	페루	리마
	베네수엘라	카라카스	에콰도르	키토
	콜롬비아	산타페데보고타	볼리비아	라파스(행정) 수크레(사법)
	파라과이	아순시온	칠레	산티아고
미국, 중남미	미국	워싱턴	멕시코	멕시코시티
	캐나다	오타와	과테말라	과테말라시티
	파나마	파나마시티	온두라스	테구시갈파
	코스타리카	산호세	니카라과	마나과
	엘살바도르	산살바도르	유카탄 (멕시코의 주)	메리타
	벨리즈	벨모판	푸에블라 (멕시코의 주)	프에불라
	쿠바	하바나	아이티	포르토프랭스

치매 어른들과 세계 지리에 관한 다양한 놀이를 할 수 있다. 예를 들면, 각 나라의 국기, 의상, 음식문화, 전통놀이를 통해 치매 어른들이 과거에 여행한 나라에 대한 관심을 가지고 접근할 수 있다.

2) 세계 종교 알기

그림 카드와 종교를 연결시키는 작업을 흥미롭게 할 수 있다.

종교의 종류	종교의 상징	모든 종교가 가지는 영성
불교	석가모니상	자비
가톨릭	성모상, 묵주	사랑
그리스도교	십자가	이웃을 네 몸처럼 사랑하라
힌두교	티베트 사원	나눔
무슬림	코란	하느님에게 순종

3) 외국어 단어 읽기: 언어, 일상

아래의 단어들은 치매 어른들이 관심과 호기심을 가지고 알기를 원할 때 응용편으로 활용 가능하다.

한국어	영어	독일어	이탈리아어	일어	중국어
안녕하세요, 좋은 아침	Good morning	Guten Morgen	Buon giorno	こんにちは	你好
평화	Peace	Frieden	Pace	平和	和平
건배	Cheers	Zumboll	Cin Cin	乾杯	干杯
안녕히 주무세요	Good night	Guten abend	Buona note	おやすみなさい	晩安

5. 농사일을 위해 필요한 것과 필요하지 않은 것 변별하기

농사일에 필요한 것	농사일에 필요하지 않는 것
사람, 씨앗, 경운기, 탈곡기, 거름, 비료, 삽, 가래, 물, 수레, 장화, 밀짚모자, 물 주는 분수펌프, 작업복, 간식, 식사	자전거, 낚싯줄, 구두, 드레스, 운동화, 그네, 옷걸이, 머리빗, 운동도구

Ⅱ. 치매 어른들과 함께할 수 있는 빠진 단어 찾기

치매 어른들이 읽기 능력과 보기 능력에 문제가 없으면 인지와 기억발달을 돕기 위해 가능한 한 많은 언어영역 활동에 중점을 두는 것이 중요하다. 치매 어른들을 위한 언어영역은 스태프들의 생각과 아이디어로 얼마든지 응용하여 적용할 수 있다.

1. 문장에 빠진 단어와 연결하기

중간에 빠진 단어 찾기 게임	스토리텔링으로 이야기 나눌 수 있는 부분
어르신은 크리스마스(　　)에 장식을 달았다.	어르신들은 크리스마스트리에 장식한 재료들을 직접 만들었나요?
나는 화이트 (　　)를 기대하고 있다.	어르신들은 화이트 크리스마스를 좋아하시고 기다리시는지요?
빨간 옷을 입은 멋진 남자는 (　　)이다.	어르신들은 사랑하는 자녀들과 산타클로스와 함께 찍은 사진이 있는지요?

중간에 빠진 단어 찾기 게임	스토리텔링으로 이야기 나눌 수 있는 부분
가장 사랑받는 크리스마스 노래는 ( )이다.	어르신들은 「징글벨」 노래를 잘 알고 계시고 종종 부르시는지요?
크리스마스를 나타내는 두 가지 색은 ( )이다.	어르신들은 빨간색과 초록색 크리스마스 장식품 중에 어떤 것을 더 좋아하시나요?
어린이들이 벽난로에 크리스마스 ( )를 걸어 놓았다.	어르신들은 선물 주머니에 손녀 손자들을 위해서 무엇을 넣으셨어요?
산타클로스는 ( )를 타고 나타난다.	어르신들도 젊었을 때 썰매를 탄 경험이 있나요?
( ) 사슴이 빨간 코를 가지고 있을까?	어르신들이 가장 좋아하는 계절은 언제인가요? 봄, 여름, 가을, 겨울?
크리스마스는 ( )의 탄생을 기념한다.	어르신들은 크리스마스가 12월 25일이라고 생각하시는지요?
( ) 사이로 썰매를 타고 달린다.	어르신들은 눈을 좋아하시나요? 눈사람을 만들어 본 적이 있으신가요?
산타클로스는 예쁘게 포장한 ( )을 나누어 주었다.	어르신들은 크리스마스 선물로 무엇을 받기 원하시는지요?
산타클로스는 ( )에 산다.	어르신들은 어릴 적에 산타클로스가 정말 있다고 믿으셨는지요?
산타클로스는 긴 흰색 ( )을 달고 있다.	어르신들은 구유를 만들어 본 경험이 있는지요?
크리스마스에 ( )를 만들어 친구들을 초대한다.	어르신들은 언제 친구들을 초대하여 재미있는 이야기를 나누시는지요?
크리스마스는 12월 ( )일입니다.	어르신들은 누구에게 크리스마스 카드와 새해 인사 카드를 보내시는지요?

힌트: 트리, 크리스마스, 산타클로스, 징글벨, 빨강과 초록, 선물 주머니, 썰매, 루돌프, 아기 예수, 흰 눈, 선물, 북극 지방, 수염, 케이크, 25

2. 노래 가사에 빠진 단어 찾아 넣기

빠진 단어 찾기 게임: 노래 가사	
동해물과 ( )이 마르고 닳도록	어르신들은 애국가를 잘 부를 수 있으신가요?
낙엽이 ( )	어르신들은 가을에 어느 노래를 부르시는지요?
최 진사 댁에 ( )	어르신들은 조영남의 노래를 좋아하시는지요?
잊혀진 ( )	어르신들은 사계절 중 어느 계절을 가장 좋아하시는지요?
징글벨 징글벨 ( )	어르신들은 크리스마스 노래 중 어느 노래를 즐겨 부르시는지요?
고향 ( ) 여기서 ( ) 되나	어르신들은 고향을 자주 가시는지요?
푸른 하늘 ( ) 하얀 ( )	어르신들은 새파란 가을 하늘을 자주 보시는지요?
나실 제 ( ) 다 잊으시고	어르신들은 지금도 부모님이 그립고 부모님을 위한 노래를 부르시는지요?

빠진 단어는 가능한 한 치매 어른들이 스스로 찾아서 넣도록 안내해 줄 때 언어 영역 훈련에 도움이 된다.

3. 설과 추석에 대해서 알아보기

1) 설은 언제인가요?

- 20ㅇㅇ년 설은 ( )월 ( )일이다.
- 설에 가장 많이 먹는 음식은 ( )이다.
- 설에 반드시 해야 할 일은 (1. 2. 3. 4. 5.)이 있다.
- 설에 식구들이 모여 재미있게 할 수 있는 놀이는 (1. 2. 3.)이 있다.
- 설은 우리나라의 고유한 ( )이다.

- 설은 부모님이 살고 계신 (　　　　　)에 가서 신년 인사를 올린다.
- 설에 내가 할 일은 (　　　　　)이다.
- 설은 조상들의 (　　　　　)에 감사한 마음으로 제사를 지낸다.
- 설에 나는 (　　　　　)은 반드시 하려고 계획하였다.

2) 추석은 언제인가요?

- 20ㅇㅇ년 추석은 (　　)월 (　　)일이다.
- 추석에 가장 많이 먹는 음식은 (　　　　)이다.
- 추석에 반드시 해야 할 일은(1.　　2.　　3.　　4.　　5.　　)이 있다.
- 추석에 식구들이 모여 재미있게 할 수 있는 놀이는 (1.　　2.　　3.　　)이 있다.
- 추석은 우리나라의 고유한 (　　　　)이다.
- 추석은 부모님이 살고 계신 (　　　　)에 간다.
- 추석에 내가 할 일은 (　　　　)이다.
- 추석은 조상들의 (　　　　)를 참배하여야 한다.
- 나는 추석에 부모님을 위해 선물로 (　　　　)을 준비했다.
- 추석에 나는 (　　　　)은 반드시 하려고 계획하였다.

4. 추석에 관련된 스토리텔링 주제

- 추석은 일 년 중 가장 풍요로운 계절이다.
- 추석은 집안 식구들이 모두 모이는 날이다.
- 추석에는 오색 송편을 빚어 먹는다.
- 추석에는 특별히 조상님의 묘를 방문한다.

- 추석은 1년 중 가장 아름다운 달을 볼 수 있는 날이다.
- 추석은 널뛰기, 윷놀이와 같은 전통놀이를 한다.
- 추석은 고향을 방문하여 선물을 주고받는 날이다.
- 추석은 풍성한 햇곡식으로 조상을 섬기는 날이다.

5. 속담 이어 가기: 빠진 단어 찾아 넣기

1. __________ 독에 물 붓기
2. 천 리 길도 __________부터
3. 백지장도 __________ 낫다.
4. 침묵은 __________이다.
5. 낮말은 __________가 듣고 밤말은 __________ 가 듣는다.
6. 말 한마디로 __________ 빚을 갚는다.
7. 아는 길도 __________ 가라.
8. 지나가던 __________가 웃는다.
9. 아니 땐 굴뚝에 __________ 날까?
10. 윗물이 맑아야 __________도 맑다.
11. 동에 번쩍 __________에 번쩍
12. 낫 놓고 __________ 자도 모른다.

1. 밑 빠진	2. 한 걸음	3. 맞들면	4. 금	5. 새, 쥐
6. 천 냥	7. 물어	8. 개	9. 연기	10. 아랫물
11. 서	12. 기역			

6. 일상적인 단어와 연상되는 물건 연결하기

단어의 의미	연결 단어	단어의 의미	연결 단어
닭장	계란, 모이, 물, 닭장 청소하기, 계란을 낳을 수 있는 둥우리 만들기	식탁 차리기	식탁보, 꽃병, 냅킨, 양념통 채우기
해외여행	여권, 외화, 가방, 언어 훈련, 여행 장소 정하기	자기 방 정리하기	정리정돈하기, 방 청소하기, 창문 열어 방 환기하기
등산	등산화, 물, 스틱, 갈 곳 정하기	내 몸 관리하기	샤워하기, 머리 빗기, 옷 입고 벗기, 손발톱 자르기, 양치하기
소, 양, 염소	우유, 우리, 먹이, 들판	전화 관리하기	식구들 전화번호를 적어 방에 붙여 놓기, 핸드폰 충전하기
서점	책, 커피숍, 책상, 컴퓨터, 돈	식사 시간 지키기	아침, 점심, 오후 차, 커피 마시는 시간, 저녁 시간 지키기, 필요하면 알람 사용하기
수영장	수영복, 물안경, 친구, 위험을 방지할 수 있는 것 알기	친구들 이름 기억하기	식구들, 친구들, 센터 사람들 이름 외우기
식사	음식, 그릇, 식탁, 수저, 음료수	자기 물건 관리하기	돈, 우편물, 택배 관리하기
정원	정원에 물 주기, 꽃 심기, 꽃 가꾸기, 아름답게 꾸미기	아는 사람 기념일 알기	식구들, 친구들 생일 알기
시장 가기	장바구니, 돈, 살 물건 적어 가기, 시장 갈 때 함께 갈 사람 찾기, 버스·도보로 갈지 미리 알기	필요한 물건 메모하기	필요한 물건 미리 메모해 두기

스태프들은 치매 어른들과 함께 설, 추석, 부모님 생일, 자기 생일과 관련된 문장을 만들어 빈칸에 적절한 단어를 넣어 스토리텔링을 할 수 있다. 이 활동은 정답을 요구하는 것이 아니라 하나의 문장을 만들어 보고 단어들과 연결된 다른 단어가 무엇인지 기억하도록 하는 놀이를 통한 치료방법이다. 치매 어른들을 위한 활동은 프로그램에 참여한 치매 어른들의 과제 실패, 기술, 흥미, 능력을 고려해야 한다. 위에서 언급하고 있는 활동들에 다양한 활동을 전개할 수 있음에도 불구하고 치매 어른들을 위한 활동을 계획하고 실행할 몬테소리교육의 기본 원리인 5개 영역을 고려해서 실행할 때 의미가 있다.

7. 시골에서 일생을 살았던 할아버지와 나눌 수 있는 스토리텔링

- 닭장에 있는 계란을 가져온다.
- 가을에 우리는 기계로 쌀을 수확한다.
- 가을에 나무에 열린 사과, 배 등의 과일을 수확한다.
- 우리는 아침저녁으로 소, 양, 염소의 우유를 짜낸다.
- 모든 농부들은 가축우리를 깨끗하게 청소한다.
- 봄이 되면 농부들은 생명을 잉태시키는 씨앗을 파종한다.
- 농부들은 특별히 부지런한 사람들이다.
- 가축들은 모두 우리에서 잠을 자고 살아간다.
- 농부들이 추수한 모든 곡식과 과일을 저장고에 보관한다.

이러한 놀이 이외에도 치매 어른들의 기억을 되살려 정상적으로 일상을 살아가도록 돕는 놀이 작업으로 끝말잇기를 하면 흥미로워한다. 예를 들면, 자동차－차돌이－이장－장사－사람으로 연결한다.

Ⅲ. 치매 어른들을 위한 몬테소리 원리를 적용한 활동

1. 치매 어른들을 위한 몬테소리 원리 적용의 중요성

치매 어른들에게 몬테소리의 모든 활동영역이 중요한 것은 그들이 정상적으로 생활하도록 돕기 위한 작업이기 때문이다. 치매 어른들에게 몬테소리 프로그램의 모든 활동영역은 그들을 치료할 수 있는 것을 치료하고, 되돌릴 수 있는 것을 되돌리기 위한 작업이므로 감각 · 언어 · 수 · 우주영역이 치매 어른들의 일상생활과 연결되지 않는다면 아무런 의미가 없다. 즉, 치매 어른들의 잊혀진 잔존기억, 잔존능력을 훈련하여 다시 정상적인 일상생활을 할 수 있도록 돕는 것이 목적이다.

일상	✓
사회 · 문화	✓
감각	✓
인지	✓

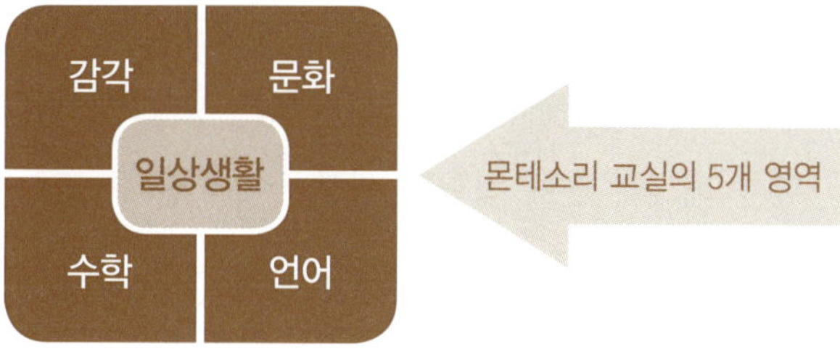

이미 제1부에서 설명한 것처럼 치매 어른들에게 적용하는 모든 몬테소리 프로그램은 최대한으로 그들이 다시 일상생활을 할 수 있도록 훈련하는 것이다. 그러므로 몬테소리의 일상영역이 다른 영역과 관계를 가지면서 훈련하도록 도와야 한다.

2. 치매 어른들에게 몬테소리 교구 설명하기

스태프들은 치매 어른들에게 몬테소리 프로그램을 적용하고 제시할 때 다음 사항에 주의해야 한다.

- 치매 어른들은 인지적 기능이 약화되어 있는 상태이기 때문에 교구를 설명할 때는 필요 이상의 자료, 표시, 주변 환경을 제거하여 가능한 한 단순하게 제시하여야 한다. 환경이 복잡하면 몰입과 집중력이 약화되고 혼란을 가져올 수 있다.
- 예시판과 표시판의 배경색은 가능한 한 검은색이나 흰색과 대조되는 색으로 하여야 한다. 치매 어른들에게 자극을 주지 않고 안정된 색으로 선택할 때는 노란색에 검은색 글씨를 활용한다. 치매 어른들에게 색상은 시각과 청각능력과 관계되기 때문에 중요한 요소이다.
- 교구는 미적 감각을 중요시하고 밝고 선명한 색으로 하여 마음으로 접근하

고 싶고 매력을 느낄 수 있는 것으로 결정한다.

- 치매 어른들에게 제시되는 모든 교구와 자료는 이미 문화적으로 익숙하고 치매 어른들에 적합한 색상이어야 한다. 또한, 이전에 이미 많이 봤던 경험이 있는 자료를 활용하여야 한다. 근본적으로 몬테소리 교구를 활용할 수 있지만 치매 어른들이 환경에서 많이 본 자료들을 응용하여 활용할 수 있다.
- 치매 어른들을 위한 모든 활동자료와 교구는 정리정돈되어 그들이 편안한 마음으로 작업을 할 수 있도록 준비되어야 한다.
- 몬테소리 교구 방법이 치매 어른들에게도 정확하게 적용되어야 한다.
- 치매 어른들에게 약간의 문제가 있지만, 왼쪽에서 오른쪽 방향으로 활동을 전개하여야 한다.
- 모든 몬테소리 활동은 치매 어른들에게 기본적인 연습을 반복적으로 한 다음 간단한 것에서 복잡한 것으로, 구체적인 것에서 추상적인 것으로 진행되어야 한다.

몬테소리 철학을 근거로 5개 영역의 모든 교구는 다음의 목적과 의미를 가진다.

① 일상영역 교구: 치매 어른들에게 일상영역은 잊어버린 자기의 삶을 되찾아 가는 데 중요한 역할을 한다. 잔존능력과 잔존기억을 되돌릴 수 있는 것을 되돌려 치료할 수 있는 것을 치료해 주어 정상적인 삶으로 안내해 주는 것이 목적이다. 기본적인 소근육 · 대근육 운동을 활성화하는 활동, 환경과 관련된 활동, 자기 자신을 관리하는 활동, 사회적 · 생태학과 관련된 활동영역이다.

② 감각영역 교구: 인간의 인지발달은 감각기관을 통해서 이루어지기 때문에 감각영역은 시각, 청각, 촉각, 미각, 후각, 온각, 중력, 입체감각, 압각훈련을 교구를 근거로 다양한 자연물을 활용할 수 있는 영역이다.

③ 수영역 교구: 인간이 살아가는 세상은 온갖 수학적 도형과 숫자로 구성되어 있다. 수 세기, 십진법, 덧셈, 곱셈, 뺄셈, 나눗셈, 기하도형을 익히고 심

리 · 정신적 요소를 포함하는 영역이다.

④ 언어영역 교구: 인간에게 언어는 인간이 지혜로운 동물임을 실증적으로 보여 주는 징표이다. 치매 어른들에게 잊혀져 가는 말하기, 듣기, 읽기, 쓰기, 말의 의미와 기능, 문장능력을 훈련하여 하루하루 지혜롭게 살 수 있도록 안내해 주는 영역이다.

⑤ 우주영역 교구: 나는 누구이고, 어디에서 왔고, 지금 나는 왜 여기에 있는가에 대한 답을 주고, 나와 우주와의 관계, 나와 생태계와의 관계, 나와 모든 생명체와의 관계를 다루는 영역이다.

3. 치매 어른들을 위한 몬테소리 원리를 적용한 활동

1) 치매 어른들을 위한 일상영역 작업

■ 치매 어른들을 위한 몬테소리 교구 설명하기

영역	
일상	✓
사회 · 문화	✓
감각	✓
인지	✓

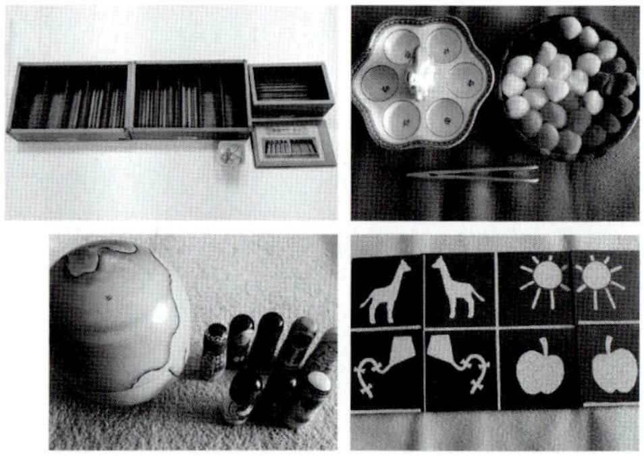

준비물	5개 영역별 교구에 대한 가장 기본적인 설명		
치매 단계	초기 ☑	중기 ☑	말기 □

활동방법

- 일상 · 감각 · 언어 · 수 · 우주영역 교구에 대한 기본적인 것을 설명한다.
- 일상을 제외한 4가지 영역은 치매 어른들의 일상을 돕기 위한 것임을, 즉 다시 일상과 연결되어야 함을 강조한다.
- 치매 어른들의 치매 단계에 알맞은 수준별로 교구 · 교재 제시방법을 차별화한다.
- 영역별 교구의 필요성과 사용 용도를 설명한다.
- 교구와 실물 사이의 연관성과 차이점을 소개한다.

응용활동

- 사람들과 관계를 가지면서 서로를 보살피고, 기억하고, 사랑하면서 지난 기억을 되살릴 수 있다.
- 치매 어른들을 위해 제시된 모든 교구 · 교재는 응용 가능하다.

- 치매 어른들을 위한 교구 작업은 우선 몬테소리 철학과 프로그램에 근거하여 응용하여야 한다.
- 치매 어른들의 환경에 있는 자연물을 활용하는 방법을 선택할 수 있다.

역할과 일상활동

- 몬테소리의 모든 프로그램은 치매 어른들의 일상생활 회복을 돕기 위한 작업이므로 가능한 한 공동 작업을 통해서 다른 어른들과 소통하고, 질문하고, 움직이고, 새로운 정보를 수집하여 그들의 일상과 연결시켜 주어야 한다.

■ 기본적인 운동과 관련된 몬테소리 활동

매트 옮기고, 펴고 접기, 곡식 분류하기,
마른걸레 접기, 식탁에 국 떠주기,
식탁에 물 주전자 가져와 물 따르기

영역	해당
일상	✓
사회 · 문화	✓
감각	✓
인지	✓

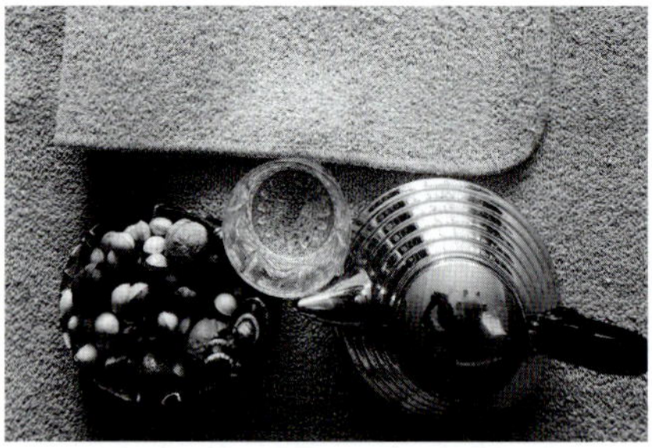

준비물	매트, 물 주전자, 물컵, 호두, 밤, 강낭콩, 마른걸레		
치매 단계	초기 ☑	중기 ☑	말기 □

주의점

- 치매 어른들에게는 일상생활과 연결되는 활동을 끊임없이 진행하는 것이 중요하다.
- 기본적인 몬테소리 작업을 위해서는 매트 옮기기, 펴기, 말기, 의자에 앉기, 일어서기 등의 활동이 중요하다.

활동방법

- 물건을 나르고, 옮기고, 따르고, 문 열고 닫는 훈련을 끊임없이 하도록 제시한다.
- 몬테소리 작업의 기본적인 재료인 매트를 보관 장소에서 가져와서 펴고, 접는 방법 등을 제시한다.
- 식탁 위에 있는 물 주전자로 컵에 물을 흘리지 않고 한계선까지 따르기를 천천히 제시한다.
- 공동 작업실의 책상 위에 호두, 밤 등을 올려놓고 그릇에 옮기는 훈련을 한다. 다양한 색상의 강낭콩을 그릇에 넣고 색상별로 분류하는 방법을 제시할 수도 있다.
- 건조실에 있는 마른걸레를 가져와 접는 방법을 제시한다. 만약, 수건이 있다면 같은 방법으로 접는 법을 제시한다.

응용활동

- 매트를 옮기고, 펴고, 식탁 위에 있는 모든 빈 그릇에 물, 간장, 기름 등을 따르고, 고춧가루 등을 채우는 것은 치매 어른들이 일상생활에서 연습한 것들을 실제적으로 식탁에서 응용하는 것이다.
- 흘리지 않고 정확하게 옮기고, 따르는 방법으로 확장할 수 있다.

역할과 일상활동

- 치매 어른들의 작업을 일상과 연결시켜 스스로 독립적으로 생활할 수 있도록 활동과 일상을 연결시킨다.
- 스태프들이 치매 어른들을 보살피는 작업에서 그들이 할 수 있는 것은 할 수 있도록 일의 분담을 중요시하여야 한다.

■ 환경과 관련된 몬테소리 활동

자기 방 먼지 닦기, 공동 식당에 흘린 물 닦기, 채소 씻기, 채소 껍질 벗기기, 바나나, 사과 썰기

일상	✓
사회 · 문화	✓
감각	✓
인지	✓

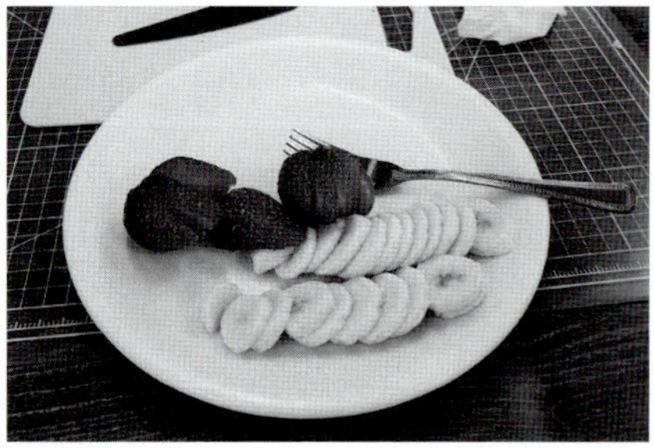

준비물	걸레, 먼지떨이, 마른행주, 칼, 당근, 바나나, 딸기, 사과		
치매 단계	초기 ☑	중기 ☑	말기 ☑

활동방법

- 먼지를 털고 닦을 수 있는 교구를 천천히 제시한다.
- 항상 자기 방을 깨끗이 정리할 수 있도록 먼지를 털고 닦는 방법을 천천히 제시한다.
- 채소 껍질을 벗기고, 채소를 자를 수 있는 교구를 천천히 제시한다.
- 당근을 깨끗이 씻은 다음 손으로 들거나 칼판 위에 올려놓고 차례대로 껍질을 벗기는 시범을 보인다.
- 사과와 바나나를 칼판 위에 놓고 교구를 사용하여 자르는 방법을 제시한다.
- 치매 어른들이 썬 당근, 사과, 바나나를 다 같이 즐거운 마음으로 먹는다.

응용활동

- 일상적으로 먹는 모든 과일을 깨끗이 씻고, 썰어서 예쁜 그릇에 담아 다른 어른들을 초대하여 대접하는 훈련을 한다.
- 센터에서 김치를 담을 때 치매 어른들이 무와 배추를 썰어 도움을 줄 수 있다.

역할과 일상활동

- 치매 어른들이 썰어서 예쁜 접시에 담은 과일을 다른 사람들과 함께 먹을 수 있는 즐거움을 통해서 사회적 관계를 가질 수 있다.
- 치매 어른들이 깨끗한 환경에서 생활하는 즐거움도 가질 수 있다.
- 치매 어른들 스스로 할 수 있는 능력을 훈련시킨다.

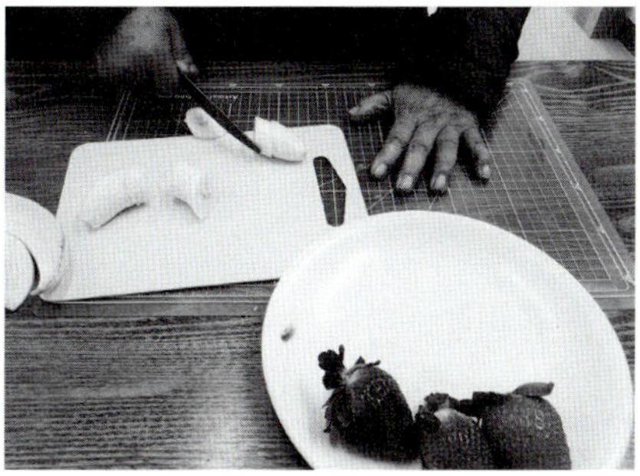

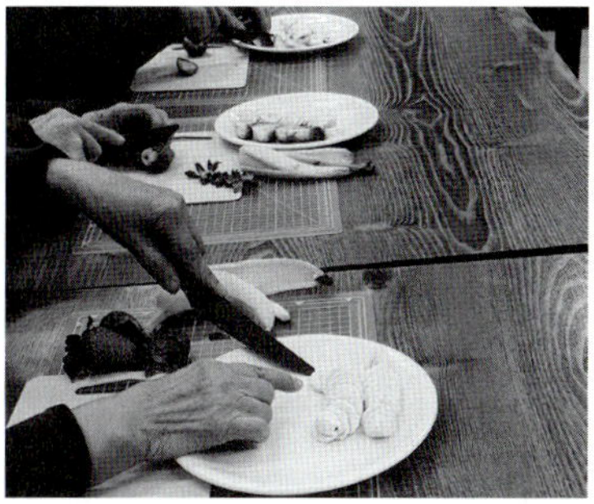

■ 치매 어른들과 함께하는 꽃꽂이 활동

일상	✓
사회 · 문화	✓
감각	✓
인지	✓

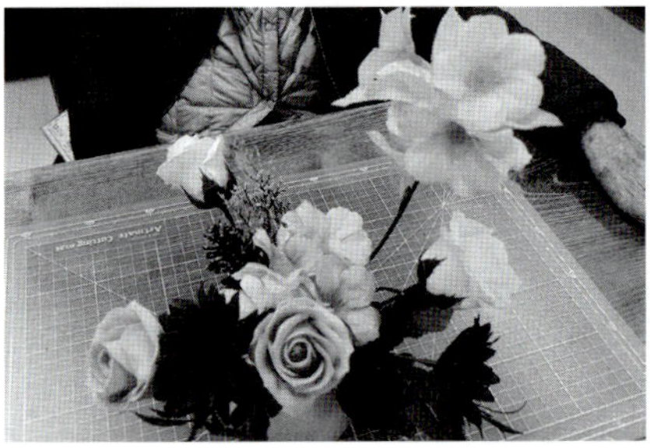

준비물	꽃바구니, 꽃병, 생화나 조화 5~20송이, 꽃가위		
치매 단계	초기 □	중기 ☑	말기 □

활동방법

- 사용하고 있는 테이블이나 쟁반에 준비물을 올려놓는다.
- 매일 같은 시간에 꽃을 가져와서 테이블에서 꽃꽂이 활동을 한다면 치매 어른들은 일상에서 다른 사람들을 위한 희생적 역할을 경험할 수 있다.
- 치매 어른들에게 지금 꽃꽂이를 할 수 있는지 물어본다.
- 할 수 있을 것이라는 신뢰감을 주고 "해 보시겠습니까? 할 수 있으시죠?"라고 반복하여 물어본다.
- 정확한 방법보다 꽃을 아름답게 꽂아서 함께 즐기는 것과 할 수 있다는 용기를 준다.
- 치매 어른들에게 꽃꽂이 활동은 신체적 · 인지적 · 감각적 · 심미적 자극을 제공하고 과거를 회상할 수 있게 해 준다.
- 치매 어른들이 공동으로 자기 꽃을 가지고 그룹으로 작업할 수 있다.
- 치매 어른들에게 꽃바구니에 들어 있는 꽃의 이름을 소개한다.
- 치매 어른들에게 꽃의 향기를 맡아 보도록 제시한다.
- 준비된 꽃병 크기에 알맞게 꽃을 자른다.
- 꽃병에 물을 붓고 자기가 좋아하는 꽃을 꽂는다.
- 치매 어른들이 꽂아 놓은 꽃병을 공동 식탁이나 자기 방에 놓을 수 있도록 안내한다.

응용활동

- 꽃꽂이 활동은 신체적 · 인지적 · 감각적 · 심미적 자극을 제공할 뿐만 아니라 정서적 안정감과 사회적 관계와 연결되기 때문에 공동체 사람들과 그룹으로 함께할 때 더욱 효과적이다.
- 치매 어른들에게 과거의 자기 집 정원에서 즐겨 했던 꽃꽂이 추억을 상기시킬 수 있는 활동이다. 치매 어른들에게 추억은 혼돈을 피하기 위해 초점을 정확하게 맞추어야 할 필요가 있다.

역할과 일상활동

- 치매 어른들 스스로 모든 식당 테이블의 꽃꽂이 활동을 돕는 것을 실천하기 위한 책임감과 역할은 치매 어른들에게 일상적 역할을 수행할 수 있는 일거리와 활동을 자연스럽게 제공한다.
- 치매 어른들이 꽃을 테이블에 가져와 정돈하는 활동과 움직임은 그들에게 중요한 역할이 될 수 있다.

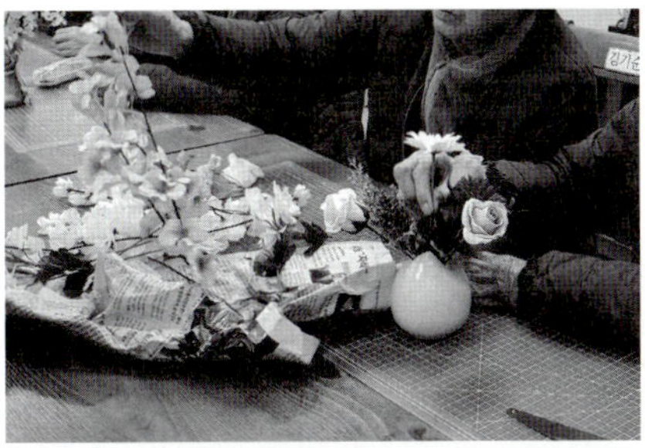
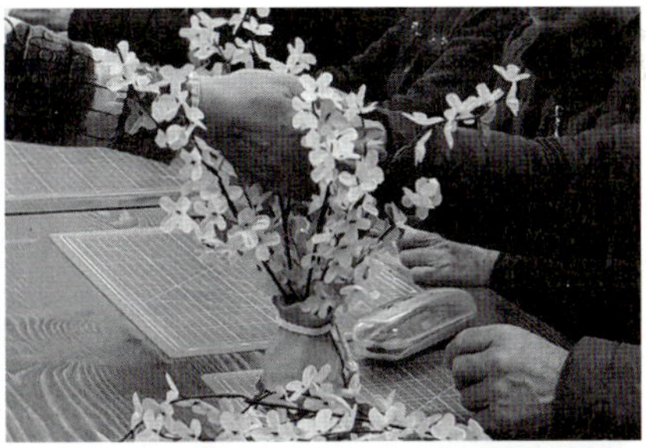
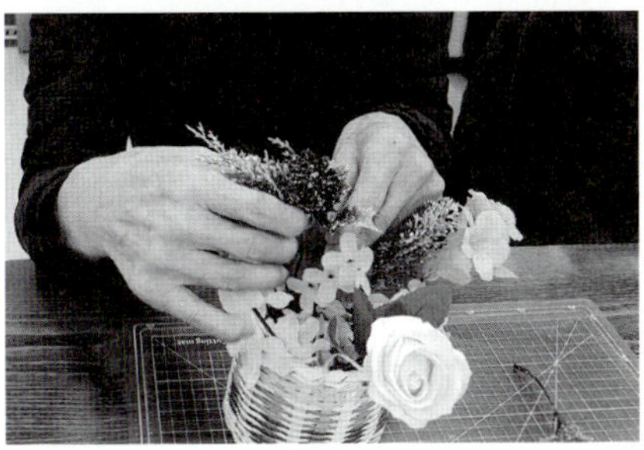
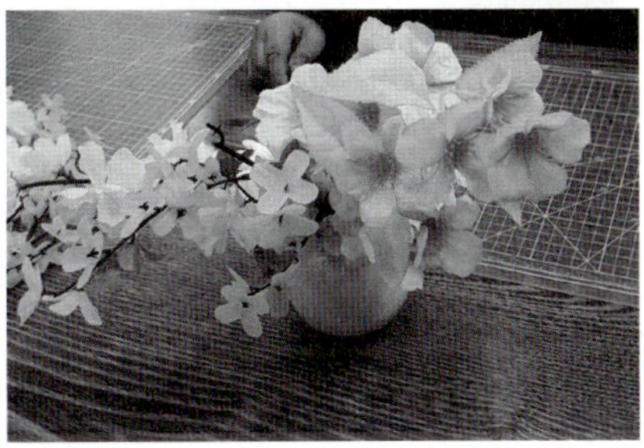

■ 수건, 손수건, 냅킨 접기

일상	✓
사회 · 문화	✓
감각	✓
인지	✓

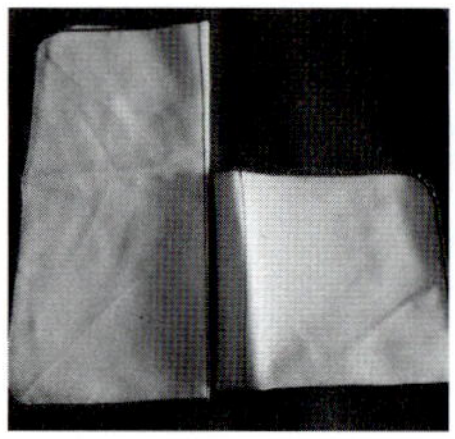

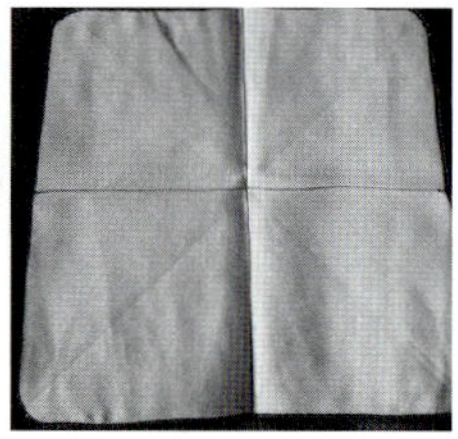

준비물	다양한 크기의 수건, 냅킨, 튼튼한 빈 상자		
치매 단계	초기 ☑	중기 ☑	말기 □

활동방법

- 치매 어른들이 개인적으로 사용하는 수건을 세탁한 다음 정리정돈하는 방법을 제시한다.
- 책상 위에 올려놓은 수건을 반으로 접는다(수건 크기에 따라 다시 두 번 접는다).
- 사용하기 편리하게 접은 수건이 흐트러지지 않도록 상자에 맞게 정리한다.
- 냅킨은 이미 그어진 선에 따라서 접도록 제시한다.
- 접은 냅킨을 치매 어른의 이니셜이나 이름이 새겨진 냅킨꽂이에 끼워 정리한다.

응용활동

- 수건, 냅킨뿐만 아니라 치매 어른들이 사용하는 모든 물건을 위생적으로 보관하기 위해서 종류, 사용 용도별로 서랍에 정리정돈하는 방법을 제시한다.

역할과 일상활동

- 치매 어른들이 자기 물건을 정리정돈하는 것이 습관화 · 일상화되어 스스로 자기 물건이 어디에 정리되어 있는지를 확인할 수 있다.

■ 안경을 위생적으로 닦기

영역	체크
일상	✓
사회 · 문화	
감각	✓
인지	✓

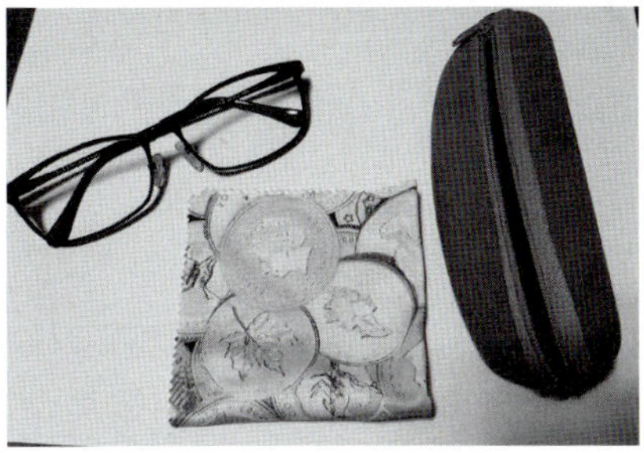

준비물	안경, 안경 클리너, 깨끗한 손수건, 안경집, 이름표		
치매 단계	초기 ☑	중기 ☑	말기 ☑

활동방법

- 프로그램을 진행하기 위한 가장 좋은 방법은 저렴한 안경을 구입하는 것이다.
- 깨끗하게 보이는 안경을 착용해서 읽고 볼 수 있는 유능한 치매 어른이 될 수 있는 기회를 제공한다.
- 안경을 보관하지 못하는 치매 어른들을 위해서 안경집에 이름과 방 번호를 적어 공동으로 보관하여 필요할 때 제공한다.
- 안경을 찾기 위해서 움직이는 활동은 운동능력과 자기 관리와 연결될 수 있다.

응용활동

- 다른 치매 어른들의 안경을 닦아 줄 수 있다.
- 여름에 사용하는 선글라스를 깨끗이 닦을 수 있다.

역할과 일상활동

- 안경을 깨끗이 관리하는 것에 익숙해진 치매 어른들에게는 센터에서 다른 사람들을 위해서 안경을 닦는 역할을 분담할 수 있다.
- 체크리스트를 만들 수 있으며, 안경을 닦을 때 치매 어른들의 목록에 기록하여 확인할 수 있다.

■ 자신과 관련된 몬테소리 활동

손 씻기, 빨래하기, 지퍼 · 단추 · 버클 채우기, 한복 고름 · 리본 매기

일상	✓
사회 · 문화	✓
감각	✓
인지	✓

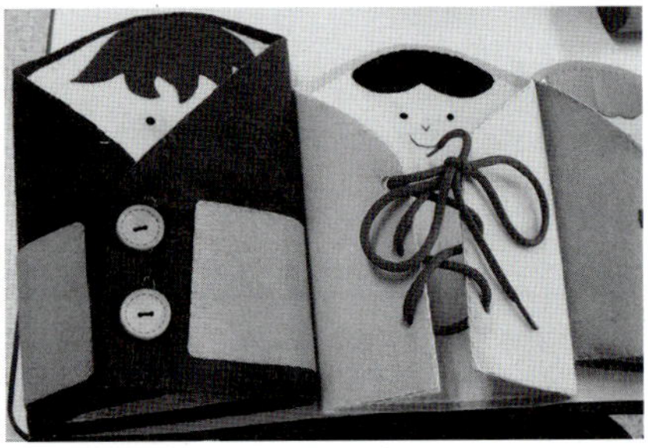

준비물	손 씻는 교구: 수건, 비누, 영양크림, 손톱깎이, 가위, 매니큐어(옅은 색) 빨래하기: 빨래판, 양동이, 빨랫비누 자기 관리: 지퍼가 달린 바지, 단추를 끼울 수 있는 셔츠, 고름을 맬 수 있는 한복, 몬테소리 교구
치매 단계	초기 ☑ 중기 ☑ 말기 □

활동방법

- 자기 관리를 위해 우선 몬테소리 교구인 옷 틀, 지퍼, 단추 틀, 리본 틀을 제시하여 시범을 보인다.
- 치매 어른들이 입고 있는 옷의 단추 끼우고 열기, 지퍼 올리고 내리기, 한복 고름 매기를 스스로 할 수 있도록 시범을 보인다.
- 입고 있는 옷에서 단추를 바르게 끼웠는지, 지퍼를 정확하게 올렸는지, 고름을 정확하게 매었는지를 확인한 다음 오류가 발생하면 다시 몬테소리 교구를 가지고 연습을 하도록 한다.

응용활동

- 치매 어른들에게는 자기 몸, 자기 환경을 관리하는 것이 중요하다.

역할과 일상활동

- 치매 어른들은 일상생활을 독립적으로 할 수 있는 능력이 차츰 사라져 몸 관리, 의식주 관리가 어려워지므로 자기 관리에 초점을 맞추어야 한다.
- 옷을 제대로 입고 있는지, 깨끗하게 관리하는지, 날씨에 맞게 입고 있는지 등을 배려하여야 한다.

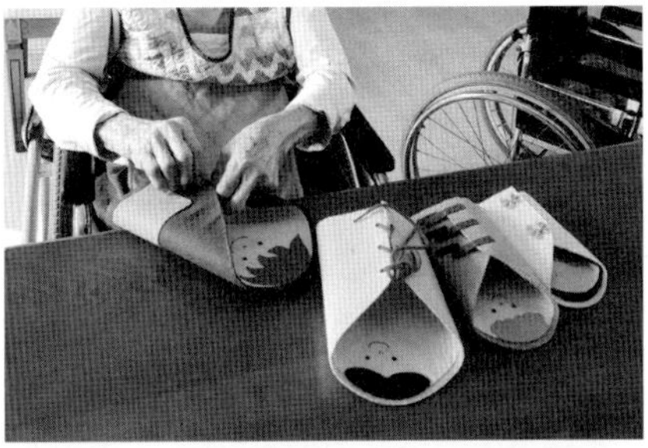
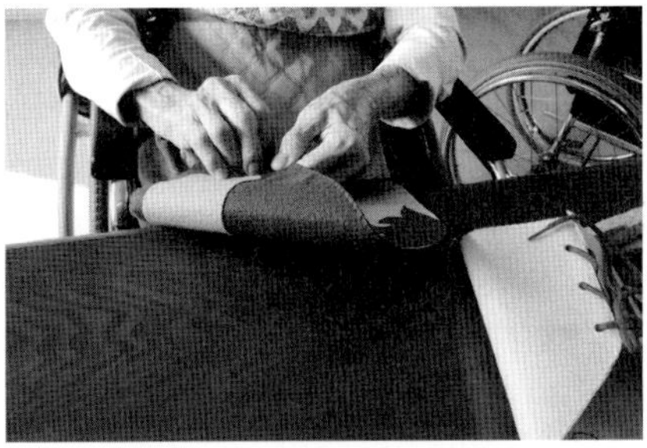
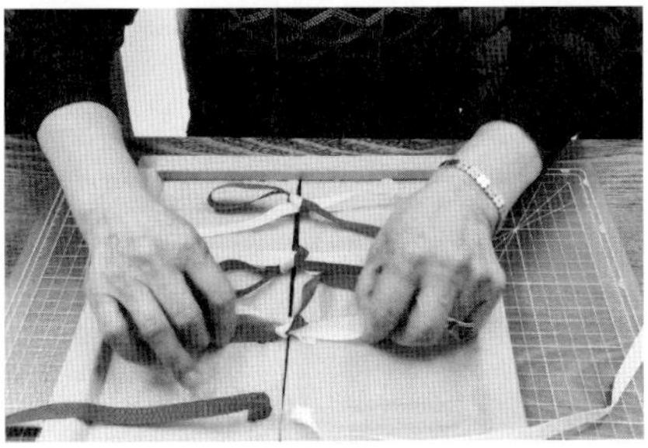
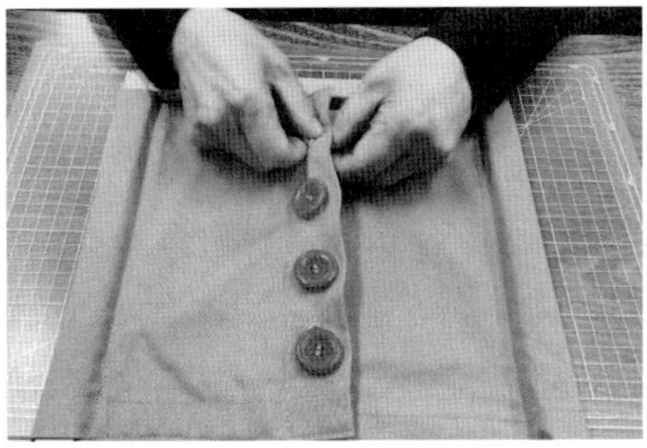

■ 헤어롤 사용하고 분류하기

일상	✓
사회 · 문화	✓
감각	✓
인지	✓

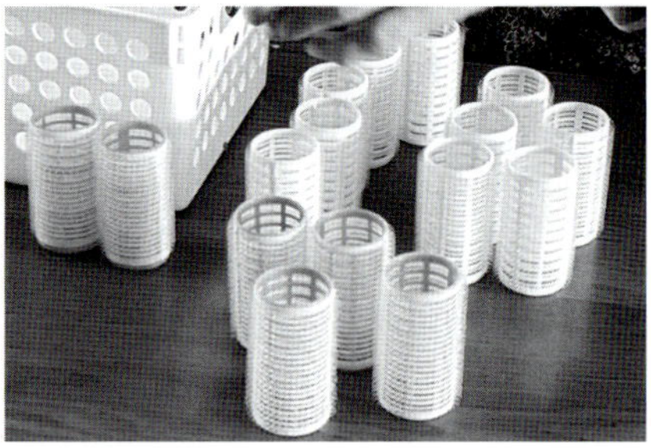

준비물	다양한 색상과 크기의 헤어롤, 바구니, 매트		
치매 단계	초기 ☑	중기 ☑	말기 ☑

활동방법

- 한 바구니에 두 가지 색상의 헤어롤을 넣는다.
- 헤어롤과 같은 색상의 바구니를 준비하여 헤어롤 색과 바구니 색이 일치하도록 넣는다(예: 분홍색 헤어롤 – 분홍색 바구니, 파란색 헤어롤 – 파란색 바구니).
- 치매 어른들이 원한다면 자기 머리를 아름답게 꾸미도록 권장한다.

응용활동

- 모든 헤어롤을 섞어서 그릇에 넣는다.
- 크기별로 매트 위에 올려놓고 숫자를 세고 손으로 만지면서 촉감을 훈련한다.
- 색상별, 크기별로 분류하는 것을 훈련한다.

역할과 일상활동

- 자기 머리를 단정하고 예쁘게 관리할 수 있도록 한다.
- 헤어롤을 많이 만져서 촉감을 느끼도록 한다.

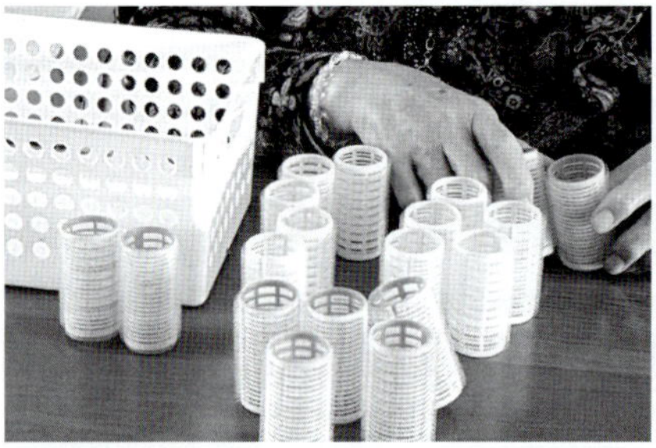

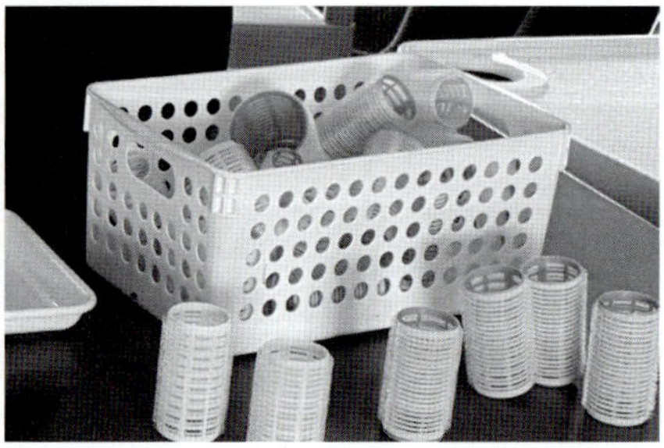

■ 부엌에 있는 물건과 아닌 물건 분류하기

일상	✓
사회 · 문화	
감각	
인지	✓

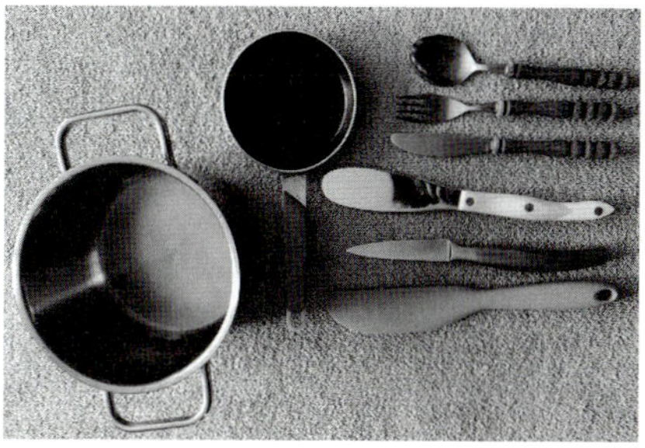

준비물	부엌에 있는 다양한 물건		
치매 단계	초기 ☑	중기 ☑	말기 □

활동방법

- 부엌에 있는 물건과 아닌 물건을 그림으로 표시하거나 글자로 써서 부엌에서 가장 잘 보이는 곳에 걸어 놓는다.
- 많이 사용하는 물건은 보이는 곳에 걸어 놓는다.
- 가끔 사용하는 물건은 서랍에 정리하고 명칭을 적어 부착한다.
- 부엌에서 사용하는 다양한 도구, 식사 준비를 위해서 필요한 도구를 제시하고 설명한다.

응용활동

- 치매 어른들에게 모든 물건의 사용 용도, 있어야 할 장소와 위치를 정확하게 알려 주어서 사용한 물건을 정리정돈하는 습관을 들이도록 설명한다.

역할과 일상활동

- 모든 물건을 보관하는 장소, 위치를 정확하게 알려 주어 정리정돈하는 습관을 훈련한다.

■ 손 마사지

영역	
일상	
사회 · 문화	✓
감각	✓
인지	

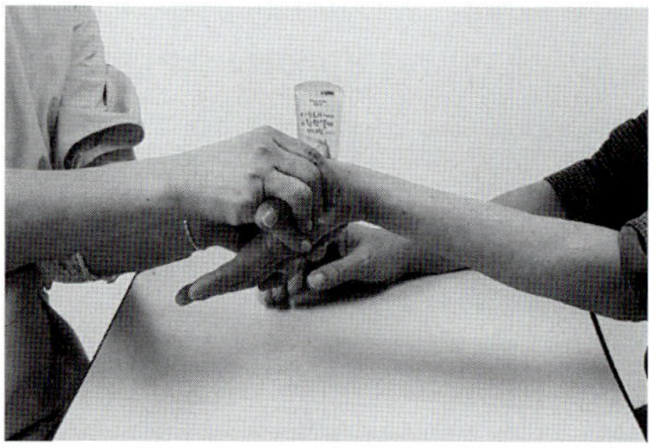

준비물	핸드크림, 손 마사지용 교구, 도구, 비누, 수건, 바구니		
치매 단계	초기 ☑	중기 ☑	말기 ☑

활동방법

- 스태프, 가족, 자원봉사자는 치매 어른들의 손을 부드럽게 마사지하는 역할을 중요시하여야 한다.
- 손을 깨끗이 씻은 다음 핸드크림을 발라 부드럽게 만지고 누르면서 자극을 준다.
- 치매 어른들이 아프지 않을 정도의 적당한 자극을 주어야 한다.

응용활동

- 스태프들이 치매 어른들에게 손 마사지를 제공해 줌으로써 치료에 도움을 줄 수 있다.
- 치매 어른들에게 다른 사람의 손을 마사지하는 방법을 보여 주면서 서로 마사지를 해 주도록 권장한다.
- 스태프들이 다른 사람의 손을 마사지하는 동안에 좀 더 어려운 참가자들을 마사지해 줄 수 있다.

역할과 일상활동

- 손 마사지를 자주 함으로써 치매 어른들의 손 감각을 부드럽게 할 수 있다.
- 손 마사지는 치매 어른들 몸 전체의 순환을 도울 수 있다.
- 감각자극뿐만 아니라 서로 대변하는 작업이기 때문에 사회화 기회를 제공한다.

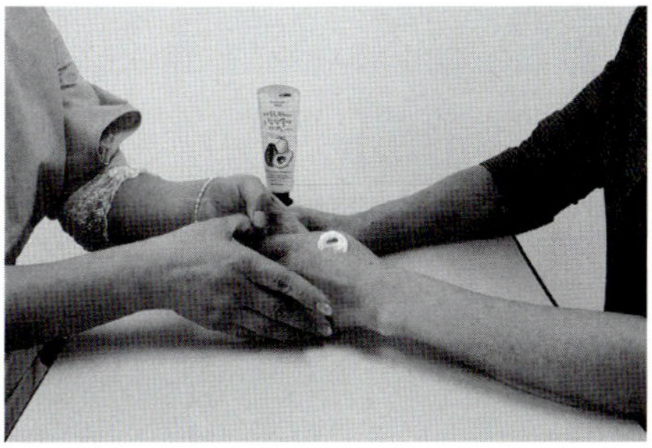

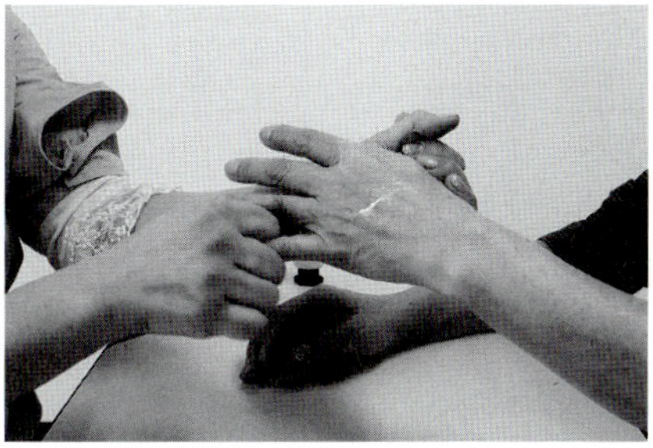

■ **사회적 관계와 관련된 몬테소리 활동**

감사 표현하기, 사과 표현하기,
센터에서 조용히 걷기, 조용히 말하기

일상	✓
사회 · 문화	✓
감각	✓
인지	✓

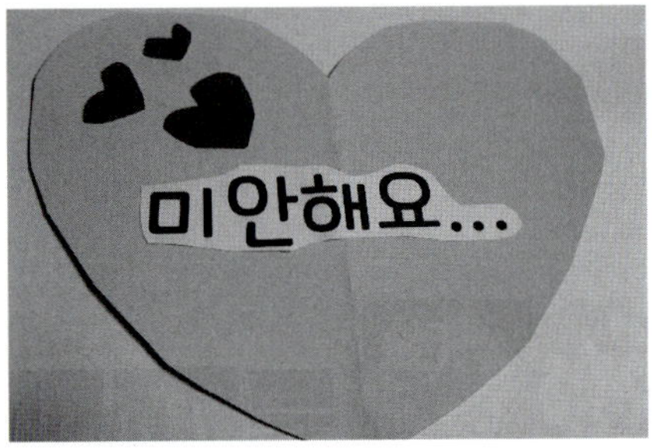

준비물	감사 표현 단어집, 사과 표현 단어집, 인사 카드		
치매 단계	초기 ☑	중기 ☑	말기 ☑

활동방법

감사 표현하기

- 참가자들에게 언제 "감사합니다"라는 말을 하여야 하는지 제시한다.
- 스태프들이 참가자들을 보살피고, 도움을 주었을 때 "감사합니다"라고 표현하도록 제시한다.
- 사람들에게 도움을 받았을 때, 선물을 받았을 때 "감사합니다"라고 언어와 행동으로 표현하는 표현방법을 제시한다.
- 오늘 행복하고, 친구들과 즐겁게 생활했고, 맛있는 식사와 간식을 먹을 수 있음에 "감사합니다"라고 표현하도록 제시한다.
- 오늘도 자신이 할 수 있는 만큼 건강하게 생활할 수 있음에 스스로 "감사합니다"라고 표현하도록 제시한다.

사과 표현하기

- 무엇을 잘못하고 실수하였을 때 "미안합니다. 죄송합니다"라는 표현방법을 제시한다.
- 식사 시간에 먼저 일어날 때, 사람과 부딪쳤을 때, 사람 앞을 지나갈 때, 다른 사람이 이야기하는 도중 말을 중단했을 때, 잘못해서 다른 사람들의 물건을 떨어트렸을 때 "미안합니다, 죄송합니다"라고 말하도록 제시한다.
- 다른 사람이 나의 말을 잘못 이해했을 때, "괜찮습니다"라고 말하도록 제시한다.

응용활동

- 센터에서 조용히 걷기, 조용히 말하기
- '감사합니다', '미안합니다'와 같은 언어를 사용하여 다른 사람들, 방문객들과 언어적 상호작용으로 예의를 갖추도록 훈련한다.

역할과 일상활동

- 자신과 관계된 모든 것에 '감사하는 마음 가지기'를 훈련한다.
- 자신이 할 수 있는 능력이 있는 만큼 나도 다른 사람을 도울 수 있다는 감사한 마음을 가지고 긍정적으로 일상생활을 할 수 있도록 돕는다.
- 사과와 용서를 청하는 것은 자기를 겸손하게 만들고 예의 바른 행동임을 설명한다.

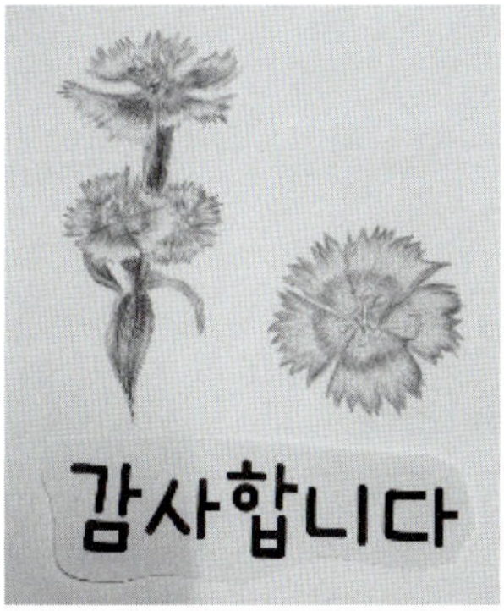

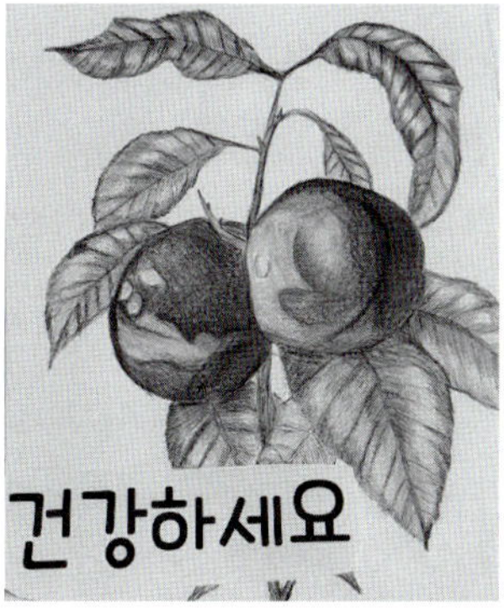

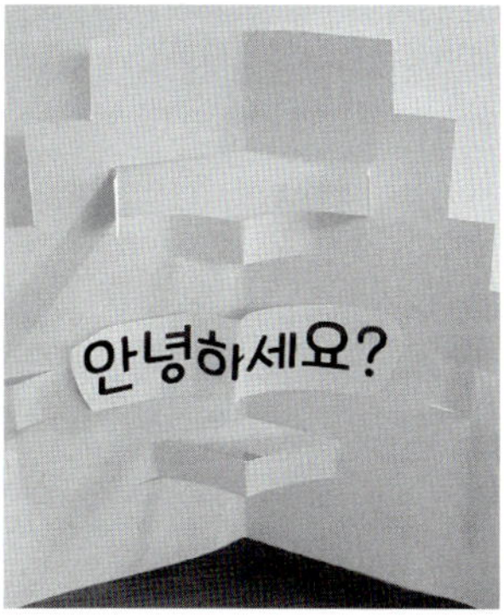

■ 우리가 먹는 과일 알기

일상	✓
사회 · 문화	
감각	✓
인지	✓

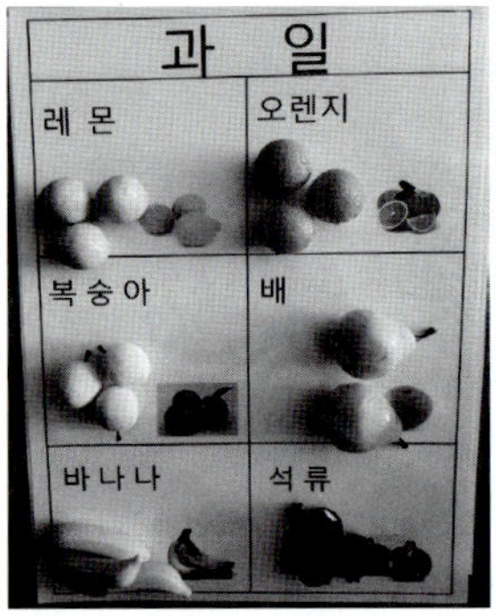

준비물	과일 사진판, 과일 이름판, 과일 모형		
치매 단계	초기 ☑	중기 ☑	말기 □

활동방법

- 치매 어른들에게 일반적으로 먹는 과일을 제시한다.
- 치매 어른들에게 사과, 귤, 배, 딸기, 참외를 보여 주고 과일 이름을 따라 말하도록 한다.
- 모든 과일을 보여 주고 과일의 이름을 말하도록 제시한다.
- 언제 먹을 수 있는지, 어떤 영양분을 함유하고 있는지 제시한다.
- 과일을 깎아서 접시에 담아 다른 어른들과 함께 간식이나 후식으로 제공한다.

응용활동

- 마트나 시장에 가서 자기가 원하는 과일을 산다.
- 과일의 껍질을 만지면서 촉감을 느끼도록 한다.
- 과일의 냄새를 맡고 신선하게 보관하여 먹도록 한다.

역할과 일상활동

- 과일 실물, 그림과 과일 낱말 카드를 만들어 과일의 이름을 정확하게 알도록 한다.
- 우리나라에서 많이 생산되는 과일을 정확하게 알고, 이름을 부를 수 있도록 한다.
- 계절별로 생산되는 과일을 분류할 수 있다.

■ 한복 천 색상 배열하기

일상	✓
사회 · 문화	✓
감각	✓
인지	✓

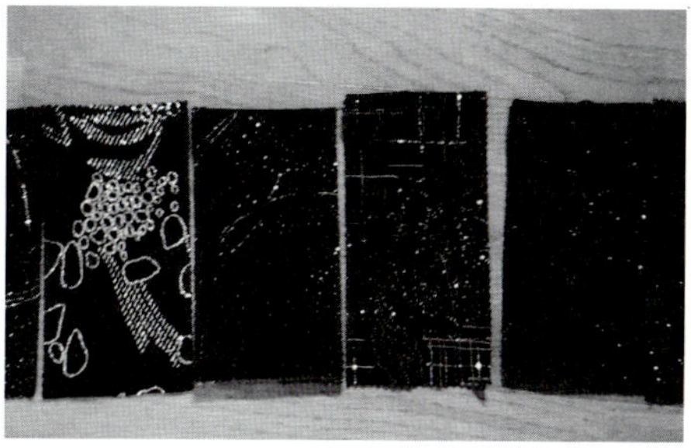

준비물	색상과 감각이 다양한 한복 천, 가위, 자, 두꺼운 종이, 풀, 다리미, 집게		
치매 단계	초기 ☑	중기 ☑	말기 □

활동방법

- 치매 어른들에게 다양한 한복 천을 소개한다.
- 다양한 색상의 천을 가로×세로 10cm로 잘라서 바구니에 담아 놓는다.
- 매끄럽고, 꺼칠하고, 얇고, 두꺼운 촉감의 천을 다양하게 준비한다.
- 바구니에 담은 천을 넓은 쟁반에 올려놓고 같은 색상끼리 분류한다.
- 몬테소리 색 카드 분류하기를 응용하여 치매 어른들이 많은 추억과 경험을 가지고 있는 한복 천을 사용하면 더 이해가 빠를 수 있다.

응용활동

- 치매 어른들이 일상적으로 입었던 한복 천을 만져 보고 옛날을 회상한다.

역할과 일상활동

- 천 분류를 통해서 감각활동을 훈련할 수 있다.
- 나머지 천을 활용하여 손수건을 만들 수 있다.

■ 인형 보살핌과 사람 보살핌을 연결하기

인형 보살핌을 통해 사람 보살피는 방법 학습하기

일상	✓
사회 · 문화	✓
감각	✓
인지	✓

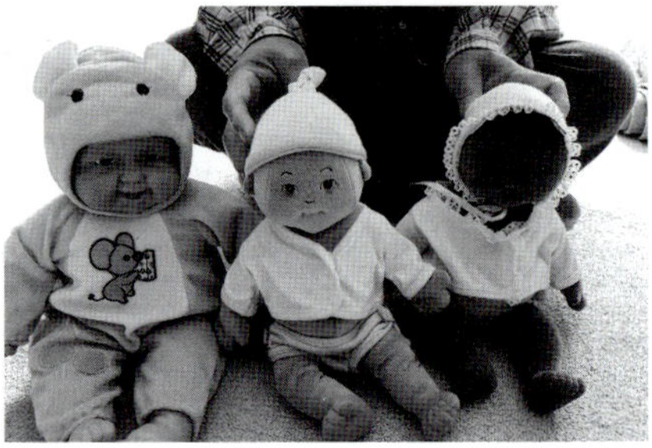

준비물	아기 인형, 인형에게 입힐 옷, 모자, 리본, 스카프		
치매 단계	초기 ☑	중기 ☑	말기 ☑

활동방법

- 신생아 크기 정도의 인형이면 더욱 좋다.
- 치매 어른들에게 다른 사람, 친구, 가족과의 관계, 만남, 접촉이 치료하는 데 중요함을 강조한다.
- 치매 어른들의 특징인 회피, 두려움을 치료하기 위해 다른 사람들과 접촉할 기회를 제공하여야 한다.
- 치매 어른들에게 사랑과 편안함의 필요성을 행동으로 보여 줄 필요가 있다.
- 만약, 치매 어른들이 아이를 좋아하고 사랑한다면 인형을 안고, 인형의 옷을 입히며, 보살핌으로써 편안함을 느낀다.
- 인형은 치매 어른의 반응행동을 감소시킨다는 연구 결과가 있다.
- 책상 위에 깨끗한 수건을 깔고 인형을 올려놓는다.
- 인형에게 아름다운 옷을 순서대로 입힌다.
- 모자나 스카프로 인형을 장식하고, 머리를 단정하게 빗겨 준다.
- 치매 어른들에게 만족하는지 질문해 본다.

응용활동

- 신생아 크기의 인형을 깨끗이 목욕시키고, 옷을 갈아입히고, 단추, 지퍼, 찍찍이, 리본 매는 것을 연습할 수 있다.
- 인형과 작업할 때는 치매 어른들에게 사람과 똑같이 사랑하는 마음으로 인형을 다루어야 한다고 인지시켜야 한다.

역할과 일상활동

- 인형과 하루 일과를 훈련함으로써 치매 어른 자신이 자기 몸을 관리하는 방법을 터득할 수 있다.
- 가급적 큰 인형으로 선택하여야 한다.

■ 열쇠 분류하기

영역	해당
일상	✓
사회 · 문화	✓
감각	✓
인지	✓

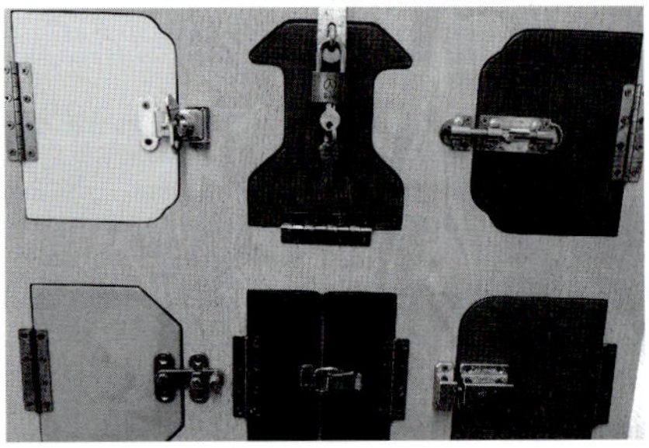

준비물	쟁반, 열쇠, 자물쇠, 잠금번호판(도어록)		
치매 단계	초기 ☑	중기 ☑	말기 □

활동방법

- 쟁반에 모든 열쇠를 넣고 치매 어른들에게 자물쇠 하나를 주어 열쇠와 맞는 것을 찾도록 요청한다.
- 올바른 열쇠가 아니라면, 치매 어른에게 그것을 테이블에 올려놓고 쟁반의 다른 열쇠로 시험해 보게 한다.
- 몇 개의 자물쇠와 열쇠를 제공하고 치매 어른들에게 각 자물쇠와 일치하는 열쇠를 찾도록 요청한다.
- 질서 정연한 활동을 제공하기 위해 3개 또는 4개의 다른 크기의 자물쇠와 열쇠를 쟁반에 준비한다.
- 열쇠가 든 쟁반을 탁자 위에 놓는다.
- 자물쇠와 열쇠를 분리해서 왼쪽과 오른쪽에 놓는다.
- 첫 번째 자물쇠를 첫 번째 열쇠로 열어보도록 한다.
- 계속해서 열고 닫는 연습을 한다.
- 열쇠와 열린 자물쇠를 다시 쟁반에 놓는다.

응용활동

- 열쇠 분류하기 활동을 통해서 센터, 자기 집 문에 달려 있는 열쇠, 잠금장치를 연습할 수 있다.
- 요즈음은 거의 모든 문이 인터폰으로 되어 있기 때문에 숫자를 정확하게 누르는 방법도 제시하여야 한다.

역할과 일상활동

- 치매 어른들이 사용하는 모든 문을 여는 것만이 중요한 것이 아니라 정확하게 열고 닫는 훈련이 반드시 필요하다.
- 특히, 공동 화장실을 갔을 때 잠금장치를 확인하도록 안내해 주어야 한다.

■ 식사 주문받기

메뉴판에서 선택하기

일상	✓
사회 · 문화	✓
감각	
인지	✓

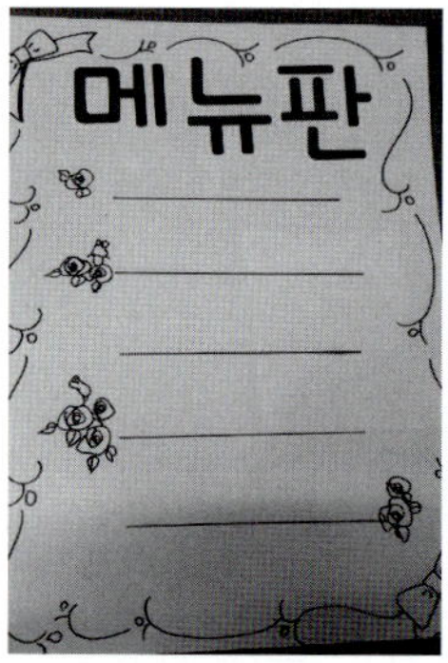

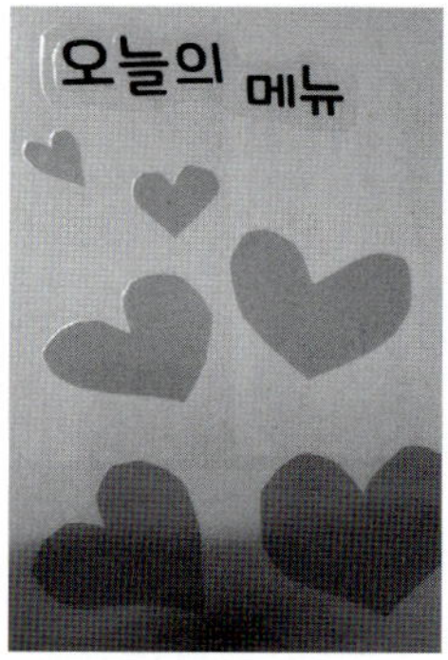

준비물	메뉴판, 수성펜, 마커, 종이		
치매 단계	초기 ☑	중기 ☑	말기 □

활동방법

- 하루 식사를 위해 잘 볼 수 있도록 충분한 크기의 큰 종이에 '오늘의 메뉴'라고 써 놓는다.
- 치매 어른들의 정확한 선택을 위해서 실물 교구나 그림으로 된 메뉴판을 보여 줄 수 있다.
- 스태프들은 치매 어른들이 식사할 때 자기가 할 수 있는 역할을 분담한다.
- 메뉴에서 제공되는 식사 중 원하는 것을 선택하기 위해서 다른 어른들에게 도움을 청할 수 있다.
- 치매 어른들이 선택하지 못하면 옆에 있는 사람들에게 협조를 구할 수 있다.
- 치매 어른들에게 내일 아침 식사 메뉴에 무엇이 있는지 알려 주고 "다음 메뉴 중 무엇을 드시겠습니까?"라고 묻는다.
- "차, 커피, 우유, 주스 중 어느 것을 드시겠습니까?"라고 질문한다. 간식 메뉴판도 준비한다.

응용활동

- 치매 어른들이 하루 일과를 즐겁고 행복하다는 느낌으로 생활하도록 돕는 방법 중에 중요한 것이 의식주 문제이다.
- 가능한 한 치매 어른들이 좋아하는 음식을 선택하여 먹을 수 있도록 제공하는 것이 중요하다.

역할과 일상

- 치매 어른들이 가능한 한 자기가 원하는 음식을 직접 가져다 먹도록 안내한다.
- 음식을 먹을 수 있는 양만큼 가져가도록 지도한다.
- 음식 먹는 예절을 훈련한다.
- 음식을 골고루 먹도록 안내한다.

■ 식사, 커피, 차를 위한 식탁 차리기

영역	
일상	✓
사회 · 문화	✓
감각	✓
인지	✓

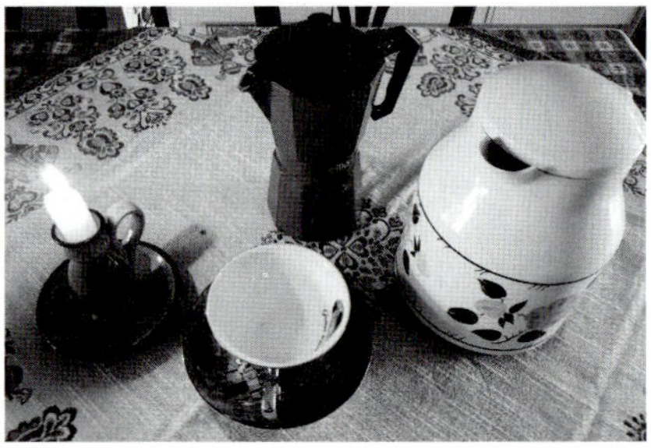

준비물	식탁보, 홈세트, 식탁용 꽃병		
치매 단계	초기 ☑	중기 ☑	말기 □

활동방법

- 그림으로 그려진 식탁판을 제시한다.
- 식탁판 그림 위에 밥그릇, 수저, 컵, 나이프 등을 정확하게 올려놓는 방법을 제시한다.
- 가능한 한 오늘 식탁을 준비하는 치매 어른들이 좋아하는 식탁보, 도구를 자유롭게 선택하도록 허락한다.
- 식사를 할 때 필요한 물건이 무엇인지 하나하나 설명한다.
- 커피와 차를 마실 수 있는 식탁을 준비할 때 필요한 찻잔, 티스푼, 간식거리(약간의 비스킷, 과자 종류), 냅킨을 준비하도록 제시한다.
- 아침 식사 시간이 오전 8시라면 주방일을 전담하는 아주머니와 함께 도우면서 식사 시간 전에 모든 것이 완료되어야 한다.

응용활동

- 치매 어른들이 식사 준비를 하고, 커피나 차를 마실 수 있도록 준비하여 다른 사람들을 배려하고 도움으로써 자기가 살아가는 환경 공동체에서 자신이 할 수 있는 작업을 통해서 스스로 일상생활을 하도록 돌이키는 훈련을 한다. 중요한 것은 내가 할 수 있는 것을 행함으로써 다른 사람과 더불어 살아간다는 것이다.

역할과 일상활동

- 커피와 차도 항상 오전 10시, 오후 3시 30분으로 시간을 정하고 규칙적으로 준비하는 그룹을 구성하여 2~3명이 함께하는 것이 중요하다.
- 준비하는 사람과 함께 마시고 즐기는 사람들과의 관계를 통해서 자신이 다른 사람들을 돕고 배려할 수 있다는 자신감을 가질 수 있다.

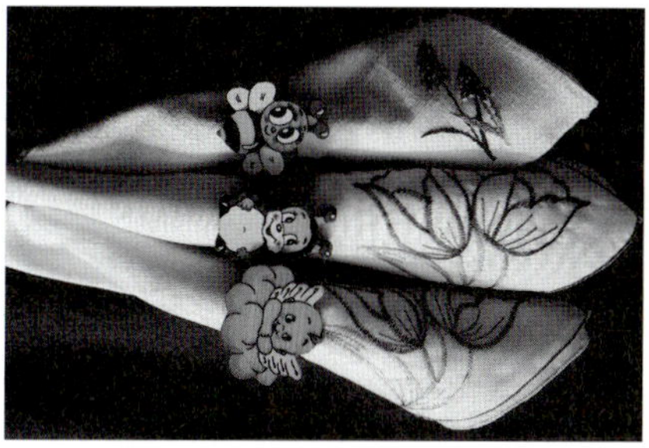
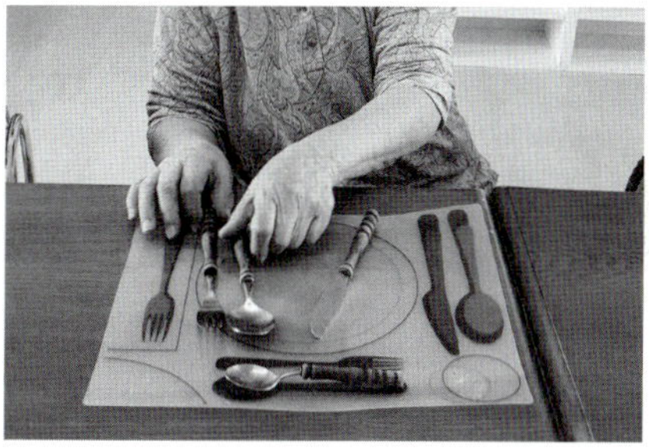

■ 요양센터의 모든 장소, 출입구에 방향 표시판 만들어 부착하기

영역	
일상	✓
사회 · 문화	✓
감각	✓
인지	✓

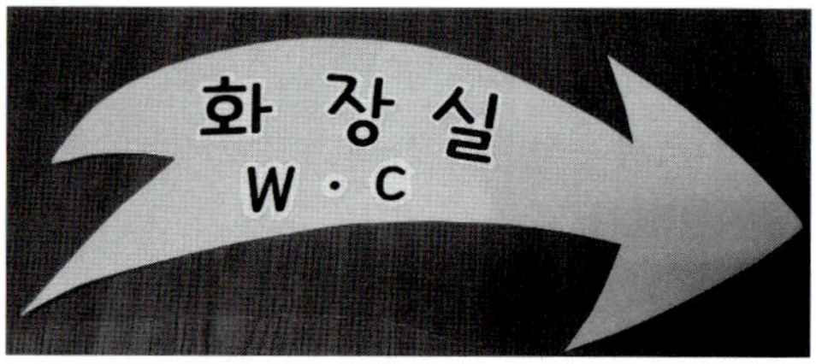

준비물	가위, 약간 두꺼운 종이, 노란색 종이, 풀, 매직펜		
치매 단계	초기 ☑	중기 ☑	말기 ☑

활동방법

- 식당, 공동 작업실, 공동 식당, 화장실, 자기 방, 운동장, 정원에 가는 방향 표시판을 치매 어른들과 함께 만들 것을 제안한다.
- 치매 어른들을 위한 모든 표시판은 노란색 바탕에 검은색 매직펜으로 쓸 것을 제안한다.
- 치매 어른들은 물론 노인들에게 가장 잘 보이는 색상이 노란색 배경에 검은색 글자임을 제시한다. 그래서 고속도로 표시판이 모두 노란색 바탕에 검은색 글씨로 되어 있다는 것을 알려 준다.
- 치매 어른들 각자가 자기가 원하는 글자체, 글씨 크기로 자기 방으로 가는 방향, 자기 방 번호판을 만들어 부착할 수 있도록 한다.
- 스태프가 먼저 모델을 만든 후에 만들어 보도록 제시한다.

응용활동

- 잊어버린 기억을 되살릴 수 있는 모든 작업은 우선 손 운동을 강화하여야 한다. 그러므로 오리고, 쓰고, 자르는 작업을 통해서 말초신경훈련을 강화하여 치매 어른들의 움직임, 일어나기, 앉기, 걷기 등을 자연스럽게 연습할 수 있다.

역할과 일상활동

- 치매 어른이 직접 방향 표시판, 방 번호, 핸드폰 번호가 적힌 표시판을 만들어 자기 방 앞에 걸어 두어 읽고 외우므로 다시 일상과 연결하는 작업을 할 수 있다.

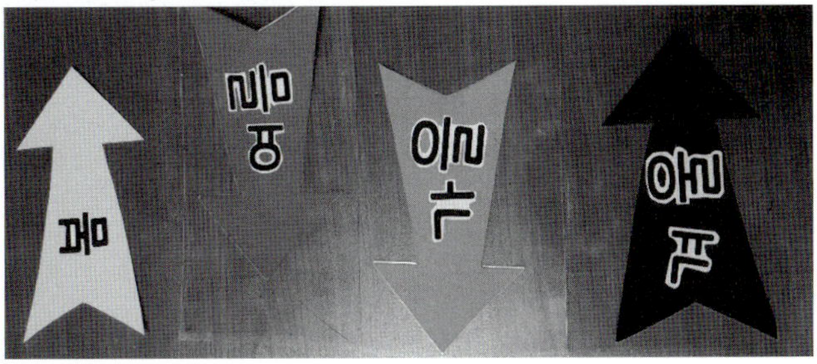

■ 설거지 수세미 짜기

영역	해당
일상	✓
사회 · 문화	
감각	✓
인지	

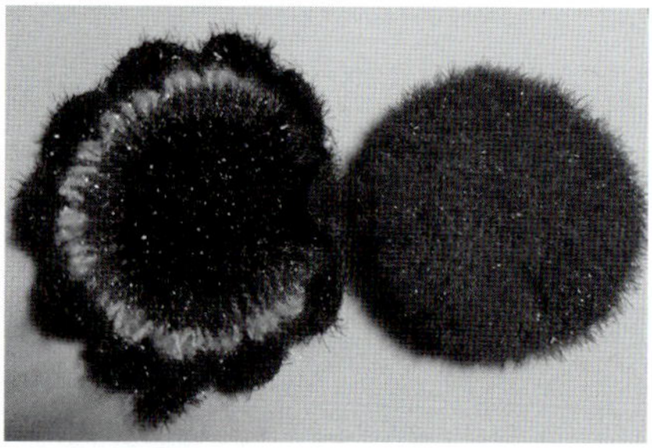

준비물	수세미용 털실, 뜨개바늘, 그림이나 실물 사진으로 된 수세미 견본		
치매 단계	초기 ☑	중기 ☑	말기 □

활동방법

- 다양한 색상의 수세미용 털실을 제시한다.
- 치매 어른들에게 자기가 좋아하는 털실의 색상을 선택하도록 한다.
- 왼손으로 털실을 잡고 오른손으로 뜨개바늘을 잡는 방법을 자세하게 제시한다.
- 수세미 모양을 원, 정사각형, 마름모형 등 자유롭게 선택하도록 한다.

응용활동

- 치매 어른들이 여가 시간에 모여 앉아서 뜨개질을 하면서 이야기 나누고, 지루함을 덜 수 있는 활동으로 무엇이든 만드는 것은 훌륭한 활동이다.
- 수세미를 떠서 가족, 친지들에게 선물할 수 있다.
- 수세미를 뜨면서 숫자 개념, 모양 개념을 스스로 익힐 수 있다.

역할과 일상활동

- 자기가 만든 수세미를 직접 활용하는 기쁨을 경험할 수 있다.
- 방문객, 식구들에게 선물할 수 있다.
- 공동체에서 활용할 수 있다.

■ 차, 비행기 안전벨트 채우고 풀기

일상	✓
사회 · 문화	✓
감각	✓
인지	✓

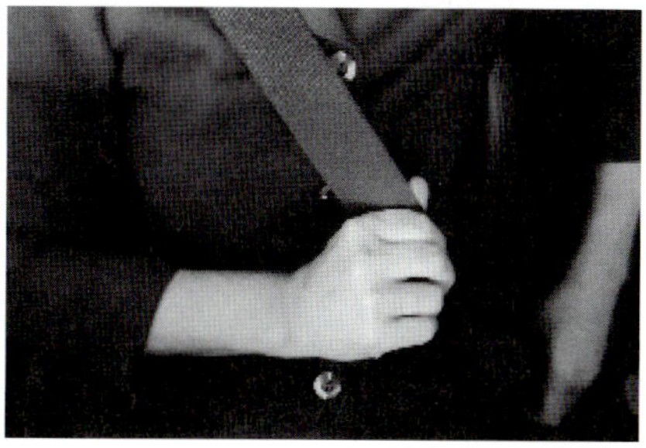

준비물	안전벨트, 모든 잠금장치 교구		
치매 단계	초기 ☑	중기 ☑	말기 ☑

활동방법

- 치매 어른들은 이동할 때 안전벨트 착용을 의무화하여야 하기 때문에 안전벨트를 매는 방법을 단계별로 제시한다.
- 안전벨트는 생명의 끈이고, 생명띠라고 제시한다.
- 양손으로 잠금장치를 누르고 끼우도록 제시한다.
- 잠금장치 교구를 제시한다.
- 모든 잠금장치를 정확하게 열고 닫는 연습을 한다.
- 어려움이 있는 치매 어른들을 위해 손 마사지를 한 다음 시작하도록 제시한다.
- 잠금장치를 단계별로 연습하도록 한다.

응용활동

- 모든 잠금장치는 활동과 기억이 정확하지 않은 치매 어른들의 안전을 보장해 주는 동시에 자신을 보호해 주고 관리해 주는 방법을 가르치는 것이다.
- 잠을 잘 때에 자기 방을 잠가서 안전을 유지하거나 센터의 모든 문을 안전하게 잠그는 습관을 들이는 것이다.

역할과 일상활동

- 치매 어른들에게 안전은 가장 중요한 일이다. 그들의 일상생활에서 안전을 보호받고, 유지하는 것이 중요하므로 서로 안전을 지킬 수 있는 방법을 연습한다.

■ 공구 분류

일상	✓
사회 · 문화	✓
감각	✓
인지	✓

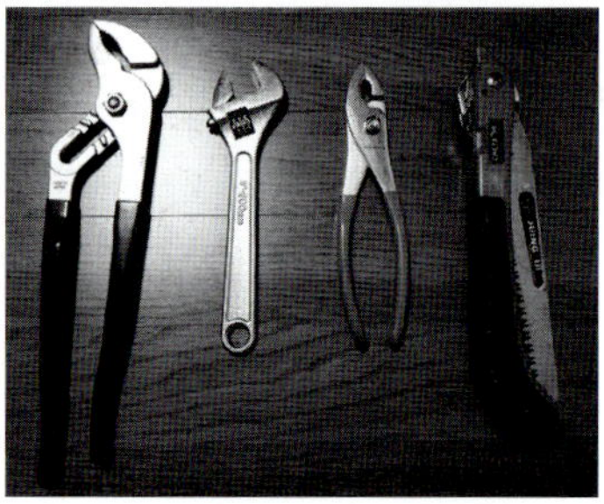

준비물	렌치, 스크루 드라이버, 망치, 기타 공구, 배치될 도구와 일치하는 견본		
치매 단계	초기 ☑	중기 ☑	말기 □

활동방법

- 공구 분류하기는 남자 어른들이 많은 흥미를 가지는 작업이다. 치매 어른들이 일상에서 사용하던 공구는 과거의 자기 모습을 회상하는 데 도움을 준다.
- 가능하면 센터에 공구 가방을 준비하는 것이 사용하기에 편리하다.
- 공구의 사용 용도에 대해서 하나하나 설명한다.
- 사용 용도를 알고 있는 어른들에게는 사용을 허락한다.
- 모든 공구는 가장 큰 것부터 가장 작은 것으로 분류한다.

응용활동

- 공구를 사용할 수 있는 어른들에게 센터에 고장 난 가구, 책걸상, 문고리 등을 수리하도록 허락하되 항상 지켜보아야 한다.
- 이 활동을 위해 주방용품을 사용할 수도 있다.

역할과 일상활동

- 모든 공구는 일상생활에서 사용하는 물건이므로 항상 준비하는 것이 중요하다.
- 특히, 남자 어른들에게 공구를 사용할 수 있는 기회를 제공하고 원할 때 필요한 물건을 제작하는 것도 흥미를 줄 수 있다.

2) 치매 어른들을 위한 감각영역 작업

■ 시각: 크기

영역	체크
일상	
사회 · 문화	✓
감각	✓
인지	✓

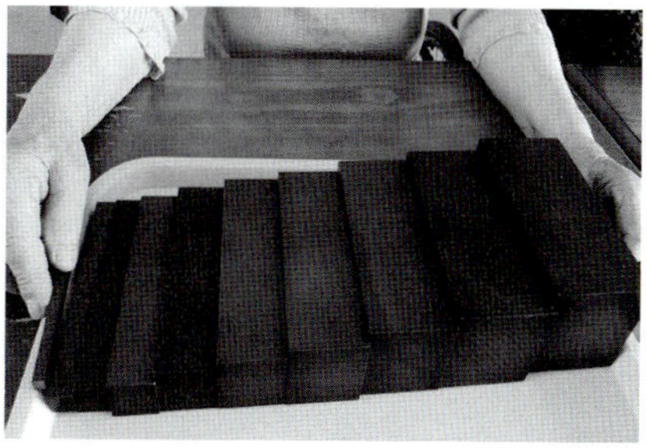

준비물	몬테소리 감각교구(분홍탑, 갈색계단, 꼭지원기둥)		
치매 단계	초기 ☑	중기 ☑	말기 □

활동방법

- 분황탑과 갈색계단의 가장 큰 것과 가장 작은 것을 비교한다.
- 크기 비교는 인지기능에 중요한 역할을 하기 때문에 몬테소리 교구를 가지고 크고 작은 것, 높고 낮은 것을 비교하는 작업을 한다.
- 분홍탑을 큰 것에서 작은 순서대로 쌓아 올리는 연습을 하도록 제시한다.

응용활동

- 큰 것과 작은 것, 많은 것과 적은 것을 주변 환경에서 응용활동으로 실시한다.
- 같은 방법으로 갈색계단을 제시한다.

역할과 일상활동

- 큰 것과 작은 것의 비교는 상자나 서랍에 물건을 넣어 정리정돈할 때 크기의 정도를 측정할 수 있도록 도울 수 있다.

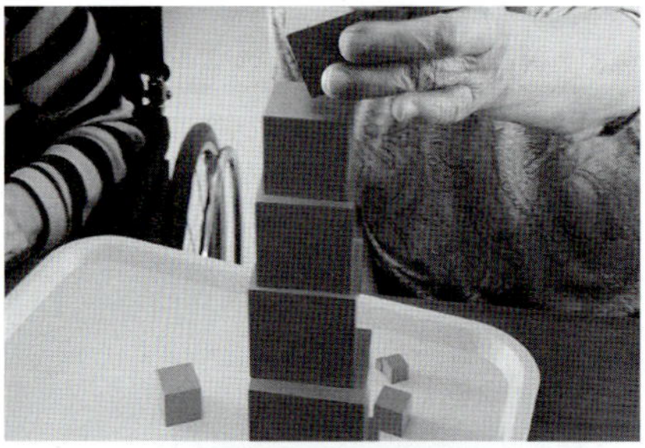
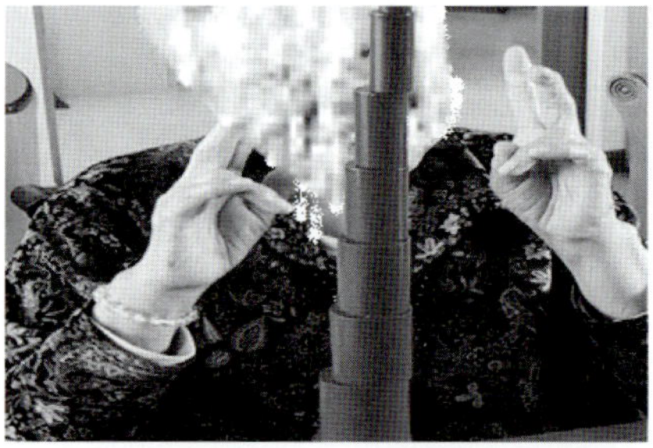
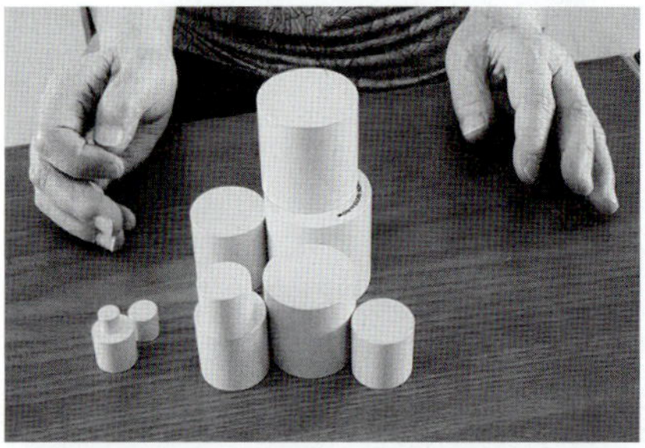
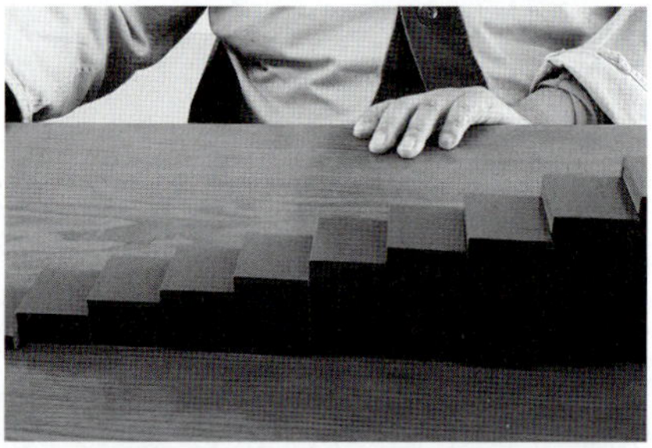
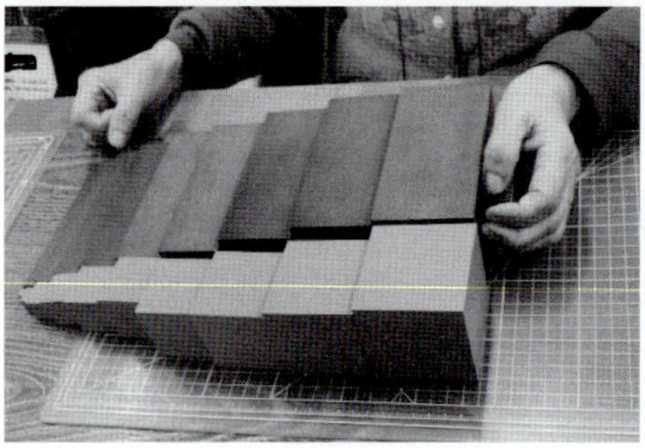
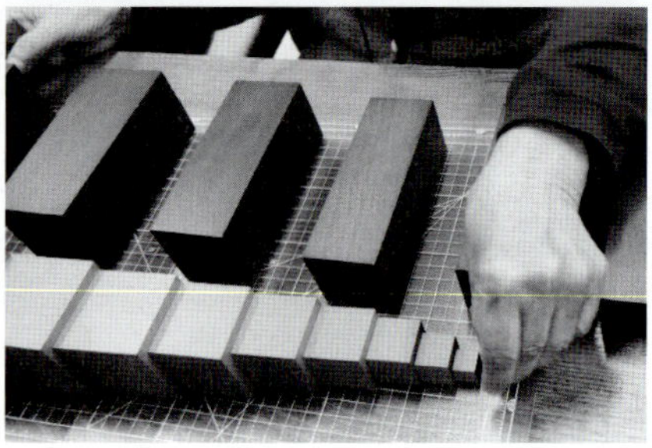

■ 시각: 모양과 형태 변별하기

일상	
사회 · 문화	✓
감각	✓
인지	✓

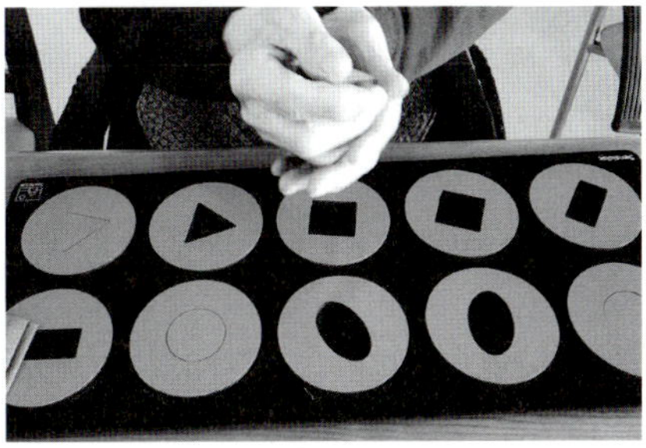

준비물	몬테소리 감각교구(분홍탑, 꼭지원기둥, 기하도형)		
치매 단계	초기 ☑	중기 ☑	말기 ☑

활동방법

- 치매 어른들에게 변형된 기하도형을 보여 준다.
- 치매 어른들에게 기하도형을 꺼내어 둘째 손가락으로 도형을 만져 보고, 감각적으로 그려 본다.
- 기하도형을 집어 올리면서 도형의 명칭을 말한다(예: 이것은 삼각형, 타원형입니다).
- 삼각형, 타원형 기하도형을 책상 위에 올려놓고 도형판에 맞는 도형을 끼워 놓도록 제시한다.
- 기하도형을 하나씩 꺼내 다시 끼우는 작업을 반복함으로써 감각훈련을 할 수 있다.

응용활동

- 치매 어른들에게 기하도형을 만져 보고, 같은 모양에 끼워 봄으로써 같은 모양 매치하기, 같은 모양끼리 분리하기를 연습할 수 있다.
- 기하도형을 종이 위에 놓고 복사를 한 후 가위로 오려서 도형과 자른 도형을 맞추어 보는 것도 중요하다.

역할과 일상활동

- 우리가 살아가는 세상은 모두 기하도형 모양의 건축물, 도구, 예술품으로 구성되어 있음을 알 수 있다.
- 일상에서 흔히 볼 수 있는 기하도형을 수학적 기하도형으로 응용하여 아름답고 멋있는 예술품을 만들 수 있다.

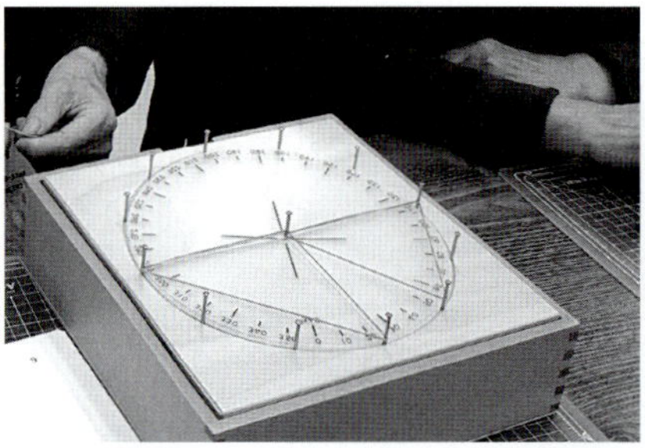

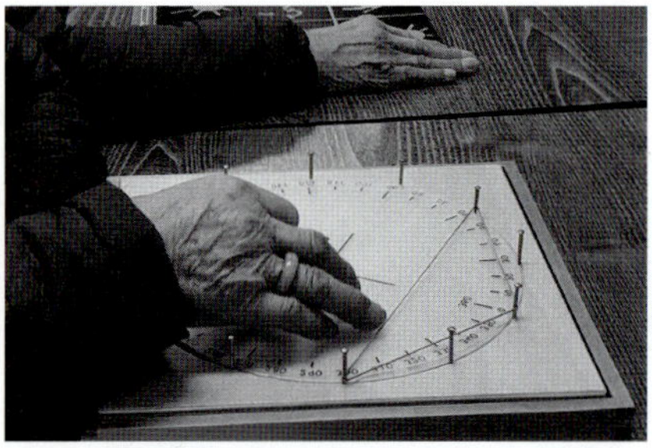

■ 청각: 소리상자, 음의 강약, 음계 종류, 음의 고저

일상	✓
사회 · 문화	✓
감각	✓
인지	✓

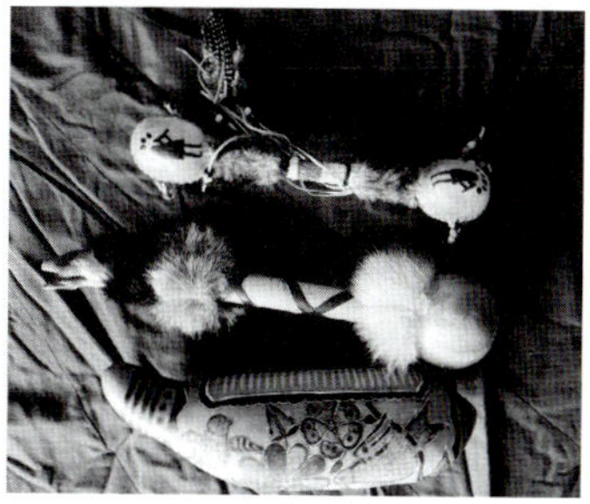

준비물	청각 통, 후각 통, 피리, 음감벨		
치매 단계	초기 ☑	중기 ☑	말기 ☑

활동방법

- 치매 어른들에게 청각을 위한 다양한 교구 · 교재가 있다는 것을 그림으로 제시한다.
- 청각 통, 피리, 음감벨을 제시하고 돌아가면서 한 번씩 시험해 보도록 제시한다.
- 각각의 악기에서 나는 소리의 강약, 음향 등에 대해서 이야기 나눈다.
- 치매 어른들에게 다양한 악기 소리를 들려준다.
- 치매 어른들에게는 너무 강한 소리보다 부드러운 소리를 들려주어야 효과적이다.

응용활동

- 악기를 응용하여 소리를 들려주고 어떤/무엇의 소리인지 맞혀 보도록 한다.
- 치매 어른들이 청각훈련을 통해서 소리의 정확도를 판단하도록 돕는다.

역할과 일상활동

- 자연의 소리, 동물 소리, 악기 소리를 통해서 소리의 변별능력을 훈련할 수 있다.
- 소리의 강약을 듣고 괴음과 부드러운 음의 차이점을 알고 부드럽고 조용한 소리로 사람들과 이야기하도록 돕는다.

■ 촉각

일상	✓
사회 · 문화	✓
감각	✓
인지	✓

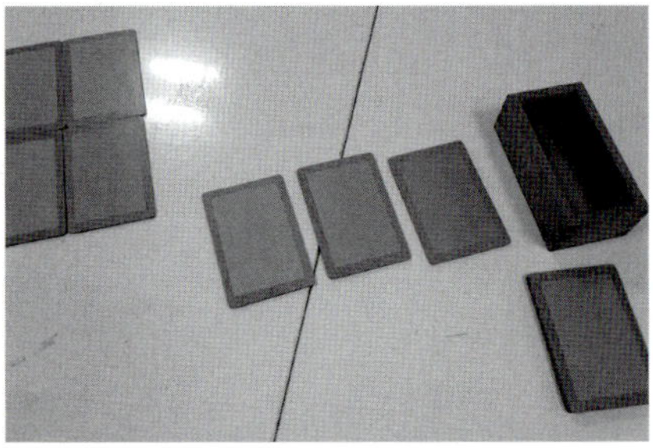

준비물	촉각판, 촉각이 다양한 자연물, 짜임새가 다른 천 조각, 다양한 곡식		
치매 단계	초기 ☑	중기 ☑	말기 ☑

활동방법

- 치매 어른들에게 촉각 연습은 중요한 요소이다. 이는 촉각이 뇌에 자극을 전달하는 속도가 빠르기 때문이다.
- 촉각판, 다양한 촉감을 느낄 수 있는 자연물(예: 과일, 나무껍질 등), 이미 사용하고 있는 교구를 제시하여 치매 어른들이 촉감을 훈련할 수 있는 다양한 촉각훈련 환경을 제시한다.
- 치매 어른들에게 촉각판을 제시하고 손가락 촉각으로 모양을 인지하여 촉각판 그림과 일치하도록 제시한다.
- 같은 촉각 그림판을 촉각으로 찾아내도록 제시한다.
- 치매 어른들에게 마사지를 적극적으로 지원하는 이유는 손의 감각, 특히 촉각훈련을 하기 위한 것이다.

응용활동

- 치매 어른들이 생활하는 환경에서 촉각을 활용하여 작업을 할 수 있는 모든 자료를 활용하여 촉각을 훈련하여야 한다.
- 가능한 한 치매 어른들이 손을 많이 사용할 수 있는 기회를 제공해 주어야 한다.
- 촉각은 우리 몸에 신호를 전달하는 전달체이므로 촉각 활용을 활성화하여야 한다.

역할과 일상활동

- 오자미 만지고 던지기, 박수치기, 리듬체조, 카드놀이, 수세미 뜨개질 등을 치매 어른들의 일상과 연결하여 활성화할 수 있다.
- 곡식과 작은 천으로 직접 오자미를 만들어 치매 어른들이 직접 만지고, 던지고, 마사지하는 방법을 일상과 연결하여야 한다.

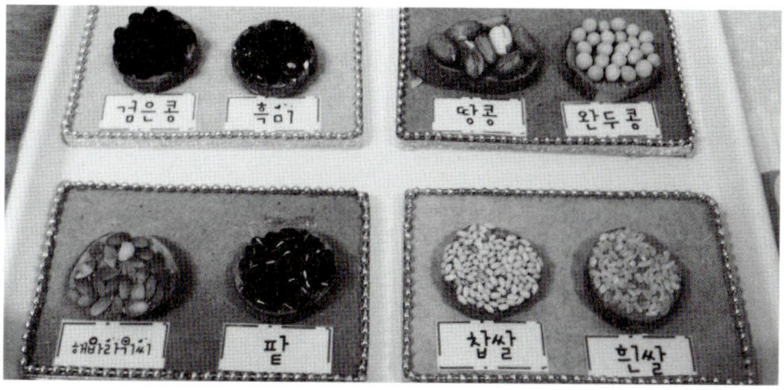

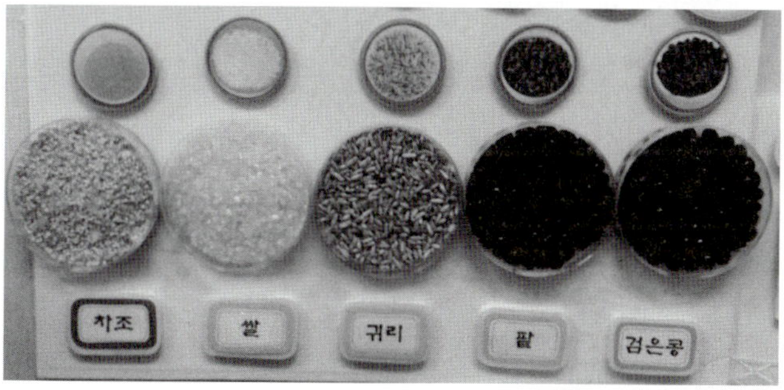

■ 미각

일상	✓
사회 · 문화	✓
감각	✓
인지	✓

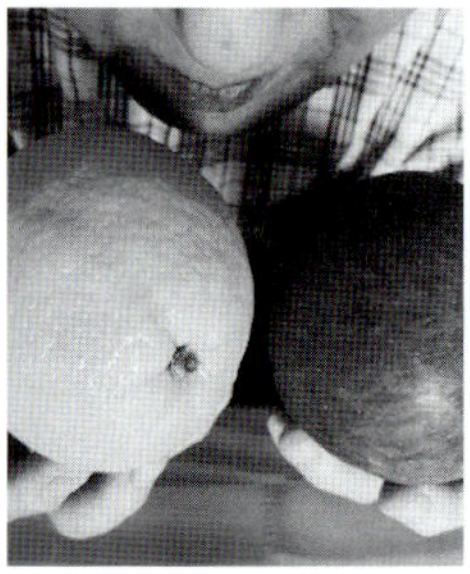
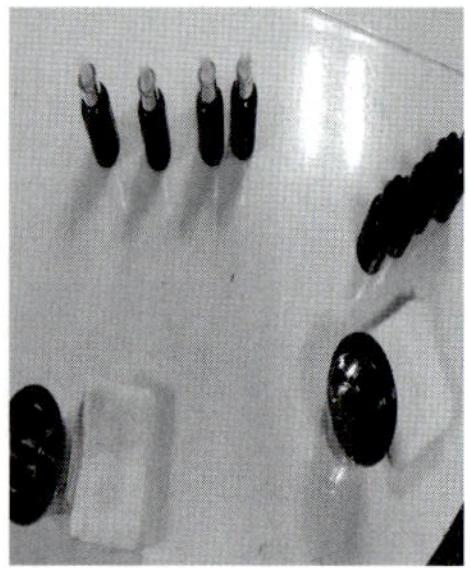

준비물	미각 통, 다양한 과일		
치매 단계	초기 ☑	중기 ☑	말기 □

활동방법

- 치매 어른들은 모든 감각기관이 차츰 기능을 잃어가면서 음식의 맛을 모르고 먹기 때문에 먹는 즐거움이 줄어들 수 있으므로 미각을 훈련하는 것이 중요함을 강조하여야 한다.
- 치매 어른들에게 나누어 준 미각 통에서 어떤 맛을 느낄 수 있는지 스토리텔링을 하도록 제시하여야 한다.
- 미각은 치매 어른들이 살아가는 데 직접적인 영향을 주기 때문에 다양한 훈련과 방법으로 제시하여야 한다.

응용활동

- 미각훈련은 특별한 교구를 활용하는 것도 중요하지만 치매 어른들에게 식사때마다 자연스럽게 느끼도록 하여 건강한 음식, 건강한 환경을 스스로 관리하고 유지하도록 할 수 있다.

역할과 일상활동

- 모든 미각활동은 치매 어른들의 건강과 연결되고, 식사의 즐거움을 제공하기 때문에 그들 스스로 미각훈련을 하도록 지지해 주어야 한다.

■ 후각

일상	✓
사회 · 문화	✓
감각	✓
인지	✓

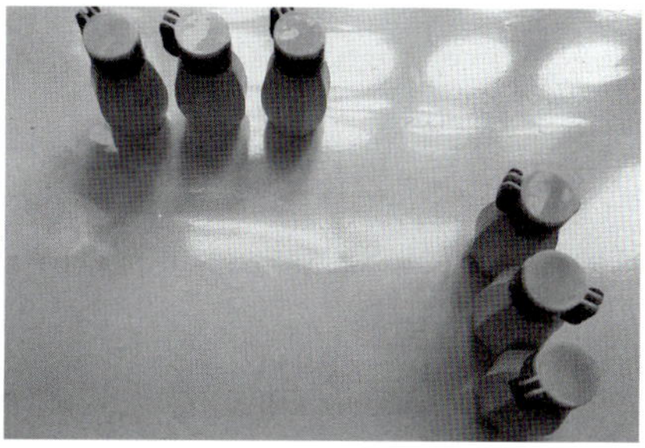

준비물	후각 통, 다양한 과일, 간장, 된장, 고추장		
치매 단계	초기 ☑	중기 ☑	말기 ☑

활동방법

- 치매 어른들에게 후각 통에서 냄새를 맡아보도록 제시하고 이야기 나누도록 한다.
- 간장, 된장, 고추장 냄새를 맡도록 하고 냄새의 종류를 이야기하도록 한다.
- 치매 어른들이 맡은 냄새가 실제와 맞는지 알아본다.

응용활동

- 치매 어른들에게 후각이 중요한 이유는 자기 관리와 직접 관계되기 때문이다.
- 후각훈련은 위생적인 의식주 생활을 하게 하여 건강을 유지시켜 준다.

역할과 일상활동

- 치매 어른들이 후각훈련을 통해서 일상생활을 건강하고 정상적으로 할 수 있도록 도와주어야 한다.

■ 숟가락, 젓가락 사용하여 곡식 옮기기

일상	✓
사회 · 문화	✓
감각	✓
인지	✓

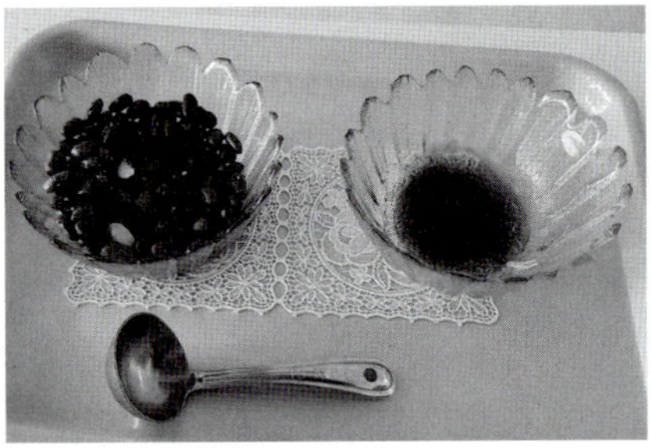

준비물	집게, 숟가락, 젓가락, 크기가 다양한 곡식(예: 콩, 깨, 쌀), 그릇, 옮기기에 사용하는 교구들
치매 단계	초기 ☑ 중기 ☑ 말기 ☑

활동방법

- 치매 어른들에게 가능한 한 손가락을 사용하는 작업을 반복적으로 연습해서 뇌에 자극을 많이 주도록 권장한다.
- 강낭콩을 집게로 집어 옮기는 방법을 천천히 제시한다.
- 콩이나 곡식을 숟가락으로 흘리지 않고 정확하게 옮기는 방법을 제시한다.
- 작은 유리병에 쌀이나 콩을 넣어서 다른 병으로 옮기는 방법을 제시한다.
- 시간이 오래 걸리더라도 숟가락, 젓가락을 사용하는 것이 잔존기억을 되살리는 데 도움이 된다.

응용활동

- 치매 어른들이 일생 동안 가장 많이 했던 작업을 제시하는 것은 잔존기억, 잔존능력을 되살리는 데 효과적이고 치매 어른들이 적극적으로 활동할 수 있기 때문에 그들이 경험했던 일을 중심으로 작업이 진행되어야 한다.

역할과 일상활동

- 치매 어른들이 식사 때 직접 물을 따라 마시고, 남은 밥이나 반찬을 다른 곳에 정확하게 옮기기 위한 연습과정이 필요하다.
- 파킨슨치매로 사물을 잡을 때 어려움이 있는 다른 치매 어른들을 도와줄 수 있는 기회를 제공하여 사회적 관계를 발전시킬 수 있다.

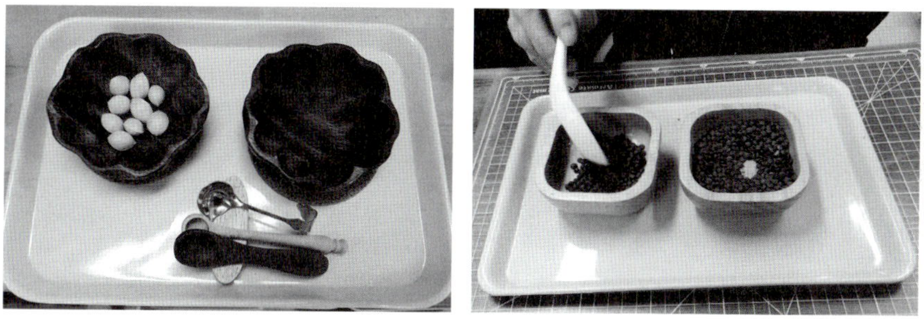

■ 촉각으로 같은 것끼리 맞추기

일상	✓
사회 · 문화	✓
감각	✓
인지	✓

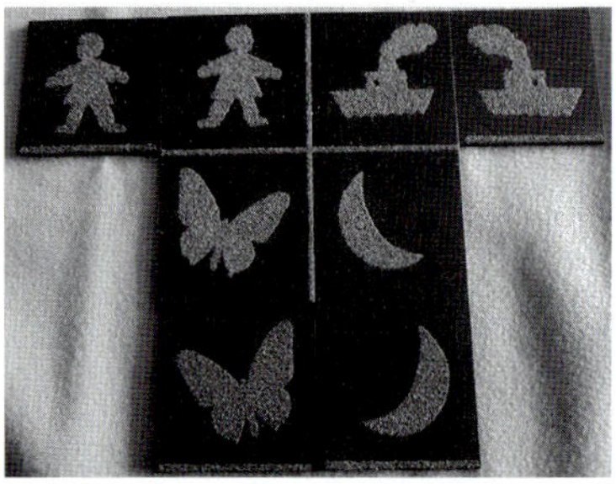

준비물	다양한 형태의 촉각판		
치매 단계	초기 ☑	중기 ☑	말기 ☑

활동방법

- 촉각판을 책상 위에 올려놓는다.
- 치매 어른들에게 동물 촉각판을 제시한다.
- 치매 어른들에게 다양한 형태의 촉각판이 있다고 설명한다.
- 치매 어른들에게 다양한 모양의 촉각판 전체와 한 개로 된 촉각판을 제공하면서 왼손은 촉각판을 잡고 오른손 둘째 손가락으로 모양을 따라서 움직이도록 제시한다.
- 한 개의 촉각판과 같은 모양 위에 올려놓는다.
- 모든 촉각판을 같은 모양 위에 올려놓고 이름을 맞히도록 제시한다.
- 치매 어른들이 촉각판 연습을 많이 할 수 있도록 충분한 시간을 준다.

응용활동

- 치매 어른들에게 촉각훈련은 그들에게 치료할 수 있는 것을 치료하고 되돌릴 수 있는 것을 되돌리기 위한 중요한 작업이다.
- 감각을 되살리는 연습을 위해 촉각판으로 훈련한 다음 매끄럽거나 거친 천, 솔방울과 같이 까칠한 자연물이나 밤과 같이 매끄러운 자연물을 활용하여 촉각훈련을 할 수 있다.

역할과 일상활동

- 촉각훈련은 치매 어른들이 무엇을 만지고, 들어 올리고, 안전하게 집는 데 중요한 역할을 할 수 있는 작업이기 때문에 자신과 공동생활의 질서를 위해서도 중요한 작업이다.

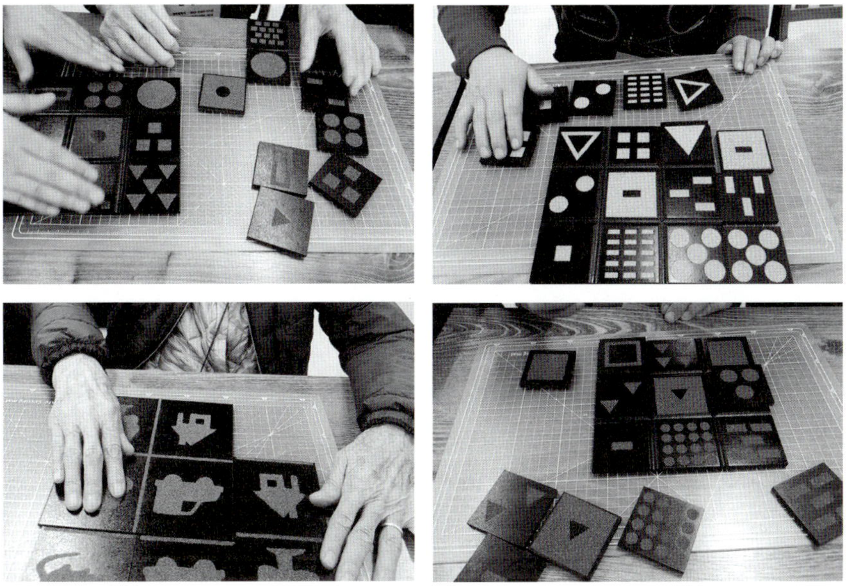

■ 뚜껑 열고 닫기

일상	
사회 · 문화	✓
감각	✓
인지	✓

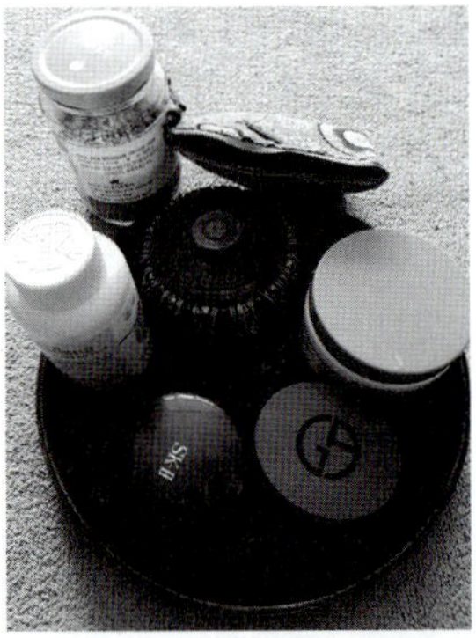

준비물	뚜껑이 있는 다양한 통(5~10개), 지퍼가 달린 지갑, 밀어서 여는 지갑		
치매 단계	초기 ☑	중기 ☑	말기 ☑

활동방법

- 뚜껑이 있는 빈 통, 지퍼가 달린 지갑 등을 여는 방법을 보여 준다.
- 치매 어른들이 뚜껑을 열고 닫고, 지퍼를 내리고, 단추를 푸는 것은 천천히 하면 익숙해지지만, 모든 물건을 닫는 데는 훈련이 필요하기 때문에 여는 방법과 닫는 방법 모두를 연습시킨다.
- 식탁에 있는 물병 뚜껑 열고 닫기, 양념통 열고 닫기를 제시한다.
- 모든 출입문을 조용히 열고 닫는 것을 시범으로 보인다.

응용활동

- 처음에는 치매 어른들이 필요로 하는 물건을 열고 닫는 연습을 한 다음 입고 있는 옷의 단추, 지퍼, 구두, 운동화 끈 매고 풀기, 선물을 보자기에 싸서 묶고 풀기 등을 스스로 독립적으로 할 수 있도록 연습하여 자기 관리를 하도록 한다.

역할과 일상활동

- 다른 치매 어른들이 옷에 단추나 끈이 정상적으로 관리되지 않았을 때 서로 관리해 주면서 각자의 자세를 바르게 하는 습관을 들일 수 있다.

■ 수리도구세트 분류

일상	✓
사회 · 문화	✓
감각	✓
인지	✓

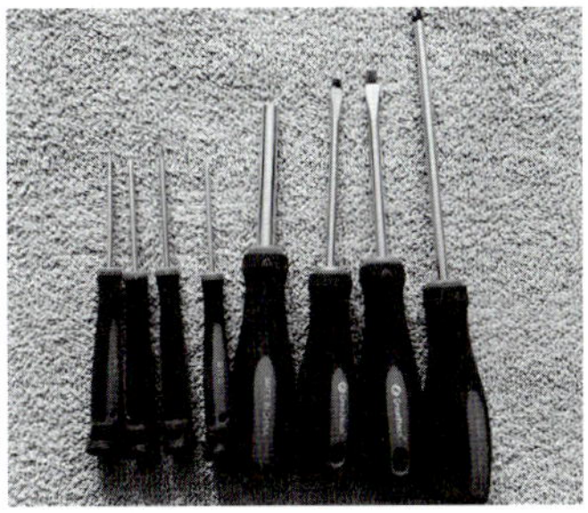

준비물	가정용 공구세트(예: 나사, 걸이, 벽 마개, 측정 테이프), 매트		
치매 단계	초기 ☑	중기 ☑	말기 □

활동방법

- 공구 세트를 큰 매트 위에 놓는다.
- 공구 이름과 용도를 하나하나 자세히 설명한다.
- 치매 어른들의 사용을 편리하게 하기 위해 공구에 이름표를 부착하여 사람들이 많이 볼 수 있는 게시판, 복도에 걸어놓는다.
- 필요에 따라서 언제든지 편리하게 사용할 수 있는 장소에 보관한다.

응용활동

- 센터에 고장 난 물건들을 모아서 수리할 수 있다.
- 치매 어른들이 수리 공구를 가지고 옛날에 무엇을 했는지 회상할 수 있다.

역할과 일상활동

- 공구는 위험할 수 있으므로 안전을 우선으로 주의하여야 한다.
- 간단한 수리는 치매 어른 스스로 할 수 있도록 역할 분담을 하여야 한다.

■ 같은 사물끼리 짝짓기

일상	✓
사회 · 문화	✓
감각	✓
인지	✓

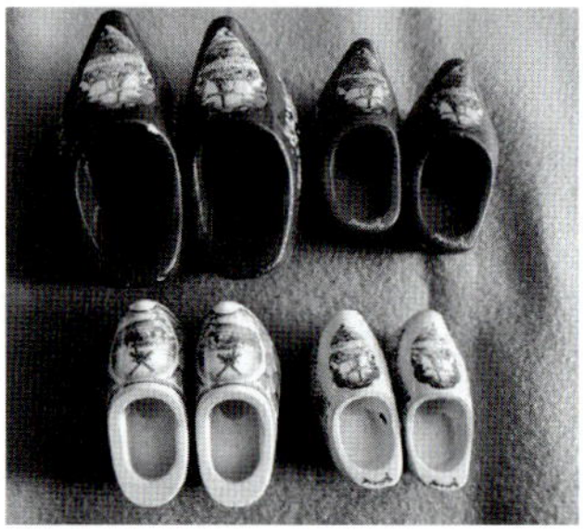

준비물	한 쌍으로 된 다양한 물건(예: 나막신), 바구니, 낱말 카드		
치매 단계	초기 ☑	중기 ☑	말기 ☑

활동방법

- 짝짓기를 할 수 있는 똑같은 2개의 교구, 사물들을 바구니에 담아 놓는다.
- 바구니에 있는 교구와 사물들을 책상 위에 올려놓는다.
- 같은 모양, 같은 종류끼리 짝을 지어 두 개씩 책상 위에 놓는다.
- 같은 모양 아래에 명칭 카드를 놓는다. 예를 들어, 두 개의 사과 아래에 사과라고 쓰인 낱말 카드를 놓는다.
- 사물의 명칭을 읽어 보도록 제시한다.

응용활동

- 치매 어른들은 같은 것끼리 분류하고, 크고 작음을 비교하고, 사물의 명칭을 큰 소리로 읽고, 만져 봄으로써 사물의 본질, 이름, 모양을 구분하는 인지발달을 자극받게 되기 때문에 치매 어른들에게 짝짓기, 사물 이름 알기를 연습하여 사물을 올바르게 이는 방법을 습득한다.
- 같은 것끼리 짝짓기를 훈련한 다음에는 같은 기능끼리 짝짓기를 훈련한다(예: 티셔츠-바지 혹은 치마, 숟가락-젓가락, 커피잔-커피 등).

역할과 일상활동

- 사물의 모양, 촉감, 크기를 비교하는 것은 일상생활에 필요한 요소들이다.

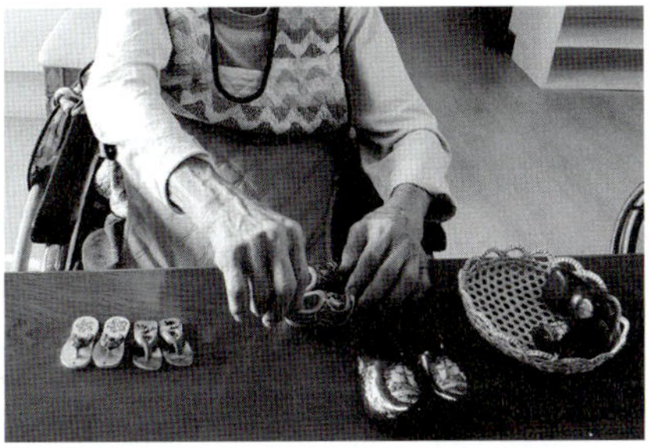
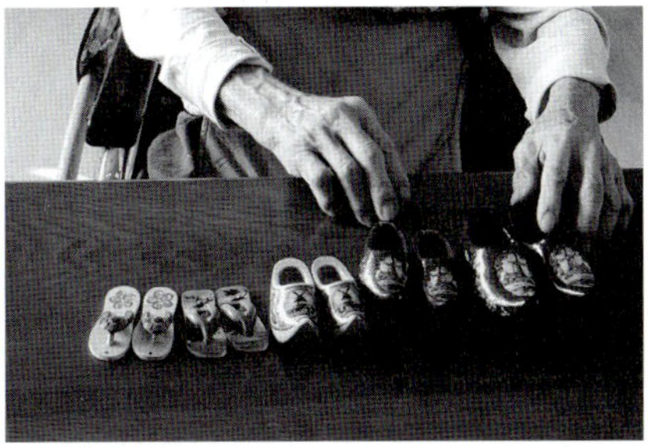

3) 치매 어른들을 위한 언어영역 작업

■ 언어: 쓰기, 읽기

일상	✓
사회 · 문화	✓
감각	✓
인지	✓

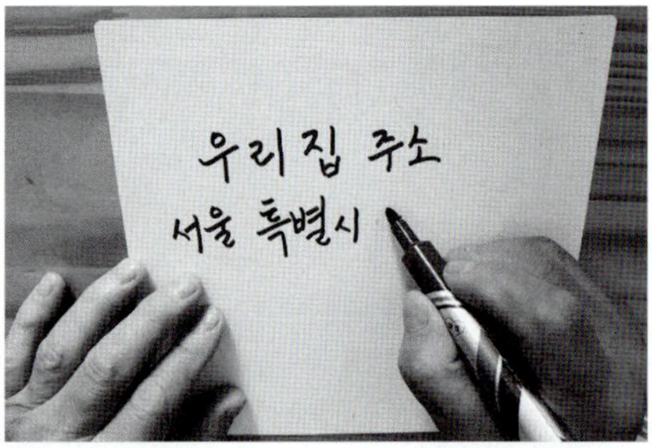

준비물	동화책, 쓰기 연습을 위한 종이, 연필, 펜		
치매 단계	초기 ☑	중기 ☑	말기 □

활동방법

- 치매 어른들의 읽기 능력 검사 여부를 확인하여야 한다.
- 치매 어른들의 읽기 능력이 가능한지, 가능하다면 글자의 크기를 몇 포인트로 하여야 하는지 정확하게 검사한 후에 읽을 수 있는 문장을 제시하는 것이 중요하다.
- 처음에는 간단한 사물의 명칭, 자기 이름, 가족 이름을 낱말 카드로 제시하면 치매 어른들이 한 단어씩 정확하게 읽을 수 있다(예: 우리 집, 김순봉 여사님, 사랑하는 아들 김규).
- 단어 읽기가 끝나면 그다음 단계로 간단한 문장을 제시한다(예: 우리 집은 남산동에 있어요, 우리 집은 평창동에 있어요).
- 우선 간단한 단어와 문장을 읽기 연습을 한 다음 치매 어른들의 정도에 따라서 간단한 동화책을 제시하여 읽은 다음, 그 내용을 이야기하도록 한다.
- 읽기 연습이 끝난 다음 읽기와 같은 방법으로 간단한 단어(예: 장미꽃, 사과, 참외, 식구 이름, 자기 핸드폰 번호, 자기 집 주소)를 써 보도록 한다.
- 치매 어른들의 상태를 고려하여 잡고 쓸 수 있는 펜의 크기를 고려하여야 한다.
- 치매 어른들이 쓰기를 원하는 단어, 문장, 시 등이 있다면 자유롭게 쓰기 연습을 하도록 한다.

- 쓰기 연습할 때 정확하게 쓰도록 한다.
- 치매 어른들에게 쓰기 연습은 소근육, 말초신경운동에 영향을 주기 때문에 무엇이든 펜을 잡고 쓰기 연습을 할 때 뇌에 자극을 줄 수 있다.
- 치매 어른들에게 하루 일상생활 시간표, 오늘 할 일들, 단순하게 한 문장이라도 매일 일기 쓰기 습관을 들이는 것이 중요하다.

응용활동

- 치매 어른들이 무엇이든 읽을 때 집중력 훈련 강화에 도움이 될 수 있다.
- 치매 어른들끼리 모여 앉아서 아주 간단한 동화책을 번갈아 읽으면서 하루 일과를 즐겁게 보낼 수 있도록 읽기 활동을 다양한 방법으로 제시할 수 있다.

역할과 일상활동

- 읽기와 쓰기는 치매 어른들의 잔존기억과 잔존능력을 회상시키는 작업이므로 치매 어른들의 환경에 그들이 읽을 수 있는 간단한 포스터를 만들어 붙일 수 있고, 공동 작업실에 쓰기 연습을 위해 종이, 펜 등을 준비해 주는 것도 한 방법이다.

■ 언어: 말하기, 듣기

영역	
일상	✓
사회 · 문화	
감각	✓
인지	✓

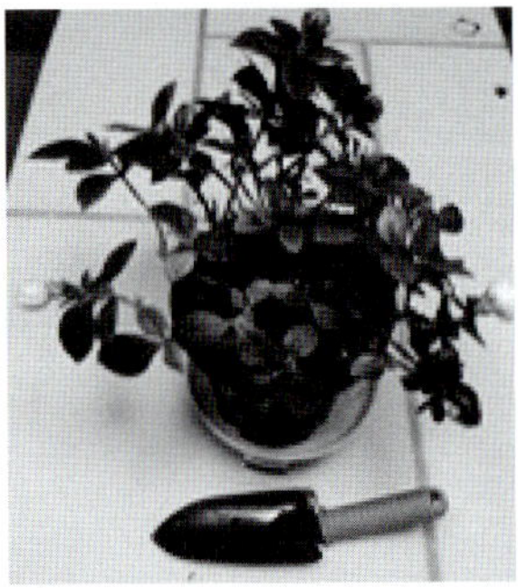

준비물	꽃, 화분, 꽃삽		
치매 단계	초기 ☑	중기 ☑	말기 □

활동방법

- 치매 어른들에게 가장 흔히 나타나는 증상은 말없이 앉아, 침묵을 지키는 행동이다. 그러므로 치매 어른들의 말하기 연습은 말을 통해서 행동과 연결시키기 때문에 중요하다.
- 치매 어른들에게 꽃삽을 제시한다.
- "꽃삽은 어디에/언제 사용합니까, 왜 필요합니까?"라고 천천히 정확하게 질문하여야 한다.
- 꽃삽으로 방금 사 온 아름다운 꽃을 화분에 옮겨보도록 한다.
- 꽃 이름, 꽃말, 꽃의 색상, 원산지, 개화 시기 등에 대한 꽃에 대한 스토리텔링을 하도록 한다.
- 치매 어른들의 듣기 정도를 파악하기 위해서 듣기, 즉 청각 진단을 하여야 한다.
- 치매 어른들은 다른 사람의 말을 잘 듣지 않는 특징을 가지고 있기 때문에 다른 사람이 말할 때 정확하게 듣는 훈련을 하여야 한다.

응용활동

- 치매 어른들의 듣기 능력, 즉 청각 진단을 한 다음 스태프들이 일방적으로 명령하기보다는 치매 어른들 스스로 무엇/어떤 것이든 행동으로 실천하도록 한다.
- 치매 어른들에게 간단한 동요, 유행가를 들려주고 노래를 따라 하도록 기회를 줄 수 있다.

역할과 일상활동

- 치매 어른들에게 겸손한 말투로 천천히 "잘 알아들으셨지요? 이해하셨지요? 우리가 말한 것을 이해하시고 실천하실 수 있으시죠? 모르시면 다시 물어봐도 됩니다."라고 상호작용을 하면서 말하고 듣는 것에 집중하도록 훈련하여야 한다.

■ 소그룹, 대그룹으로 동화책 읽기

영역	해당
일상	✔
사회 · 문화	✔
감각	
인지	✔

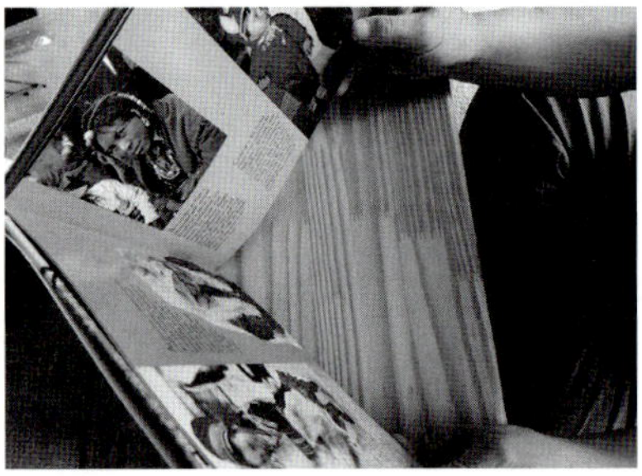

준비물	그림책, 동화책, 에세이, 여성 동아저널, 신문, 주간지		
치매 단계	초기 ☑	중기 ☑	말기 □

활동방법

- 그룹으로 책 읽기를 원할 때는 개인당 한 권씩 가질 수 있도록 준비한다.
- 치매 어른들의 차이점과 수준별 난이도를 고려하여 책을 준비하여야 한다.
- 같은 책을 그룹으로 동시에 읽기를 원할 때는 참가자가 모두 듣고 볼 수 있도록 같은 책을 준비하여야 한다.
- 책 읽기를 할 때 참가자들의 읽기 · 청각 · 시각 능력 검사를 하여야 한다. 안경을 착용하였을 때는 안경이 깨끗한지 사전 점검이 필요하다.
- 치매 어른들을 위한 책 읽기 활동은 몬테소리 원리를 위해서 글자 크기를 치매 어른들의 시력에 맞추어야 한다.
- 텍스트는 큰 활자로 된 책을 선택하는 것이 효과적이다. 가능하면 전래동화는 이미 젊었을 때 읽었던 경험이 있거나 익숙한 내용이 담긴 것으로 선택한다.
- 참가자들이 완전히 읽은 후 다음 페이지로 넘어가도록 제시한다.
- 모든 참가자가 자신의 책을 가지고 있을 때, 읽고 있는 내용에 관심을 가지는지 관찰하여야 한다. 책을 읽는 동안 테이블에는 꽃병을 제외하고 깨끗이 정리되어야 한다.
- 읽기 프로그램에 대한 전체 지침, 치매 어른들의 읽기 · 시각 · 청각 능력을 반드시 고려하여 진행하여야 한다.
- 치매 노인들을 위한 다양한 종류의 책을 센터에서 보유하고 있어야 한다.

응용활동

- 치매 어른들에게 읽기는 치매 예방을 위한 훌륭한 방법이 될 수 있다.
- 자기가 과거에 무엇을 주로 읽었는지, 혼자 책을 읽으면서 과거를 회상하고 잊혀진 기억을 되돌릴 수 있는 기회를 가질 수 있다.

역할과 일상활동

- 치매 어른들이 다른 사람들과 무엇이든 읽은 내용을 가지고 이야기 나눔을 통해서 정상적인 일상생활을 할 수 있도록 도와주어야 한다.
- 동화책뿐만 아니라 신문, 저널을 읽고 방문객, 친구, 식구들과 소통할 수 있는 기회로 확장하여야 한다.

■ 빠진 단어와 속담 채우기

영역	
일상	
사회 · 문화	✓
감각	
인지	✓

가는 말이 고와야 (　　　) 말이 곱다.

말 한마디로 (　　　) 빚을 갚는다.

윗물이 맑아야 (　　　)도 맑다.

낫 놓고 (　　　)자도 모른다.

준비물	노래 가사 게시판, 속담 게시판, 크리스마스, 설, 추석에 대한 낱말 카드		
치매 단계	초기 ☑	중기 ☑	말기 □

활동방법

- 실제편에서 자세하게 제시했으니 참고한다.

응용활동

- 생각나지 않는 단어들을 기억하는 데 도움을 준다.
- 다른 어른들과 함께 계속 말을 하므로 잊혀져 가는 말, 언어를 예방할 수 있다.

역할과 일상활동

- 가능한 한 말을 많이 하고 언어를 많이 활용하는 훈련을 한다.

4) 치매 어른들을 위한 수영역 작업

■ **치매 어른들을 위한 셈하기 세트**

일상	✓
사회 · 문화	✓
감각	
인지	✓

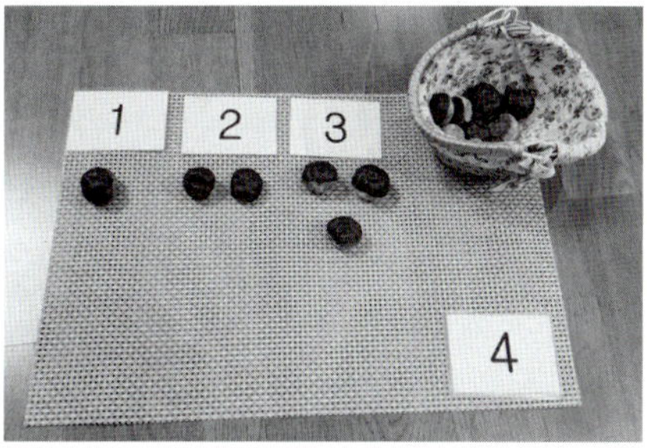

준비물	수영역 교구, 수를 응용할 수 있는 놀이도구, 숫자 카드, 밤, 호두, 단추		
치매 단계	초기 ☑	중기 ☑	말기 □

활동방법

- 교구를 사용하는 것을 원칙으로 하되 가능하면 참가자들과 숫자 0~10까지를 모래 종이를 사용하여 만들 수 있다.
- 수 세기를 할 때는 자연물인 밤, 호두, 강낭콩이나 큰 단추와 같은 치매 어른들이 평소에 많이 보던 것을 활용하면 잔존기억을 활성화할 수 있다.
- 교구를 사용할 때는 정확하고 바른 방법으로 제시하여야 한다.
- 치매 어른들을 위한 덧셈, 뺄셈, 나눗셈 교구들이 있지만 손가락, 돈, 시계를 사용하면 이중적으로 잔존기억과 잔존능력을 강화할 수 있다.

응용활동

- 수영역은 우리 환경에 있는 모든 기하도형 숫자를 활용하여 치매 어른들의 수에 관한 기본 개념들을 일상생활에 활용할 수 있다.
- 치매 어른들에게 우리나라 전통 수판을 활용하여 수 개념, 셈하기를 응용할 수 있다.

역할과 일상활동

- 치매 어른들은 물론 일반인들에게도 수 개념이 일상과 연결되지 않는다면 논리적인 사고를 할 수 없기 때문에 그들의 일상을 정상화로 안내하는 데 필수 활동이다.

■ **주사위 게임: 수영역을 위한 활동**

영역	해당
일상	✓
사회 · 문화	✓
감각	✓
인지	

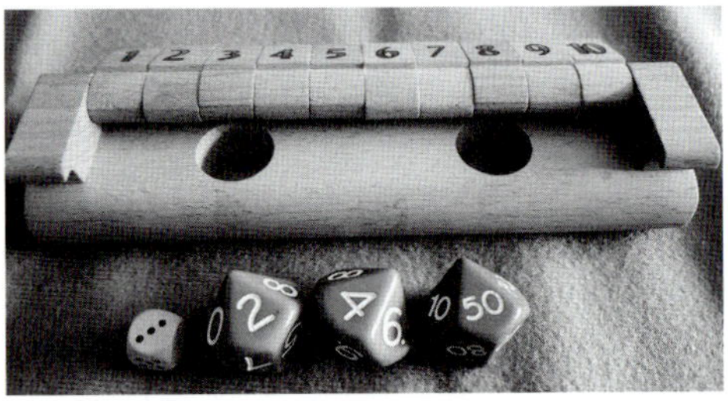

준비물	주사위 게임, 주사위 교구		
치매 단계	초기 ☑	중기 ☐	말기 ☐

활동방법

- 참가자에게 주사위 게임을 할 수 있는 교구를 보여 준다.
- 교구 한 칸 한 칸을 열면서 교구에 쓰인 글자를 큰 소리로 읽도록 한다.
- 교구 속에 들어 있는 주사위를 자세하게 설명한다.
- 주사위에 표시되어 있는 점들의 개수를 크게 읽도록 한다.
- 치매 어른들은 주사위를 굴린 다음 주사위 점과 맞는 숫자를 찾는다.
- 참가자들이 찾은 숫자를 모두 합하여 카드에 적어 책상 위에 올려놓는다.

응용활동

- 소그룹으로 진행할 수 있다. A 그룹의 한 사람이 던지고, 한 사람은 계산한다. 다른 그룹도 이러한 방식을 진행할 수 있다.
- 윷놀이와 같이 여러 그룹으로 나누어 진행한다면 서로 승리를 위해 적극적으로 참여할 수 있다.
- 팀을 여럿으로 나누어 경기를 할 수도 있다. 각 게임 종료 후 테이블의 점수로 승자를 정한다.

역할과 일상활동

- 주사위 게임은 온 몸을 움직이는 활동이므로 치매 어른들의 움직임, 활동, 걷기 등을 활성화할 수 있다.

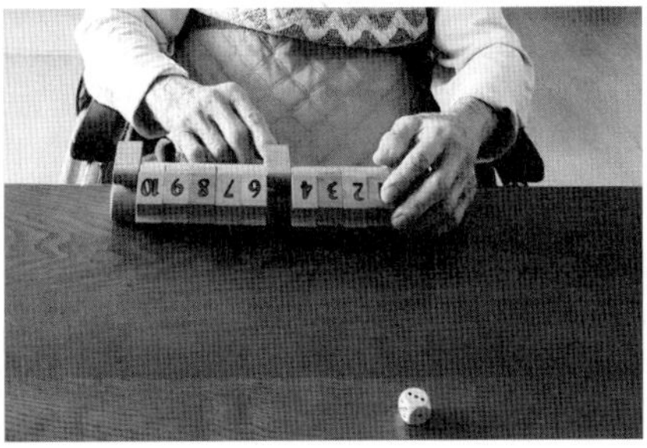

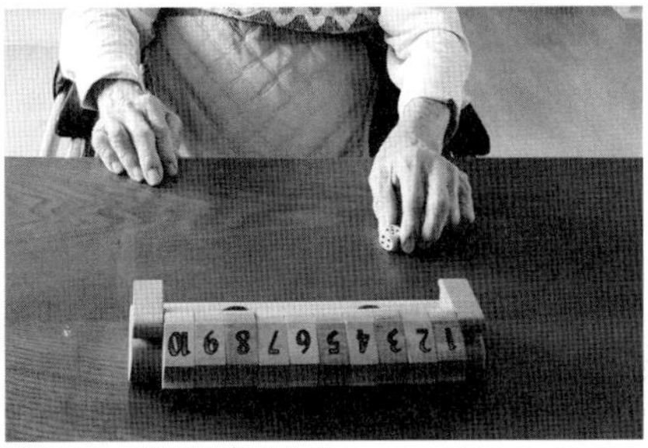

■ 동전과 돈 분류하기

영역	
일상	✓
사회 · 문화	✓
감각	✓
인지	✓

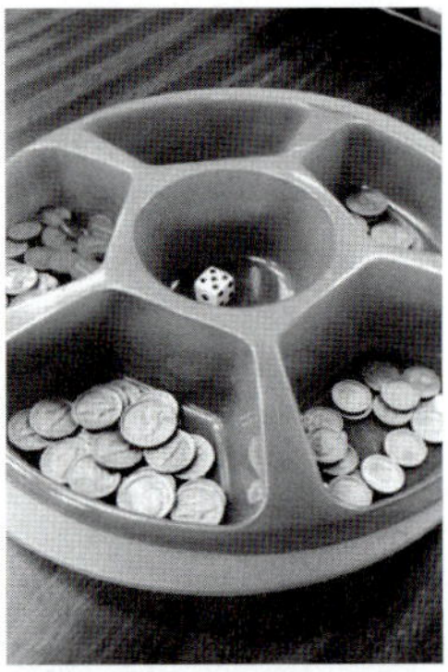

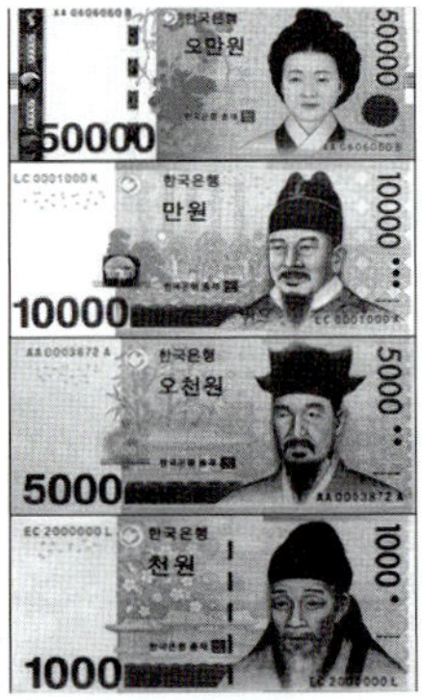

준비물	1원에서 500원까지 우리나라 동전을 모아 담을 수 있는 통, 그림이나 사진으로 만든 다양한 종이 동전, 외국 동전, 작은 매트
치매 단계	초기 ☑ 중기 ☑ 말기 □

활동방법

- 치매 어른들의 혼란을 방지하기 위해 가능한 한 단순한 색상의 통을 사용한다.
- 치매 어른들이 개인적으로 경제 관리를 위해서 동전 분류 작업을 할 수 있다.
- 동전의 단위를 1원, 10원, 50원, 100원, 500원을 차례대로 소개한다.
- 모든 동전에 새겨져 있는 인물을 소개한다.
- 동전의 앞면과 뒷면의 차이점을 자세히 설명한다.
- 참가자들이 동전을 집을 수 있는지 고려하여야 한다.
- 매트에 모든 동전을 놓고 같은 단위끼리 분류한다.
- 돈의 단위의 가치를 설명한다.
- 동전을 만져 보면서 감각자극, 크기 차이, 색상 차이를 제시한다.

응용활동

- 화폐에 관한 활동은 모든 치매 어른들이 일상적인 활동을 할 수 있도록 되돌리는 작업인 동시에 방문객, 가족들과 관계를 유지하기 위해서 필요한 활동이다.
- 다른 사람들에게 무엇을 부탁하고 지불해야 할 돈의 가치, 경제적 개념을 훈련하는 방법이다.

역할과 일상활동

- 일부 치매 어른들은 동전 분류 작업을 통해서 돈의 용도와 가치 등 경제적 개념을 알 수 있다.
- 돈의 숫자와 수를 연결할 수 있다.
- 동전을 돼지 저금통에 넣어서 착한 일을 할 수 있는 기회를 가진다.
- 소액의 중요성을 인식시킨다.
- 동전을 세면서 수의 개념을 훈련하여 일상생활에 도움을 준다.
- 동전을 매일 셀 수 있다.

■ 기하도형 알기

일상	✓
사회 · 문화	✓
감각	✓
인지	✓

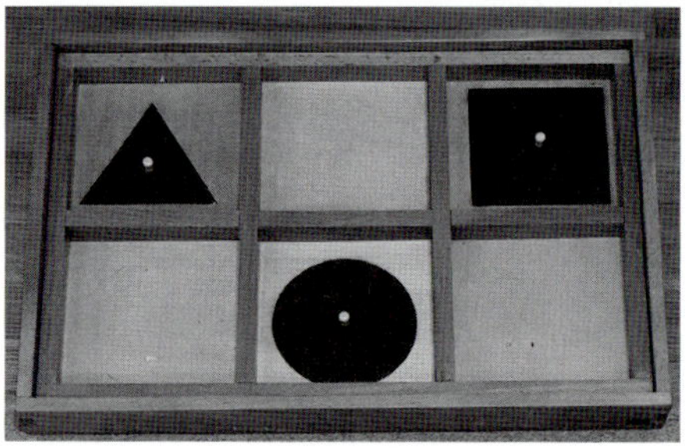

준비물	기하도형 교구, 기하도형 사진, 환경 속 기하도형		
치매 단계	초기 ☑	중기 ☐	말기 ☐

활동방법

- 치매 어른들에게 기하도형 상자를 제시한다. 기하도형 상자 이외에 환경에서 기하도형으로 활용할 수 있는 모든 도형을 응용할 수 있다.
- 기하도형 하나하나 명칭을 제시한다(예: 이것은 삼각형, 정사각형, 원입니다).
- 정사각형 교구를 제공하고 교구 아래에 정사각형이라고 쓰인 낱말 카드를 놓는다.
- 기하도형으로 다양하고 아름다운 모양을 만들어 치매 어른들에게 도형의 활용도를 제시한다.
- 이 세상의 모든 건축물의 지역 분배, 공간 배치는 모두 기하도형으로 구성되어 있다는 사실을 알려 준다.

응용활동

- 치매 어른들에게 기하도형을 제시하여 여러 가지 작품을 만들 수 있는 도형으로 구성된 만나라를 가지고 색칠하기 작입을 힐 수 있다.
- 우리 주변에 있는 기하도형을 활용하여 실제 활동과 연결시키는 작업을 할 수 있다.

역할과 일상활동

- 기하도형은 우리의 일상생활과 밀접하게 연결되어 있다.
- 일상에서 발견한 기하도형을 어떤 구조로 작품을 만들 수 있는지를 제시할 수 있다.

5) 치매 어른들을 위한 우주영역 작업

■ 계절 알기, 동서남북 알기

일상	✓
사회 · 문화	✓
감각	✓
인지	✓

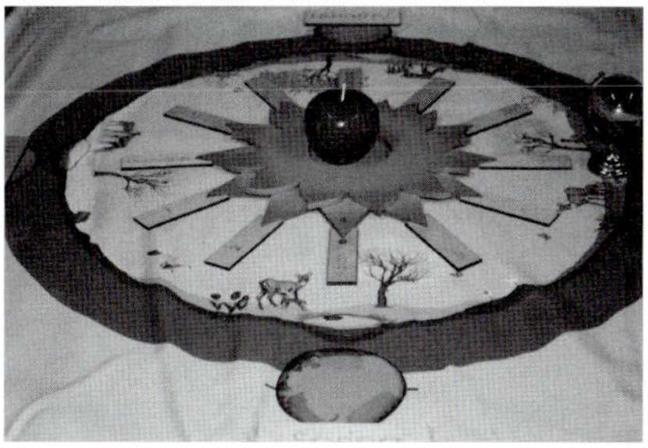

준비물	계절을 알 수 있는 그림, 몬테소리 일 년 주기 교구, 가족이나 친구 생일		
치매 단계	초기 ☑	중기 ☑	말기 □

활동방법

- 1월에서 12월까지 쓰인 나무 카드를 치매 어른들 앞에 놓는다.
- 중앙에 촛불을 점화하고, 천으로 된 세계 지구 공을 계절판 옆에 놓는다.
- 치매 어른의 생일이 쓰인 나무 표시판을 놓고 「생일 축하합니다」 노래를 부른다. 다른 치매 어른은 천으로 된 지구 공을 생일을 맞이한 어른에게 전달하면서 축하한다고 말하면서 박수를 친다.
- 이 교구를 활용하여 어버이날, 어린이날, 스승의 날 행사를 치매 어른 모두가 모여 함께 진행할 수 있다.

응용활동

- 치매 어른들이 센터에 모여 일상생활을 할 때 계절판 교구를 응용하여 다양한 활동을 재미있게 실행할 수 있다.
- 사계절판을 1월부터 12월까지 모든 달에 있는 행사와 축제에 활용할 수 있다.

역할과 일상활동

- 치매 어른들은 공동 작업을 통해서 이야기 나누고, 함께 움직이고, 함께 활동을 할 때 소속감과 즐거움을 느낄 수 있다.

■ 지도 퍼즐

일상	
사회 · 문화	✓
감각	✓
인지	✓

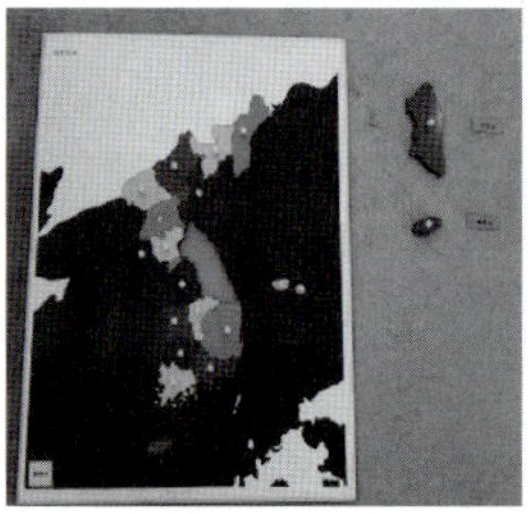
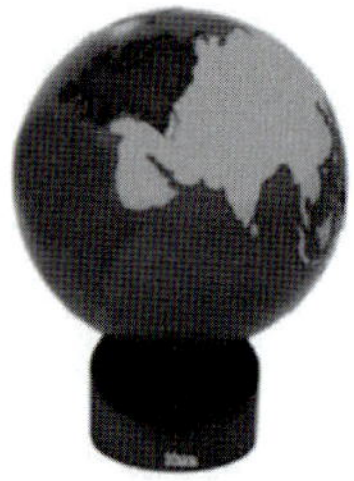

준비물	우리나라 지도 퍼즐, 아시아 지도 퍼즐, 유럽 지도 퍼즐, 신체 퍼즐, 신체 기관 모형		
치매 단계	초기 ☑	중기 ☑	말기 □

활동방법

- 우리나라 지도 퍼즐, 아시아 지도 퍼즐, 유럽 지도 퍼즐, 신체 퍼즐을 제시한다.
- 치매 어른들에게 모든 퍼즐, 신체 기관 모형을 자세히 천천히 보여 준다.
- 우리나라 지도 퍼즐에서 서울특별시, 경기도, 충청남도, 충청북도, 부산특별시, 경상남도, 경상북도, 전라남도, 전라북도, 제주도의 위치를 제시한다.
- 각 도의 도청 소재지까지 제시한다.
- 같은 방법으로 아시아, 유럽, 아프리카, 미국 퍼즐도 제시한다.
- 신체 퍼즐을 통해 신체 기관들이 어디에 있는지 맞춘다.

응용활동

- 가능하면 인간의 뇌 구조까지 제시할 수 있다.
- 치매 어른들의 수준을 고려하여 다양한 퍼즐을 쉬운 단계부터 어려운 단계로 진행한다. 지도 퍼즐 외에 다양한 퍼즐을 활용하면 그림의 구성, 순서, 크기, 색상 변별능력을 강화할 수 있다.
- 치매 어른들에게 손가락 감각운동을 강화하여 뇌에 강한 자극을 줄 수 있어 잔존기억과 잔존능력을 활용하여 치료할 수 있는 것을 치료하고 되돌릴 수 있는 것을 되돌리기를 적용한다.

역할과 일상활동

- 치매 어른들이 생활하는 주변에서 끼우고 빼는 연습을 한다면 모든 물건을 정확히 제자리에 놓을 수 있을 것이다.
- 지도 퍼즐을 활용하여 치매 어른들이 자기가 사는 지역, 도시 등을 알 수 있다.

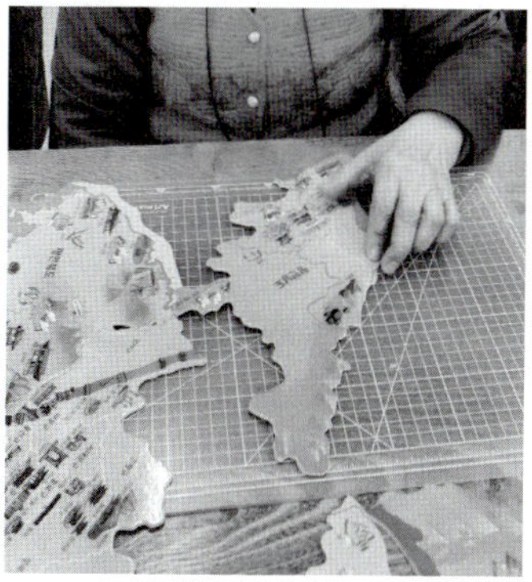

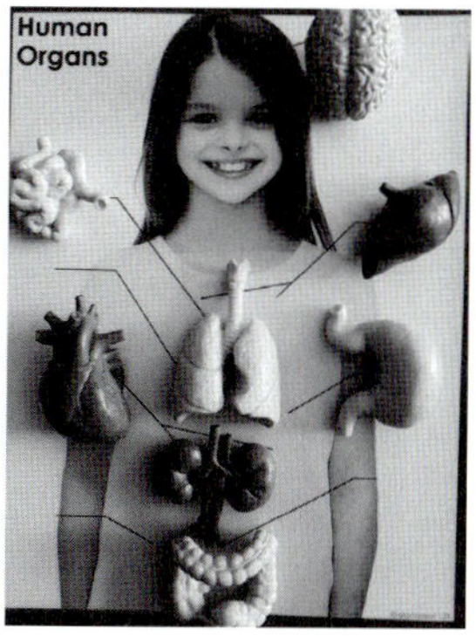

■ 센터의 빈 공간에 작은 정원 만들기

영역	
일상	✓
사회 · 문화	✓
감각	✓
인지	

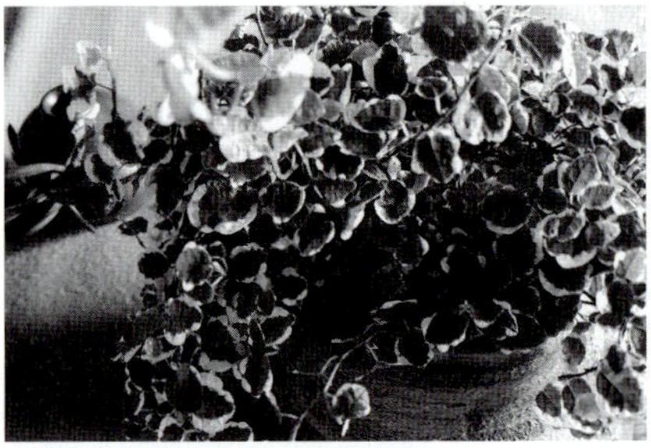

준비물	센터에서 정원을 만들 수 있는 공간, 스티로폼 상자, 함지박, 화분, 흙, 꽃, 삽, 약간의 거름
치매 단계	초기 ☑ 중기 ☑ 말기 □

활동방법

- 치매 어른들과 공동으로 좋아하는 꽃들을 주문한다. 꽃은 가능한 한 작은 종류를 선택한다.
- 가족에게 치매 어른들이 이전에 좋아하던 꽃을 물어보고, 스스로 선택할 기회를 제공한다.
- 각자 자기가 심은 화분을 스티로폼 상자에 조화롭게 배열하여 놓는다.
- 화분에 꽃을 심고, 물을 주고, 관리하도록 책임감과 역할을 부여한다.
- 꽃에 자기 이름을 붙여 더 관심을 가지도록 한다.
- 일주일에 한두 번 물을 주었는지 확인한다.

응용활동

- 꽃에 관심을 가지는 치매 어른이 있다면 특별히 공간을 마련하여 다육식물, 선인장, 다년생 꽃들을 가꾸도록 배려하는 것은 정서적인 측면을 권장하는 활동이다.

역할과 일상활동

- 치매 어른들이 센터에서 작은 정원을 만들어 꽃을 심고, 물을 주고, 햇볕이 있는 곳으로 화분을 옮기면서 다른 생명체들과 상호작용을 한다.
- 화분과 정원을 가꾸면서 움직이는 것은 치매 어른들에게 삶의 에너지를 준다.

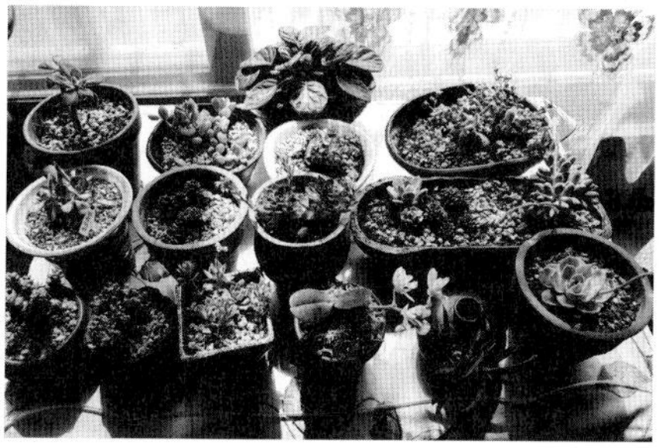
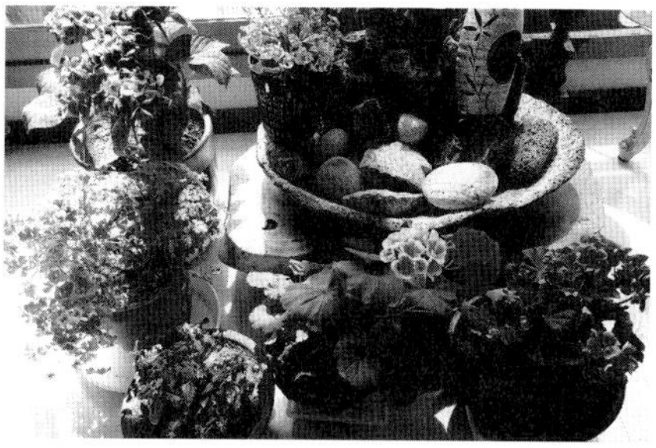

■ 식구들과 떨어져 있는 치매 어른들이 보내는 사랑의 메시지 카드

일상	✓
사회 · 문화	✓
감각	✓
인지	✓

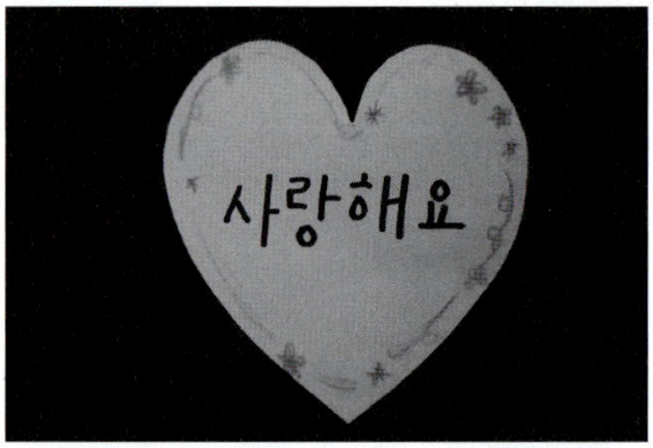

준비물	색종이, 두꺼운 종이, 우표, 풀, 장식품들, 문장에 사용할 용어(예: 생일 축하해, 메리 크리스마스, 축 부활, 어버이날, 즐거운 설, 추석)
치매 단계	초기 ☑ 중기 ☑ 말기 □

활동방법

- 두꺼운 종이를 카드 크기로 잘라서 반으로 접는다. 10장 정도의 카드를 만든다.
- 여러 장의 카드 중 하나를 선택하여 책상 위에 놓는다. 나머지는 보관할 수 있는 작은 상자에 넣어 둔다.
- 치매 어른들에게 카드를 보내고 싶은 사람들이 누구인지 물어본다. 생일 축하 카드, 안부 인사 카드 등 보낼 사람에 맞는 글을 쓰고 예쁘게 장식한다.
- 핸드폰으로 인사 카드를 보낼 수도 있지만 가능한 한 손으로 직접 써서 만드는 것을 훈련한다.
- 보낼 사람의 주소, 전화번호 등을 자세히 적고, 우표 붙이는 것을 확실하게 확인한다. 상황에 맞는 여러 종류의 카드를 미리 준비하는 것도 좋다.

응용활동

- 치매 어른들이 가족들에게 사랑의 메시지를 전달하는 것은 서로가 서로를 기억하고, 유대관계를 유지하기 위한 방법이다.
- 치매 어른들이 사랑의 메시지를 쓰기 위한 가족 주소록, 편지지, 핸드폰 번호 등은 필요할 때마다 즉시 꺼내어 사용할 수 있도록 미리 준비하여야 한다.

- 사람들과 관계를 가지면서 서로를 보살피고, 기억하고, 사랑하면서 지난 기억을 되살릴 수 있다.
- 카드를 만드는 데 사용되는 재료는 값싼 물건들이다.

역할과 일상활동

- 치매 어른들이 카드를 만들어 보내면서 사람들과 지속적인 관계를 맺도록 안내한다.
- 카드를 만들고 알맞은 박스에 넣어 보관하면서 보낸 날짜를 기억할 때 친한 사람들과 관계를 지속할 수 있다.

■ 사계절, 계절 축제, 시간 알기

영역	해당
일상	✓
사회 · 문화	✓
감각	✓
인지	✓

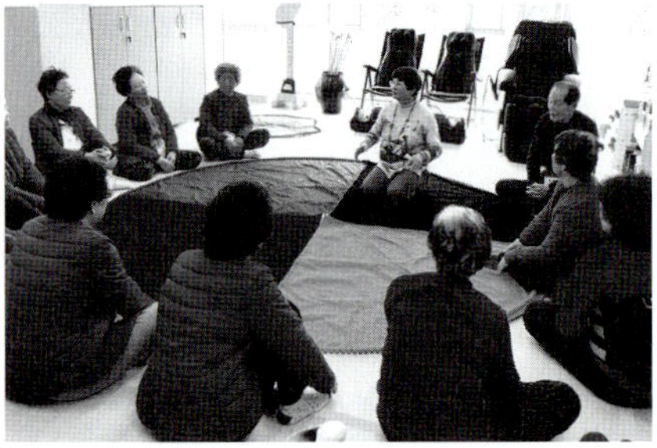

준비물	천으로 된 사계절 원, 사계절을 상징하는 구슬, 계절 이름, 축제 카드		
치매 단계	초기 ☑	중기 ☑	말기 □

활동방법

- 봄, 여름, 가을, 겨울을 상징하는 사계절 천을 넓은 바닥 위에 펼쳐 놓는다.
- 초록색은 봄, 파란색은 여름, 빨간색은 가을, 흰색은 겨울을 상징한다고 설명한다.
- 사계절 천 가장자리에 천과 같은 색으로 된 365개로 엮어진 구슬을 두른다.
- 봄, 여름, 가을, 겨울을 상징하는 카드를 다양한 주제로 만들거나 이미 있는 것을 준비한다(봄에 아름답게 피는 꽃 그림, 여름에 바다나 산으로 바캉스를 가는 그림, 식구들, 친구들 생일 카드와 편지 등). 주제가 다양할수록 작업을 즐길 수 있다.
- 사계절은 몇 개월로 구성되었는지? 봄은 어떤 색인지? 스태프들의 상상력을 발휘하여 치매 어른들이 즐겁게 작업을 지속할 수 있다.

응용활동

- 사계절 게임은 일 년의 순환을 언어, 수, 감각 모두 활용하여 치매 어른들이 계절, 시기, 친구, 가족들의 생일, 사계절 동안 진행되는 축제를 기억할 수 있도록 안내한다.
- 모든 달에 일어나는 행사들을 기록하고 기억할 수 있다.

역할과 일상활동

- 치매 어른들이 생활할 때 지금은 무슨 계절이고, 몇 월, 며칠, 몇 시인가를 의식적으로 알 수 있도록 항상 교구를 펼쳐 놓고 생각하도록 한다.
- 일 년 중에 하루, 일주일, 한 달, 일 년의 개념을 잊어버리지 않게 작업을 하도록 안내한다면 하루 생활 속에서 무엇을 해야 하는지 생각할 수 있다.

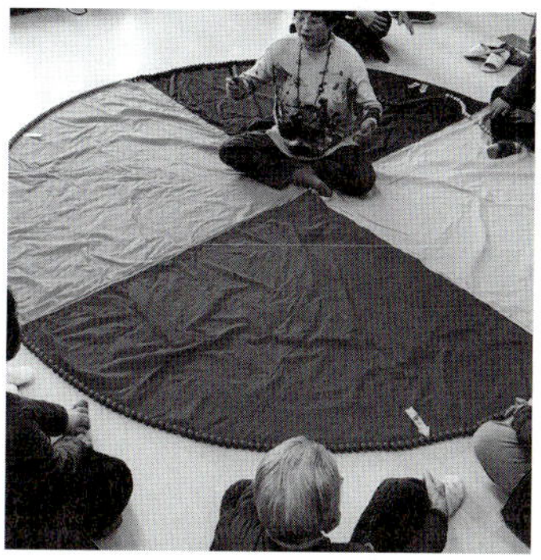
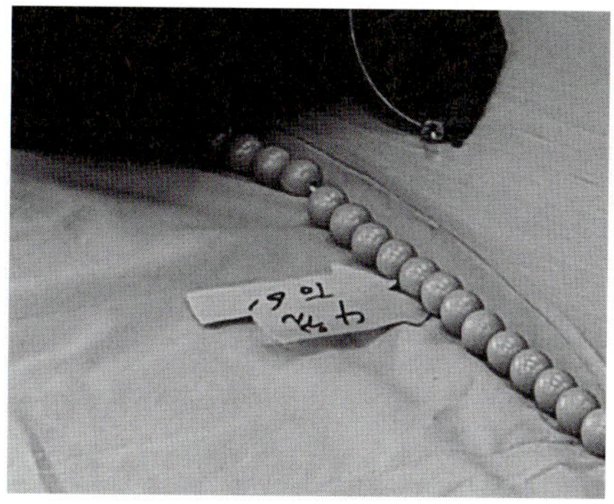

■ 크리스마스트리 만들기

영역	표시
일상	✓
사회 · 문화	✓
감각	✓
인지	

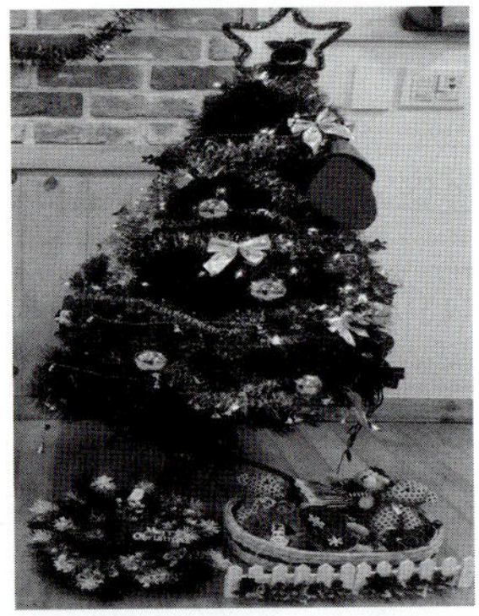

준비물	크리스마스 장식을 달 수 있는 소나무, 트리 장식품, 선물상자		
치매 단계	초기 ☑	중기 ☑	말기 □

활동방법

- 치매 어른들에게 설, 추석, 크리스마스는 일 년 중 가장 중요하고 즐거운 축제이고 식구들이 모여서 함께 보내는 시간이다.
- 크리스마스트리를 만들기 위해 준비한 소나무, 장식품을 책상 위에 놓는다.
- 치매 어른 3~5명이 함께 소나무에 미리 준비한 장식품들을 달도록 한다.
- 크리스마스 장식품, 전기 소품, 금은 종이로 된 장식도 달아 놓는다.
- 성탄 시기에 맞춰 크리스마스트리 점등과 소등을 순번으로 돌아가면서 하도록 한다.

응용활동

- 크리스마스트리를 만들고 가족, 친구, 지인들에게 크리스마스 카드를 직접 써서 보내는 활동과 연결할 수 있다.
- 가능하면 1년 동안 준비한 모든 선물을 크리스마스트리 아래에 놓았다가 크리스마스에 선물로 준다.

역할과 일상활동

- 크리스마스, 석가탄신일 등에 기념할 수 있는 상징적인 물건을 만들어 모두 함께 축제를 즐길 수 있다.

■ 여러 가지 여행 기념품

일상	
사회 · 문화	✓
감각	✓
인지	✓

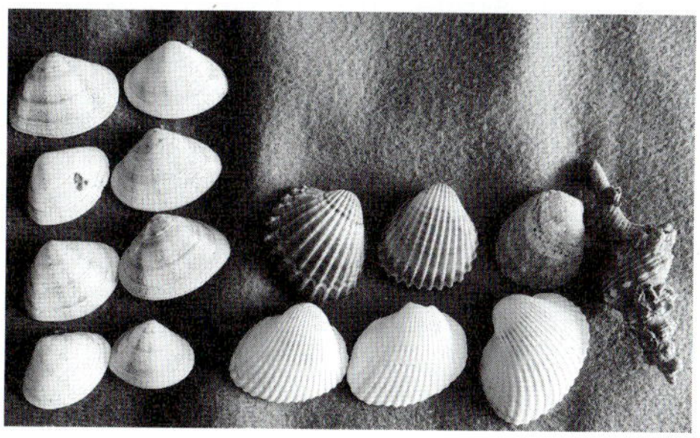

준비물	여름 휴가 때 바닷가에서 가져온 조개껍데기, 작은 조약돌 독일에서 가져온 발도르프 인형: 인형을 만들 수 있는 면으로 된 천, 솜, 바느질 상자, 작은 스푼, 열쇠고리, 컵 이탈리아에서 가져온 예술 작품들, 특산물(올리브 열매, 올리브 오일, 바티칸 조각품)
치매 단계	초기 ☑ 중기 ☑ 말기 ☑

활동방법

- 여름 휴가 때 통영과 거제도에서 가져온 조약돌, 조개껍데기로 촉각훈련을 위해 만져 보도록 한다.
- 조개껍데기를 만져 보면서 크기, 모양을 감각적으로 익힌다.
- 조개껍데기를 만져 보면서 어떤 종류의 조개인지 이름을 알아맞힌다.
- 조개껍데기 아래에 조개 이름 카드를 놓는다.

이탈리아에서 가져온 기념품, 바티칸 성당 기념품

- 세계에서 가장 웅장하고 큰 가톨릭 성당이며, 미켈란젤로, 라파엘로, 레오나르도 다빈치의 작품이 있는 종합예술 박물관이라고 소개한다.
- 미켈란젤로의 「피에타」, 「천지창조」, 레오나르도 다빈치의 「모나리자」를 제시하고 설명한다.
- 르네상스의 역사를 흥미롭게 스토리텔링으로 나눈다.

올리브 열매, 올리브 오일, 스파게티, 파스타

- 올리브 오일을 제시한다. 올리브가 주로 생산되는 나라를 알려 준다. 이 올리브 오일은 이탈리아에서 온 것임을 알려 준다.
- 올리브 오일은 주로 샐러드 소스로 먹는다고 제시한다.
- 올리브 열매는 샐러드, 빵을 먹을 때 곁들여서 먹는다고 제시한다.
- 스파게티와 파스타의 차이점을 제시한다.
- 스파게티는 우리나라의 국수, 파스타는 우리나라의 수제비와 비슷한 것으로 짧고 두꺼운 모양의 밀가루로 된 면 종류라고 제시한다.
- 스파게티와 파스타는 이탈리아의 주식이라고 제시한다.

독일에서 가져온 발도르프 인형

- 발도르프 인형을 보여 주고 인형의 특징에 대해서 이야기 나눈다.
- 발도르프 인형은 100% 면을 활용하여 만들어야 한다. 먼저 얼굴을 만들고, 얼굴에 눈만 표시한다. 나머지 코, 입, 눈썹, 귀는 자기가 원할 때 만들도록 제시한다.
- 작은 스푼은 언제, 어디서 산 기념품인지, 스푼에 새겨진 그림의 의미를 치매 어른들과 이야기 나눈다.

응용활동

- 모든 기념품은 그 나라의 특산물, 기념비, 특별한 사람을 기념하고 그 나라의 문화를 알아가는 가장 단순한 작품이다.

역할과 일상활동

- 치매 어른들의 과거 기억을 되살려 치료할 수 있는 것을 치료하고 되돌릴 수 있는 것을 되돌리는 방법은 그들이 기억이 있었을 때 경험했던 가장 즐거웠던 일, 놀라웠던 일을 일상생활과 연결하는 것이 효과적이다. 특히, 여행에서 느낀 문화의 충격, 문화의 차이점은 가장 좋은 경험이 될 수 있다.

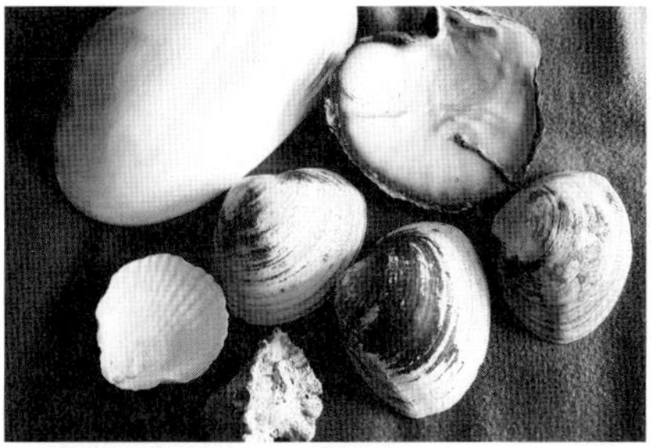

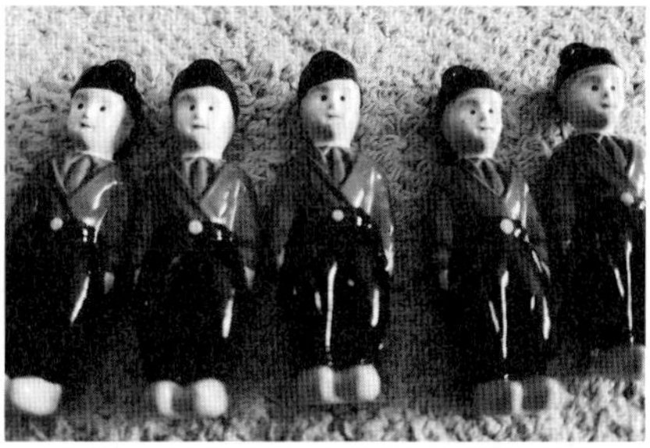

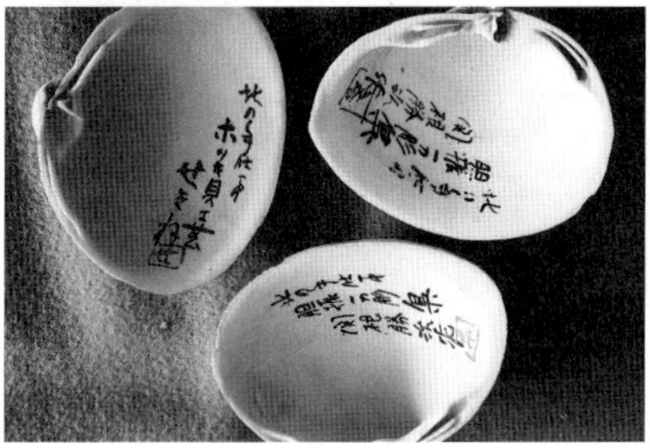

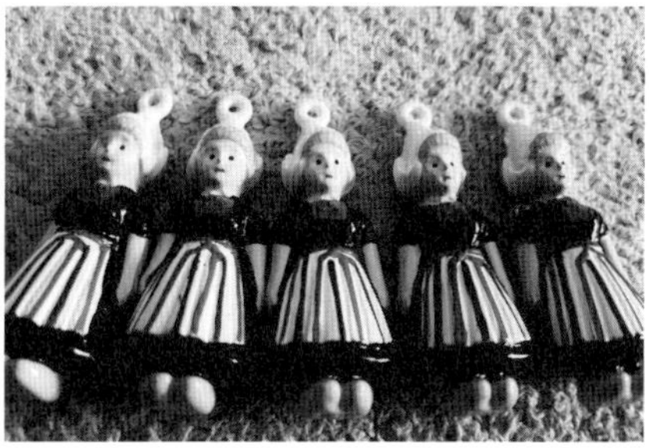

■ 인사 카드 만들기

생일, 설, 추석, 크리스마스

일상	✓
사회 · 문화	✓
감각	✓
인지	✓

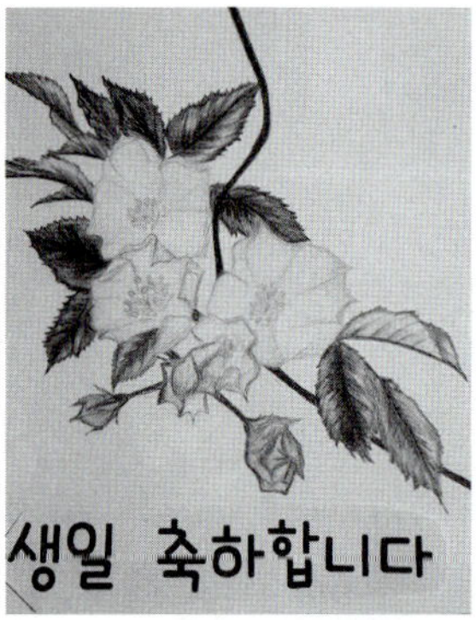

준비물	다양한 인사 카드(생일 축하해, 메리 크리스마스, 석가탄신일, 즐거운 설, 추석)		
치매 단계	초기 ☑	중기 ☑	말기 ☑

활동방법

- 치매 어른들에게 생일, 크리스마스, 부활절, 크리스마스를 축하하는 다양한 카드를 제시한다.
- 치매 어른들에게 자기가 보내고 싶은 카드를 선택하도록 한다. 가장 쉬운 방법으로 이미 만들어 놓았던 샘플을 보여 준다.
- 카드를 만들 경우 치매 어른들이 종이 색을 선택할 수 있도록 한다. 선택한 종이를 중앙 점선을 따라서 접도록 한다.
- 치매 어른들이 원하는 사람에게 보낼 내용을 카드에 쓰도록 한다.
- 카드가 완성되면 주소를 확인하고 우편으로 발송할지 아니면 방문객이 오면 직접 전달할지 질문한다.

응용활동

- 인사 카드 만들기 활동은 카드를 원하는 사람들에게 나누어 주어 서로 사용할 수 있도록 한다. 카드를 만들 수 있는 재료는 문방구에서 쉽게 구입할 수 있다.

역할과 일상활동

- 사람들과 관계를 가지면서 서로를 보살피고, 기억하고, 사랑하면서 지난 기억을 되살릴 수 있다.
- 치매 어른들이 직접 만들었다는 즐거움을 느낄 수 있다. 치매 어른들이 지속적으로 가족들과 소통하고 있다는 정서적 안정감을 줄 수 있고 누군가를 위해서 즐거운 일을 했다는 자존감을 높여 줄 수 있다.
- 자르고, 붙이고, 접고, 그리고, 쓰면서 잔존기억을 되살리는 훈련을 자연스럽게 진행할 수 있다.
- 치매 어른들이 만든 카드를 자기가 원하는 상자에 보관하도록 도와줄 수 있다.
- 카드를 만들어 서로 도와주기를 좋아하는 사람을 위하여 역할 분담을 할 수 있다.

■ 만다라 색칠하기

영역	
일상	
사회 · 문화	✓
감각	✓
인지	✓

준비물	다양한 모양의 만다라, 색연필		
치매 단계	초기 ☑	중기 ☑	말기 □

활동방법

- 다양한 만다라 그림을 치매 어른들에게 제시한다.
- 치매 어른들의 능력에 따라 만다라에 색칠할 수 있도록 한다.
- 치매 어른들이 색칠한 만다라의 의미를 스태프에게 설명한다.
- 치매 어른들과 함께 일주일에 3일 정도 만다라 활동을 하면 다른 어른들과 함께 공동 작업을 할 수 있다.

응용활동

- 치매 어른들의 만다라 활동을 통해 손의 정교한 움직임, 색상에 대한 감각을 익혀 여가 시간에 하는 미술활동과 연결할 수 있다.

역할과 일상활동

- 치매 어른들이 여가 시간에 취미로 만다라 활동을 선택할 수 있다.
- 만다라 색칠하기는 치매 어른들의 정교한 손 운동을 강화시킬 수 있다.

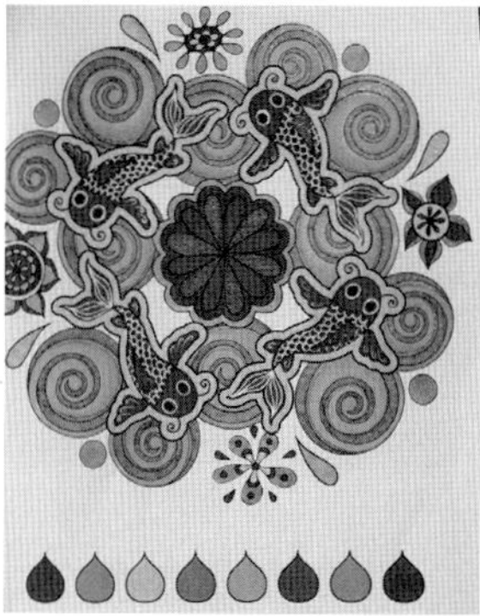
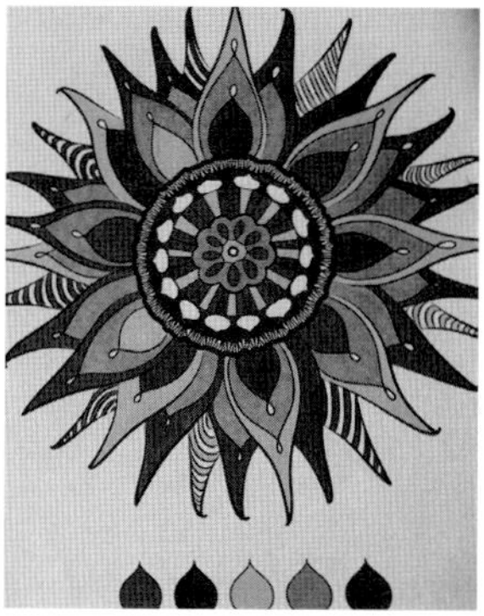
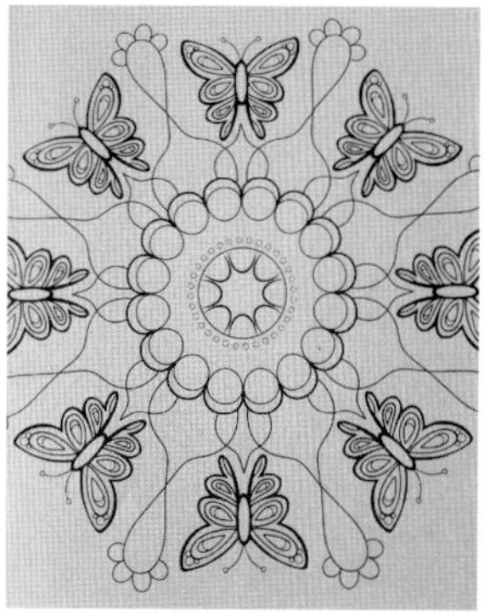

■ 실물과 사진으로 배우는 세계 종교 수업

일상	
사회 · 문화	✓
감각	✓
인지	✓

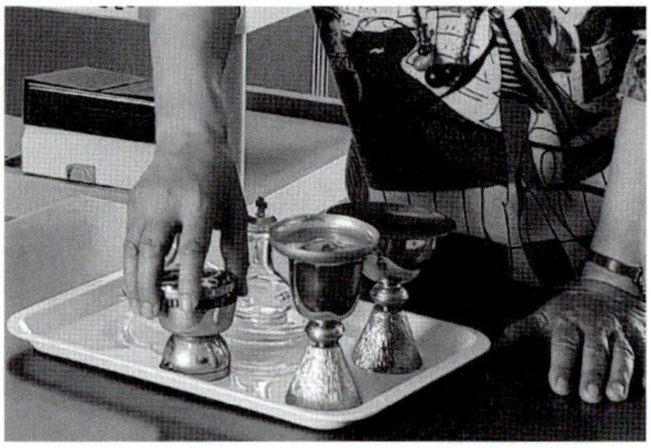

준비물	세계 종교 사진, 종교를 상징하는 여러 가지 물건		
치매 단계	초기 ☑	중기 ☑	말기 ☑

활동방법

- 치매 어른들이 일생 동안 가졌던 종교에 대해서 질문한다.
- 각 종교의 특성에 대해서 이야기 나눈다.
- 각 종교를 상징하는 물건들을 보여 주고 설명한다(예: 성경, 묵주, 염주, 십자가, 성모상, 불상).
- 각자 자기의 종교에 대해 알고 있는 것을 이야기하도록 한다.
- 모든 종교에서 성물을 사용하는 목적과 의미를 설명한다.

응용활동

- 치매 어른들에게 각자의 신앙생활은 중요하기 때문에 신앙생활이 가능한 사람들에게 종교 활동을 하도록 허락한다. 예를 들어, 서천의 에니미 치매센터의 치매 어른들은 매일 미사에 참석하여 그들의 신앙을 잊지 않고 모든 생활을 신앙에 의존하는 태도를 기진다.
- 치매 어른들이 다른 사람들의 종교에 대해서 관심을 가지고 종교의 다양성을 알 수 있다.

역할과 일상활동

- 서천의 에니미 치매센터처럼 치매 어른들이 서로 도우면서 매일 미사에 참석함으로써 자기의 하루를 신앙과 더불어 생활할 수 있다.
- 치매 어른들이 미사, 예배에 참석하면서 신앙생활은 물론 공동체 생활을 하는 데 서로 협력하고, 모든 종교의 가르침을 나누고, 배려하는 태도를 배울 수 있다.

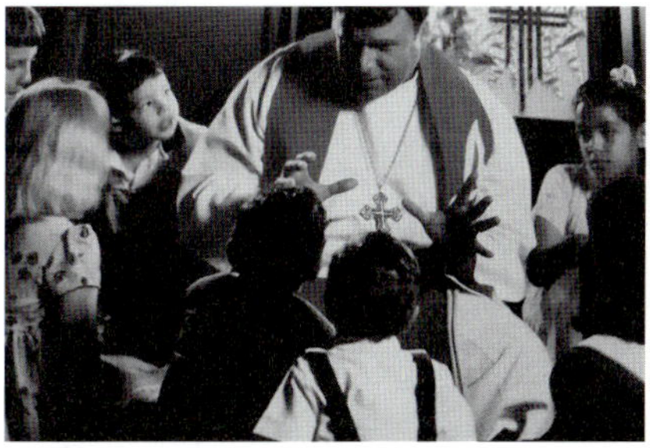
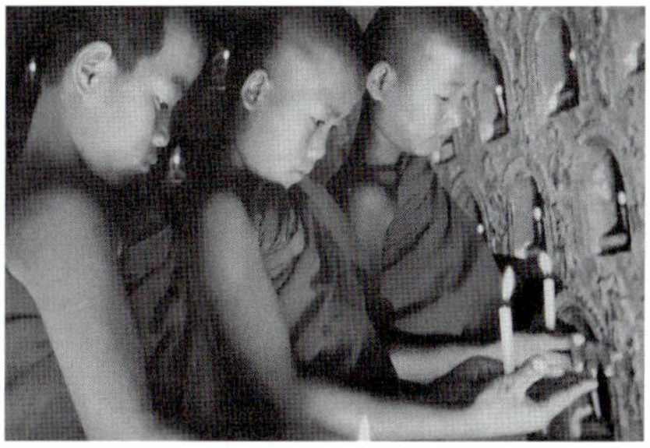

■ 지금까지 수집한 엽서 카드 분류하기

일상	✓
사회 · 문화	✓
감각	✓
인지	✓

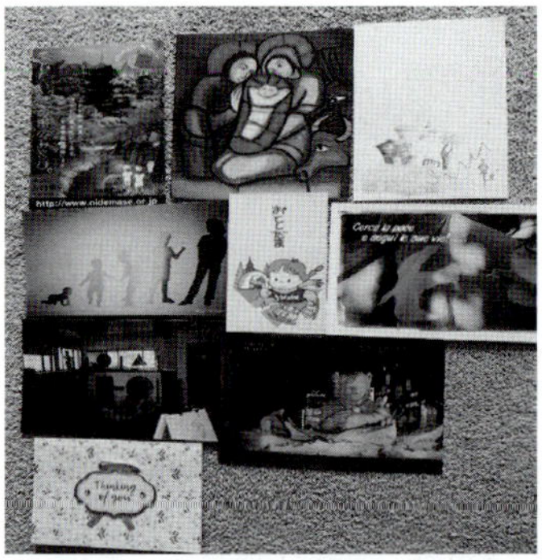

준비물	우리나라와 세계 여러 나라에서 수집한 다양한 그림 카드		
치매 단계	초기 ☑	중기 ☑	말기 □

활동방법

- 일생 동안 여행을 하면서 수집한 카드를 함께 모아서 참가자들과 함께 유럽, 아시아, 일본, 중국, 미국, 아프리카 지역별로 분류한다.

우리나라 카드

- 지역별로 분류하여 지방의 특성, 특산물, 위치에 대해서 알아보고 이야기 나눈다. 카드가 많을수록 작업할 시간이 길어지기 때문에 적당한 양으로 제한하여야 한다.

독일, 이탈리아, 프랑스, 스위스

- 서로 혼합되어 있는 카드를 나라별로 구분하고, 각 나라의 어느 위치에 있는 도시인지 알아본다. 예를 들면, 이탈리아에서 수집한 카드를 가지고 로마, 피렌체, 나폴리, 밀라노를 구분하여 그 지역의 특성, 특산물, 문화유산, 이탈리아에서 로마의 위치, 가장 인상 깊었던 것을 이야기 나눔으로 연결한다.

응용활동

- 치매 어른들에게 각 나라의 예술가, 문화유산으로 기록되어 있는 카드를 보면서 스토리텔링을 시작한다.
- 카드는 그 나라의 역사, 인물, 문화유산을 기록한 것들이 대부분이기 때문에 잊혀진 기억을 언어로 표현하면서 훈련이 된다.

역할과 일상활동

- 모든 카드를 나라별로 구분한다. 카드를 보고 어느 나라인지, 어느 도시인지 알 수 있다. 또한, 어떤 기억(예: 그곳을 언제, 어떻게, 누구와 며칠간 여행을 했는지 등)이 나는지 스토리텔링을 통해서 잔존기억을 상기시키는 작업을 한다.
- 만약, 우리나라를 방문했다면, 그곳(도, 도시, 지역)을 언제, 누구와 어떻게 갔었고, 어떤 기억이 남아 있는지를 관찰하여 개인 프로필에 활용할 수 있다.

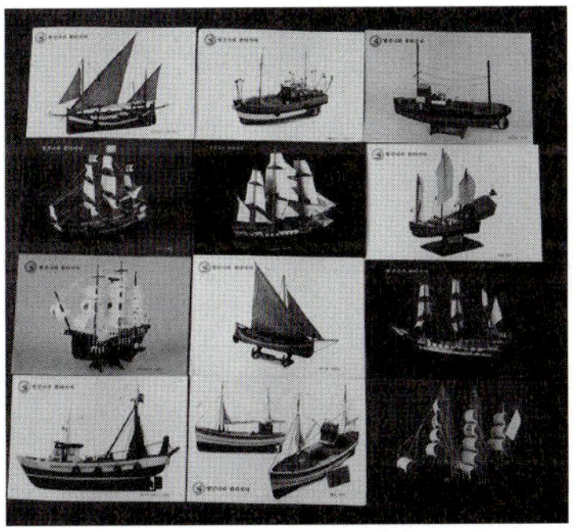

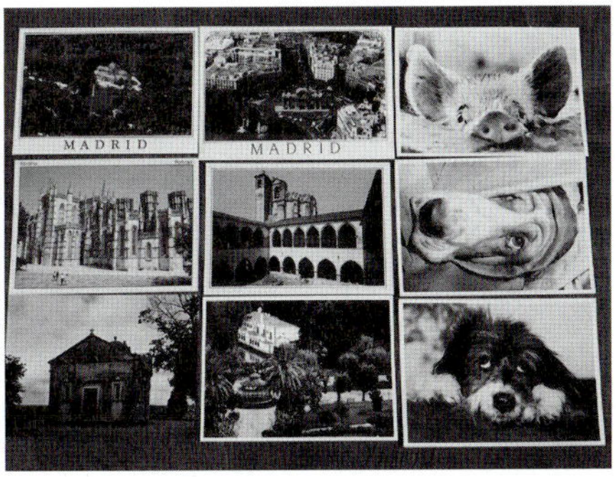

■ 예술가 이름 알기

일상	
사회 · 문화	✓
감각	
인지	✓

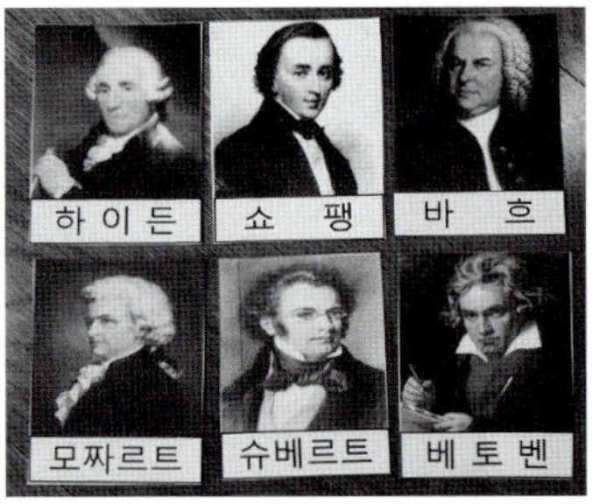

준비물	음악가 사진, 미술가 사진, 이름 카드		
치매 단계	초기 ☑	중기 ☑	말기 ☑

활동방법

- 고전 음악가와 미술가들의 사진과 이름 카드를 제시한다.
- 음악가들의 생애, 남긴 업적, 작곡, 우리를 즐겁게 만들어 주었던 잊지 못할 명곡을 듣고 감상할 수 있도록 설명해 주고 음악을 들려준다.
- 음악가, 미술가들의 생애를 정확하게 이해했는지 질문한다. 예를 들어, 모차르트의 조국, 살았던 지방, 어디에 묘지가 있는지, 얼마 동안 음악 활동을 하였는지, 얼마나 많은 곡을 작곡 · 작사하였는지?
- 치매 어른들이 알고 있는 음악가, 미술가에 대해서 이야기 나눔을 계속한다.

응용활동

- 예술가들의 이름, 나라, 생애, 업적, 활동 등을 담은 예쁜 카드를 만들어 확장하여 사용할 수 있다.

역할과 일상활동

- 언어활동으로 읽기, 쓰기, 스토리텔링을 하면서 잊어버린 과거의 추억을 상기시켜 치매 어른 각자의 취미, 과거 활동을 알 수 있다.

■ 세계 평화를 위해 헌신한 평화 사절단들

일상	✓
사회 · 문화	✓
감각	✓
인지	

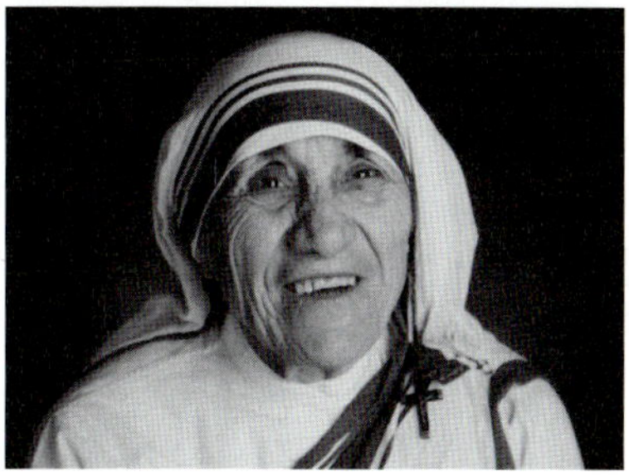

준비물	세계 평화를 위해서 헌신한 사람들의 사진(예: 몬테소리, 간디, 링컨, 마더 테레사 등)		
치매 단계	초기 ☑	중기 ☑	말기 □

활동방법

- 우리나라 혹은 세계에서 평화운동을 앞장서고 있는 평화사절단을 소개한다.
- 평화사절단이 세계 평화를 위해서 활동한 업적을 이야기한다.
- 안중근 의사의 독립운동, 김수환 추기경의 사회평화운동, 마르틴 루터의 종교운동, 링컨 대통령의 노예해방운동 등 역사적 사건들을 제시한다.

응용활동

- 평화는 나 자신으로부터 시작하여야 함을 강조한다.
- 치매 어른들이 오늘 하루하루를 평화롭게 생활할 수 있도록 안내한다.
- 평화는 지금 우리가 모여 생활하는 곳에서부터 시작되어야 한다.

역할과 일상활동

- 치매 어른들이 오늘, 이 시간에 다른 사람들과 함께 즐겁고 평화롭게 생활하는 것이 평화운동을 실천하는 것임을 알려 준다.
- 그래서 평화는 나로부터 시작하여야 한다.

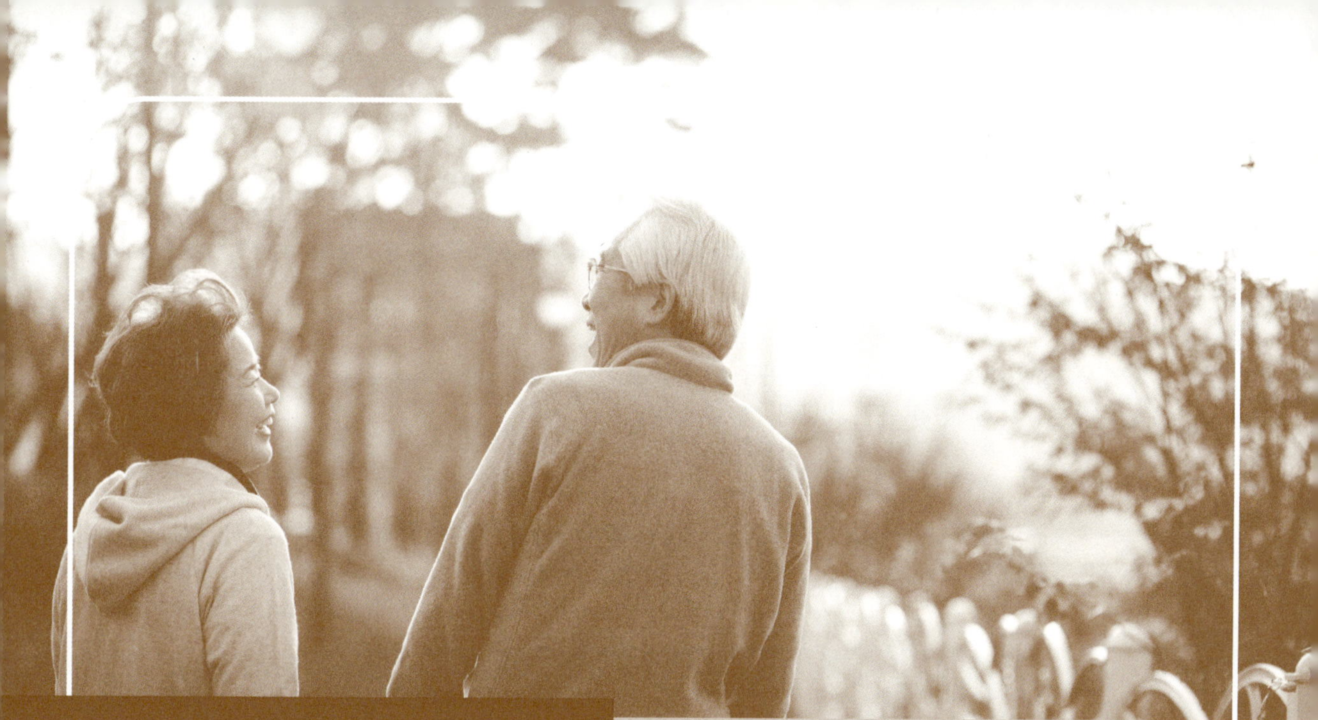

참고문헌

아가월드(2018). 노인치매를 위한 아가월드 세미나. 서울.

조성자(2006). 몬테소리 과학적 교육학. 서울: 신정.

_____(2010). 몬테소리의 우주교육의 철학적 관점. 경기: 공동체.

조옥희(2013). 치매 노인과 아동을 위한 몬테소리 뎁스(DEPS) 프로그램 개발과 효과성 검증에 관한 연구. 영남대학교 대학원.

Alcroft, K. & Loiselle, L. (2005). *Managing and accommodating responsive behaviours in dementia care: A resource guide for long-term care.* Waterloo: University of Waterloo.

Auer, S. & Reisberg, B. (1997). *The gods/fasa system international psychologe american psychiatric association: Diagnostic and statistical manual of mental disorders* (4th edition). Washington. D.C: American Psychiatric Association. 9. 167-1712001).

Bianca, M. (2001). *Montessori für senioren: Montessori pädagogische arbeit mit senioren/hochaltrigen in betreuten wochen, modernes lernen, dortmund.* (조성자 역, 2002). 보호를 필요로 하는 노인을 위한 Montessori 교육 방법과 치료 방법: 양로원에 있는 노인을 위한 Montessori 치료교육학적 접근 방법. 서울: 창지사.

_____ (2007). *Memory books and other graphic cuing systems: Practical communication and memory aids for adults with dementia.* New York: Health professions press, books.

_____ (2009). *Dementia: From diagnosis to management-a functional approach.* New York: Pychology press.

Brush, J. A. & Camp, C. J. (1998). *A therapy technique for improving memory: Spaced retrieval.* Beachwood, Ohio, Menorah Park Center for senior Living.

_____ (1998). Using spaced retrieval as an intervention during speech-language therapy. *Clinical Gerontologist, 19*(1), 51.

_____ (1999). Effective interventions for persons with dementia: using spaced retrieval and montessori techniques. *Perspectives on Neurophysiology and Neurogenic Speech and Language Disorders, 9*(4), 27-32.

Buckenmeyer, R. (1997). *The california lectures of maria montessori, 1915: Collected speeches and writings.* Oxford, England: Clio press.

Burgio, L. D. & Burgio, K. L. (1990). Institutional staff training and management: A review of the literature and a model for geriatric, long-term-care facilities. *International Journal of Aging and Human Development, 30*(4), 287-302.

Burgio, L. D., Engel, B. T., Hawkins, A., McCormick, K., Scheve, A., & Jones, L. T. (1990). A staff management system for maintaining improvements in continence with elderly nursing home residents. *Journal of Applied Behavior Analysis, 23*(1), 111-119.

Buron, B. (2008). Levels of personhood: A model for dementia care. *Geriatric Nursing,*

29(5), 324-332.

Butler, R., Lewis, M., & Sunderland, T. (1998). *Aging and mental health: Positive psychosocial and biomedical approaches* (5th edition). Toronto: allyn and Bacon.

Camp, C, J., Orsulic-Jeras, Lee, M. M., & Judge, K. S. (2004). Effects of a Montessori-Based intergenerational program on engagement and affect for adult day acare clients with dementia, In Wykle, M. L., whitehouse, P. J., & Morris, D. L. (Eds). *Successful aging through the life span: Intergenerational issues in health* (pp. 159-176). New York: Springer.

Camp, C. J. & Skrajner, M. J. (2004). Resident-assisted montessori programming (RAMP): Training persons with dementia to serve as group activity leaders. *Gerontologist*, *44*(3), 426-457.

Camp, C. J. (1989). Facilitation of new learning in Alzheimer's disease. In Gilmore, G. C., Whitehause, P. T., & Wykle, M. L. (Eds), *Memory, aging, and dementia* (pp. 212-225) New York: Springer.

__________ (1999). Memory interventions for normal and pathological older adults. In-Schulz, R., Maddox, G., & Lawton, M.,(Eds). *Annual review of gerontology and geriatrics*, 18, pp. 155-189. New York: springer publishing Company.

Camp, C. J., & Nasser, E. (2003). NonPharmacological aspects of a rotation and behavioural disorders in dementia: Assessment, intervention and challenges to providing care. In Lichtenberg, P. A. & Mellow, A. M. (Eds). *Handbook of dementia: Psychological, neurological, and psychiatric perspectives* (pp. 359-401). New York: John Wiley and land-Sons.

Camp, C. J., Skrajner, M. J., & Kelly, M. (2005). Early Stage Dementia Client as Group Leader. *Clinical Gerontologist*, *28*(4), 81-85.

Camp, C. T., (Ed, Od) (1999a). *Montessori-based activities for persons with dementia: Volume 1*. Beachwood, OH: Menorah Park Center for senior Living.

Camp, C. T., Judge, K. C., Bye, C. A., Fox, K. M., Bowden, J., & Valencic, K., & Matter, J. M. (1997). An Intergenerational program for persons with dementia using Montessori methods. *Gerontologist*, *37*(5), 688-780.

Cecchin M. L.,(2001). Reconsidering the role of being a daughter of a mother with dementia. *Journal of Family Studies*, *7*(1), 101-107.

Cochen-Mansfield, J. & Werner, p. (1997). Management of verbally disruptive behaviors in nursing home residents. *Journals of Gerontology Series A: Biological Sciences and Medical Sciences*, *52*(6), 369-377.

Cohen-Mansfield, J. (2000). Approaches to the management heimer's Disease and Disruptive Behaviors. In Rubinstein, R. & Lawton, M. P. (Eds). *Alzheimer's disease and Re-*

lated dementia: Strategies in care and research. (pp. 39-65). Springer publishing compant: New York.

Cohen-Mansfield, J. (2001). Nonpharmacologic interventions for inappropriate behaviors in dementia: A review, summary, and critique. *American Journal of Geriatric Psychiatry, 9*(4), 361-442.

Crepeau, E. B. & Schell, B. A. B. (2003). Theory and practice occupational therapy. In Crepeau, E. B., Cohn, E. S., & Schell, B. A. B. (Eds). *Willard & Spackman's occupational therapy* (10th edition) (pp. 203-207). philadelphia: Lippincott, Williams & Wilkins.

Dorrestein, M. (2006). Leisure activity assessment in residential care: Improving occupational outcomes for residents. *New Zealand Journal of Occupational Therapy, 53*(2), 20-26.

Ducak, K. (2012). *Factors That Affect the Implementing Montessori Methods for Dementia™ in Ontario long-term care homes.* Master's Thesis McMaster University, Hamilton.

Gail, E. (2001). *Cross-Cultural Awareness in an Aging Society: Effective strategies for Communication and caring. office of Gerontological Studies.* McMaster University, Hamilton.

______ (2013). Montessori Methods for Dementia: Focusing on the Person & the Prepared Environment. Oakville, on. Canada Gitlin, N. J., Liebmann J., & Winter, L. (2003). Are environmental interventions effective in the management of Alzheimer's disease and related disorders? A synthesis of the evidence. *Alzheimer's Care Quarterly, 4*(2), 85-107.

Hellen, C. R. (2000). Being, doing, belonging: Upholding the sense of self with meaningful activities. *Alzheimer's care Quarterly, 1*(1), 35-49.

Jarrott, S. E., Gozali, T., & Gigliotti, C. M. (2008). Montessori programming for persons with dementia in the group setting: An analysis of engagement and affect. *Dementia, 7*(1), 109-126.

Judge, K. S., Camp, C. J., & Silvia Orsulic-Jeras (2000). Use of montessori-based activities for clients with dementia in adult day care: Effects on engagement. *American Journal of Alzheimer's Disease, 15*(1), 42-46.

Katona, C. & Robertson, M. (1995). *Psychiatry at a glance.* Wiley-Blackwell.

Kielhofner, G. (2002). *Model of human neuropsychology* (6th edition). New York: Worth Publisherg.

Kitwood, T. (2004). *Dementia reconsidered: The person comes first.* open University press, united kindom: McGraw-Hill Education.

Kovack, C. R. & Magliocco, J. S. (1998). Late-stage dementia and participation in therapeutic activities. *Applied Nursing Research, 11*(4), 167-173.

Kovack, C. & Wells, T. (2002). Pacing of activity as a predictor of agitation for persons with dementia in acute care. *Journal of Gerontological Nursing, 28*(1), 28-35.

Malone, M. L., & Camp, C. J. (2007). Montessori-based dementia programming®: Providing tools for engagement. *Dementia, 6*(1), 150-157.

Montessori, M. (1935). Manuale di pedagogia scientifica, Napoli Alberto morano Mozley, C. G. (2001), Exploring Connections Between Occupation and Mental Health in Care Homes for Older People. *Journal of the International Neuropsychological society, 7*, 675-682.

__________ (1950). *La scoperta del bambino*. (조성자 역, 1995). 어린이 발견. 서울: 창지사.

__________ (1952). *La mente del bambino*. (조성자 역, 1994). 어린이 정신. 서울: 창지사.

__________ (1973). *L'autoeducazione nelle scuole elementari*. Firence: Garzanti.

Orsul, J. S., Schneider, N. M., Camp, C. J., Nicholson, P., & Helbig, M. (2001). Montessori-based dementia activities in long-term care: Training and implementation. *Activities, Adaptation and Aging, 25*(3), 107-120.

Reisberg, B. (1986). Dementia: A systematic approach to identifying reversible causes. *Geriatrics, 41*(4), 30-46.

Reisberg, B. (2006). *Cognition: Exploring the science of the mind*. London: W.W. Norton & Campany.

Schneider, N. W. & Camp, C. J. (2002). Use of montessori-based activities by visitors of nursing home residents with dementia. *Clinical Gerontologist, 26*(1-2), 71-84.

Scocchera, A. (1998). *Introduzione a Mario M. Montessori*. corriere della sera.

Stephen, P., Bernadette, P., Ba Ma Mont Dip Mont Cert (2015). *Montessori works for dementia: Everyday activities for people living with dementia*. Mischele Bourgeonis.

Stokes. M. (1990). *Physical management in neuruological rehabilitation* (2nd Edition), philadelphia. USA: Elsevier Limited.

Tom, B. & Karen, B. (2012). *You say goodbye and we say hello: The montessori method for positive dementia care*. Brenner Pathways.

Warchol, K. (2010). *Dementia: Spotlight on abilities*. Provider.

Zeisel, J. & Raia, P. (2003). Nonpharmacological treatment for Alzheimer's disease: A mind-brain approach. *American Journal of Alzheimer's Disease & Other Dementias, 15*(6), 331-340.

Zgola, J. (1987). *Doing things: A guide to programming activities for persons with Alzheimer's disease and related disorders*. Maryland: the Johns Hopkins University Press.

저 / 자 / 소 / 개

조성자

- Rome Antonianum 대학교 철학 및 교육학과 졸업
- Rome Antonianum 대학교 교육학 석사
- Rome Antonianum 대학교 철학박사(교육철학 전공)
- 1995년 1월~1996년 2월까지 독일 Münster 대학 교환교수 역임
- 2000~2004년 한국몬테소리학회 회장 역임
- 전) (사) 한국몬테소리교육총연합회 회장
- 현) 대구가톨릭대학교 몬테소리특수대학원 원장
- 현) 대구 가톨릭대학교 사회과학부 아동학과 명예교수

저서

- 영유아 프로그램 개발 및 평가(공저, 창지사, 2014)
- 몬테소리 영유아 교육과정의 이론과 실제(공저, 창지사, 2014)
- 가정에서 부모와 함께 하는 몬테소리교육(창지사, 2013)
- 열정적인 교사, 도전하는 어린이(창지사, 2013)
- 몬테소리 부모와 자녀를 위한 이야기 나눔(파란 마음, 2012)
- 몬테소리 평화교육의 이론과 실제(파란마음, 2012)
- 훌륭한 몬테소리 부모 되기(창지사, 2012)
- 몬테소리교육철학의 이론과 실제(창지사, 2011)
- 몬테소리 우주교육의 철학적 관점(공동체, 2010)
- 마리아 몬테소리 자서전(신정, 2007)
- 몬테소리의 과학적 교육학(신정, 2007)
- 프뢰벨 가베교육의 이론과 실제(창지사, 2007)
- 유아교육개론(공저, 양서원, 2005)
- 자유 직업과 열린 교실을 위한 Maria Montessori의 교사론(창지사, 1998)
- L'educazione morale degli adolescenti nella famiglia coreana, Roma Montessori 교육학(중앙적성출판사, 1996)
- 몬테소리교실에서 관찰의 중요성(창지사, 2014).
- 영유아 프로그램 개발및 평가(공저, 창지사, 2014).
- Maria Montessori의 자유 개념과 자유 직업의 원리(중앙적성출판사, 1996)
- 나는 착한 목자다 Ⅰ, Ⅱ(중앙적성출판사, 1997)
- 신 Montessori 학파의 새로운 교육운동 : 교육학에 대한 이론(양서원, 2000)
- 몬테소리 과학적 교육학에서 사용하는 용어들(창지사, 2016)
- 교육개혁학 측면에서 몬테소리 교사론(창지사, 2017)

편역

- 세계 어린이의 어머니 Montessori: 그녀는 누구인가?(양서원, 2000)

역서

- 내일의 어린이들(파란마음, 2011)
- 어린이들을 위한 관찰기록과 보고(공역, 창지사, 2009)
- 창의적 갈등 해결을 위한 활동 지침서(신정, 2007)
- 어린이들을 위한 평화교육 지침서(창지사, 2006)
- 나는 친구들과 함께 평화를 나누려고 해요(한국 Montessori 연구소, (주)한국몬테소리, 2005)
- 나는 우주에 살아요, 나는 지구라는 행성을 여행하고 있어요(한국 Montessori 연구소, (주)한국몬테소리, 2005)
- 지구를 위한 나의 맹세, 나는 해님을 알아요(한국 Montessori 연구소, (주)한국몬테소리, 2005)
- 나는 고요함을 듣고 싶어요(한국 Montessori 연구소, (주)한국몬테소리, 2005)
- 중력이 무엇인지 난 알아요(한국 Montessori 연구소, (주)한국몬테소리, 2005)
- 여러분 은하수가 얼마나 큰지 아세요(한국 Montessori 연구소, (주)한국몬테소리, 2005)

- 어떻게 씨앗이 싹트는지 난 알고 있어요(한국 Montessori 연구소, (주)한국몬테소리, 2005)
- 나는 밤하늘에 무수히 흩어져 있는 아름다운 별들을 바라봅니다(한국 Montessori연구소, (주)한국몬테소리, 2005)
- 사랑의 커리큘럼(한국 Montessori 연구소, (주)한국몬테소리, 2004)
- 신이란 무엇인가(한국 Montessori 연구소, (주)한국몬테소리, 2004)
- 보호를 필요로 하는 노인을 위한 Montessori 교육방법과 치료방법(창지사, 2001)
- Montessori의 어린이를 위한 인격 형성(창지사, 2001)
- 어린이들에게 영성은 존재하는가?(창지사, 2000)
- Montessori는 부모님들에게 이렇게 권고합니다(양서원, 2000)
- 어린이는 인간의 어버이다(양서원, 1999)
- Montessori의 우주교육 : 인간의 잠재 능력을 어떻게 개발할 것인가?(중앙적성출판사, 1998)
- Montessori의 우주교육 : 유아기에서 청소년기까지(중앙적성출판사, 1998)
- 어린이의 종교적 잠재능력(중앙적성출판사, 1997)
- Montessori의 새로운 세계를 위한 어린이 교육(중앙적성출판사, 1996)
- Montessori의 어린이 정신(창지사, 1995)
- Montessori의 어린이 발견(창지사, 1995)
- Montessori의 어린이를 위한 종교교육(미루나무, 1993)
- Montessori의 어린이 신비(창지사, 1991)
- Montessori의 교육과 평화(창지사, 1990)
- 유아기를 위한 성교육(창지사, 1987)
- 아동기를 위한 성교육(창지사, 1987)
- 청소년기를 위한 성교육(창지사, 1987)

– 대구가톨릭대학교 몬테소리 특수대학원생–

박정현 울산 사회복지법인 매곡어린이집 교사
안경섭 서울 BCMA 어학원 대표
이연숙 서울 BCMA 어학원 원장
이해리 대구 사회복지법인 칠곡어린이집 교사
이홍비 대구 사회복지법인 고은어린이집 교사
장은숙 대구 사회복지법인 고은어린이집 교사
조태영 서울 한국몬테소리 강서영어센터 센터장
하민정 부산 사회복지법인 우리어린이집 원장
김미정 한국몬테소리홈스쿨 대구사업국장
김보금 대구 성모유치원 교사
성기영 사천 탑스학원 원장
송숙연 울산 언어의정원 센터장
이경숙 대구 아이세상유치원 교사
조연실 김포대학교 아동보육과 겸임교수
최현선 여수 성모유치원 원장
황정숙 부산 글로벌창의어린이집 원장

몬테소리 교육철학과 프로그램에 근거한

노인치매 예방과 치료방법

초판 1쇄 발행 2019년 7월 15일
초판 2쇄 발행 2020년 7월 16일

지 은 이 | 조성자 · 대구가톨릭대학교 몬테소리 특수대학원생
펴 낸 이 | 김기섭
편 집 인 | 이혜란
펴 낸 곳 | 창지사 www.changjisa.com
08589 서울시 금천구 가산디지털 1로 83 파트너스타워 1차 9층
전화 (02)719-2211~3
팩스 (02)701-9386
등 록 | 1977년 4월 28일 · 제1-421호

ISBN 978-89-426-1236-9 (93370)

값 20,000원

「이 도서의 국립중앙도서관 출판예정도서목록(CIP)은 서지정보유통지원시스템 홈페이지(http://seoji.nl.go.kr)와 국가자료공동목록시스템(http://www.nl.go.kr/kolisnet)에서 이용하실 수 있습니다.(CIP 제어번호 : CIP2019026937)」